Zukunftswerkstatt Rettungsdienst

Agnes Neumayr
Michael Baubin
Adolf Schinnerl
Hrsg.

Zukunftswerkstatt Rettungsdienst

Innovative Projekte im Rettungs- und Notarztwesen

Mit 84 Abbildungen

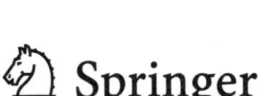

Herausgeber
Agnes Neumayr
Klinik für Anästhesie und Intensivmedizin
Tirol Kliniken GmbH
Innsbruck
Österreich

Adolf Schinnerl
Klinik für Anästhesie und Intensivmedizin
Tirol Kliniken GmbH
Innsbruck
Österreich

Michael Baubin
Klinik für Anästhesie und Intensivmedizin
Tirol Kliniken GmbH
Innsbruck
Österreich

ISBN 978-3-662-56633-6   ISBN 978-3-662-56634-3 (eBook)
https://doi.org/10.1007/978-3-662-56634-3

Die Deutsche Nationalbibliothek verzeichnet diese Publikation in der Deutschen Nationalbibliografie; detaillierte bibliografische Daten sind im Internet über http://dnb.d-nb.de abrufbar.

© Springer-Verlag GmbH Deutschland, ein Teil von Springer Nature 2018
Das Werk einschließlich aller seiner Teile ist urheberrechtlich geschützt. Jede Verwertung, die nicht ausdrücklich vom Urheberrechtsgesetz zugelassen ist, bedarf der vorherigen Zustimmung des Verlags. Das gilt insbesondere für Vervielfältigungen, Bearbeitungen, Übersetzungen, Mikroverfilmungen und die Einspeicherung und Verarbeitung in elektronischen Systemen.
Die Wiedergabe von Gebrauchsnamen, Handelsnamen, Warenbezeichnungen usw. in diesem Werk berechtigt auch ohne besondere Kennzeichnung nicht zu der Annahme, dass solche Namen im Sinne der Warenzeichen- und Markenschutz-Gesetzgebung als frei zu betrachten wären und daher von jedermann benutzt werden dürften.
Der Verlag, die Autoren und die Herausgeber gehen davon aus, dass die Angaben und Informationen in diesem Werk zum Zeitpunkt der Veröffentlichung vollständig und korrekt sind. Weder der Verlag, noch die Autoren oder die Herausgeber übernehmen, ausdrücklich oder implizit, Gewähr für den Inhalt des Werkes, etwaige Fehler oder Äußerungen. Der Verlag bleibt im Hinblick auf geografische Zuordnungen und Gebietsbezeichnungen in veröffentlichten Karten und Institutionsadressen neutral.

Fotonachweis Umschlag: ©Andreas Mader, Rettungsdienst Tirol
Umschlaggestaltung: deblik Berlin

Gedruckt auf säurefreiem und chlorfrei gebleichtem Papier

Springer ist ein Imprint der eingetragenen Gesellschaft Springer-Verlag GmbH, DE und ist ein Teil von Springer Nature.
Die Anschrift der Gesellschaft ist: Heidelberger Platz 3, 14197 Berlin, Germany

Geleitwort

Es ist mir eine Ehre und große Freude, für die Zukunftswerkstatt Rettungsdienst das Geleitwort verfassen zu dürfen.

Die Herausforderungen für einen zukunftsorientierten Rettungsdienst sind vielfältig. Dies beginnt bei den technischen Möglichkeiten in Leitstellen, von der Alarmierung bis zu den in den heutigen modernen Rettungswagen zur Verfügung stehenden technischen Geräten für sofortige intensivmedizinische Erstversorgungsmaßnahmen. Dazu kommen die vielen „Schnittstellen", bedingt durch das Zusammenspiel verschiedener Sektoren im Gesundheitswesen, unterschiedlicher Organisationen und unterschiedlichster Berufsgruppen. Für all das ist hochqualifiziertes Personal nötig – eine große Herausforderung, wenn man bedenkt, dass in Österreich der Hauptanteil der Arbeit im Rettungswesen von freiwilligen Helfern geleistet wird.

Die enorme Bedeutung des Rettungswesens für uns alle, die breite Struktur und die Vielfalt machen es extrem wichtig, praktikable Maßnahmen anzubieten, die für die MitarbeiterInnen positiv motivierend sind und für die Versorgung von PatientenInnen optimale Sicherheit und Qualität gewährleisten. Dafür ist es notwendig, innovative Projekte allen im Rettungswesen Tätigen zugänglich zu machen, als Best-Practice-Modelle.

Um das Rettungswesen zukunftsfit zu machen, sind Visionen notwendig. Dazu bedarf es vor allem der Führungskräfte, der Verantwortlichen im Rettungswesen und der GesundheitspolitikerInnen mit Wissen über alle Aspekte des Rettungswesens und dem Willen zur Gestaltung.

Neue Entwicklungen und Visionen bedürfen einer intensiven Diskussion und Kommunikation zur gegenseitigen Förderung und Verbreitung des Wissens und der Ideen, um diese zu konkretisieren und die Entwicklung und Umsetzung zu beschleunigen. Diese Kommunikation kann partizipativ in Form von Kongressen mit einem breiten Publikum stattfinden, in Kleingruppen oder eben durch die Wirkung des geschriebenen Wortes.

Ein Buch ist etwas Besonderes, mit zugrundeliegenden exakten Recherchen und präzisen Formulierungen. Ein Buch ist auch etwas Besonderes, weil es Referenz für weitere Entwicklungen darstellt und damit in besonderem Maße Diskussionen und weitere Visionen fördert. Daher wünsche ich diesem Buch einen hohen Bekanntheitsgrad, viele Diskussionen, die sich aus den Inhalten des Buches ableiten, und daraus das Entstehen vieler innovativer Projekte für den Rettungsdienst und das Notarztwesen.

Sicherlich wird das Buch auf diesem Weg einen wesentlichen Beitrag zur Versorgung der Bevölkerung leisten können.

Silvia Türk,
Österreichisches Bundesministerium für Arbeit, Soziales, Gesundheit und Konsumentenschutz

Leiterin der Abteilung VIII/B/8, Qualität im Gesundheitswesen, Gesundheitssystemforschung
Wien, im Jänner 2018

Vorwort

Mit dem Anspruch, die Kommunikation zu innovativen Projekten des Rettungs- und Notarztwesens voranzutreiben, tritt dieses Buch „Zukunftswerkstatt Rettungsdienst" in Erscheinung. Nicht mehr die Theorie steht im Mittelpunkt, sondern ausschließlich die Praxis.

Gelohnt hat sich hierbei der Aufruf der Herausgeber zu innovativen Projekten im gesamten deutschsprachigen Raum. Das Resultat zeigt die Vielfalt herausragender Initiativen in Österreich, Deutschland und der Schweiz, es zeigt die Wirkkraft des gemeinschaftlichen oder individuellen Engagements genauso wie den erstaunlichen Erkenntnisgewinn, den umgesetzte und evaluierte Projekte in Theorie und Praxis hervorrufen können.

Längst geht es nicht mehr nur darum, die „Nadel im Heuhaufen" zu praxisrelevanten Projekten im Bereich Qualitäts- und Risikomanagement zu suchen, sondern darum, jene Projekte herauszufiltern, die die Praxis federführend gestalten, die mit wissenschaftlicher Prägnanz die Theorie verifizieren oder die den immer knapper werdenden Ressourcen visionär und auch ganz konkret die Stirn bieten.

Die Frage, die sich dieses Buch stellt, ist somit: Was können wir von umgesetzten und evaluierten Projekten Anderer lernen?

Um dies zu bewerkstelligen, wurden die eingereichten Projekte themenspezifisch geclustert, wobei die Autoren selbst die Vorgaben hierfür stellten:

Simulation, Crew Ressource Management, Beinahefehler und Lernsysteme, Briefing und Debriefing, Checklisten und kreative Erinnerungshilfen bestimmen den Alltag der prähospitalen Notfallmedizin, genauso wie visionäre Aus- und Fortbildungskonzepte für Notfallmediziner, Rettungsdienstpersonal und Leitstellendisponenten.

Die höchsten Ansprüche stellen die Projektinitiatoren dabei an sich selbst: Neben der Organisations- und Personalentwicklung weisen insbesondere Projekte zur Kompetenzsteigerung im Rettungsdienst hohe Aktualität auf. Ein Aspekt, der sich z. B. in der jährlichen Evaluation der eigenen Mitarbeiter, der Auswertung dieser Daten und der Vorgabe von Zielerreichungsgraden exemplifiziert.

Mit neuen Techniken werden die Mitarbeiterzufriedenheit gefördert, die optimale Disposition zur schnellstmöglichen Patientenversorgung simuliert, werden Notfallinformationssysteme über seltene Krankheiten in schmucken Armbändern der Betroffenen versteckt, oder es wird der langfristige Ressourcengewinn aus dem betrieblichen Gesundheitsmanagement und der Verwendung der Balanced Score Card errechnet.

Besonders auffallend ist hierbei die zunehmende Eigenständigkeit und Unabhängigkeit des Rettungsdienstes vom Notarztwesen. Als selbstbestimmter Berufszweig behauptet sich dieser durch Bachelorstudien zur Rettungspflegerin, in der Praxis durch Qualitätsmanagementprojekte zum akuten Koronarsyndrom oder zur Schmerzmedikation genauso wie durch „Best-Practice-Beispiele" im Bereich Hygiene.

Die wohl wichtigste Erkenntnis ist aber, dass dieses Buch zur Darstellung umgesetzter, innovativer Projekte der prähospitalen Notfallmedizin nur den Anfang einer langen Reihe solcherart Bücher bilden kann, um so die Vernetzung der Initiatoren voranzutreiben, zur Nachahmung anzuregen, gleichsam den Erkenntnisgewinn aus diesen Projekten zu bündeln und diesen wiederum auf einer Metaebene zu analysieren und darzustellen.

Dr. Agnes Neumayr,
QM-Referentin, ÄLRD-Team des Landes Tirol
Tirol, im Jänner 2018

- **Hinweis**

Aus Gründen der besseren Lesbarkeit wurde in den Textpassagen auf die geschlechterspezifische Differenzierung, wie beispielsweise Patient/Patientin, verzichtet. Entsprechende Begriffe gelten im Sinne der Gleichbehandlung beider Geschlechter.

Inhaltsverzeichnis

I Crew Ressource Management und Simulation in Aus- und Fortbildung

1 Crew Ressource Management in der Leitstelle Nord 3
Achim Hackstein
1.1 Kooperative Regionalleitstelle Nord 4
1.2 Crew Ressource Management 5
1.3 Evaluation der Einführung von CRM in Leitstellen 8
Literatur 13

2 CRM Training und Patientensimulation im Trainings-Rettungswagen 15
Sascha Langewand
2.1 Die Fragestellungen vor Projektbeginn „Trainings-RTW" 16
2.2 Durchführung 20
2.3 Nachbesprechung 20
2.4 Beispiele für Best Practice: 10 Jahre Erfahrung mit dem Trainings-RTW 21
Literatur 23

3 NAsim 25 – verbesserte Notarztausbildung durch Simulation 25
Hartwig Marung
3.1 Stellenwert der Simulation in der Medizin 26
3.2 Warum Simulation in der Notarztausbildung? 26
3.3 NAsim 25 – Umsetzung in die Praxis 28
Literatur 35

4 Debriefing Assessment – Qualitätssicherung im Debriefing 37
Kai Kranz und Benedikt Sandmeyer
4.1 Einleitung 38
4.2 Einführung eines Instruments zur Debriefingbewertung 39
4.3 Möglichkeiten zur Debriefingbewertung 39
4.4 Erkenntnisse aus der bisherigen Anwendung 47
4.5 Debriefing-Assessment und Qualitätsmanagement 48
Literatur 49

II Risikomanagement: Projekte aus der Praxis

5 Mit E-Learning zur proaktiven Sicherheitskultur 53
Christian Drexel, Armin Laiminger und Agnes Neumayr
5.1 Ausbildung und Schulung aller Mitarbeiter zum Thema Risikomanagement .. 54
5.2 Der E-Learning-Kurs Risikomanagement Tirol 55
5.3 E-Learning als Unterrichtsmethode: Vor- und Nachteile 61
Literatur 63

6	**CIRS Rettungsdienst Tirol: Ergebnisse und Trends aus einem Jahr Laufzeit**	65
	Agnes Neumayr, Andreas Karl und Jörg Waldner	
6.1	Hintergrund	66
6.2	CIRS und Sicherheitskultur im Rettungsdienst	66
6.3	Zeitplan und Maßnahmen zur Umsetzung des CIRS Tirol	67
6.4	12 Monate Laufzeit CIRS Tirol – erste Ergebnisse	67
6.5	Ein ausgewähltes Fallbeispiel und Optimierungsmaßnahmen	71
6.6	Erkenntnisse und Trends aus dem CIRS-Tirol nach einem Jahr Laufzeit	72
	Literatur	74
7	**ABS-Briefing – die standardisierte Patientenübergabe**	75
	Benjamin Walder, Adolf Schinnerl und Agnes Neumayr	
7.1	Die Nahtstellenproblematik	76
7.2	Das Projekt „ABS-Briefing": Methode und Zeitplan	77
7.3	Erkenntnisse aus der Projektumsetzung: Ausblick für die Zukunft	84
	Literatur	85
8	**Unternehmensweite Qualitätskontrolle der Desinfektionsleistung**	87
	Jens Parey, Anna-Lena Werle und Klaus Runggaldier	
8.1	Ausgangssituation	88
8.2	Verfahren	88
8.3	Fragestellungen	90
8.4	Ergebnisse	90
8.5	Akzeptanz	93
8.6	Perspektiven	94
	Literatur	95
9	**Hygieneaudits im Rettungsdienst – ein Motor zur Qualitätsverbesserung**	97
	Martin Lidl und Agnes Neumayr	
9.1	Grundlagen und Schritte zur Umsetzung des Hygiene-Auditprojekts	98
9.2	Erfahrungen und Best-Practice-Beispiele aus den Hygiene-Audits	102
9.3	Evaluation des Gesamtergebnisses für das jährliche Management-Review ...	106
	Literatur	107

III Organisations- und Personalentwicklung

10	**HRpuls – die Softwareplattform zur Förderung der Mitarbeiterzufriedenheit**	111
	Jens Parey, Anna-Lena Werle und Klaus Runggaldier	
10.1	Problemaufriss	112
10.2	Projektziele und -ablauf	113
10.3	Maßnahmen und Konsequenzen	117
10.4	Aktuelle Projekte	119
10.5	Perspektiven	119
	Literatur	121

Inhaltsverzeichnis

11	**Betriebliches Gesundheitsmanagement im Rettungsdienst**	123
	Marco Kerbs	
11.1	Allgemeine Grundsätze zum betrieblichen Gesundheitsmanagement (BGM)	124
11.2	Projekt: Einführung des BGM im Rettungsdienst Teltow-Fläming	126
	Literatur	132
12	**sim911 – ein Simulationsprogramm optimiert das Rettungswesen**	135
	Adrian Stämpfli und Christoph Strauss	
12.1	Ausgangslage und Herausforderung: Hilfsfristerreichung	136
12.2	Der Simulator sim911: Mit Simulationen auf der Basis von historischen Daten können Maßnahmen wie Stützpunktverschiebungen bewertet werden	137
12.3	Anwendung: sim911 optimierte Rettungsdienste in 13 Schweizer Kantonen	139
12.4	Ablauf eines Simulationsprojekts	140
12.5	Weitere Projekte	141
	Literatur	142
13	**Balanced Scorecard: Kennzahlen zum Intensivtransport**	143
	Stefan Kager	
13.1	Methode Balanced Scorecard	144
13.2	Projekt Implementierung der BSC: Zeitplan, Umsetzung, Meilensteine	144
13.3	BSC: Ökonomische Aspekte und Qualitätsmanagement	152
	Literatur	153

IV Kompetenzsteigerung im Rettungsdienst

14	**Selbstorganisiertes Lernen (SOL): Ausbildungskonzept zur Kompetenzsteigerung für Notfallsanitäter**	157
	Sascha Langewand	
14.1	Einleitung	158
14.2	Was ist selbstorganisiertes Lernen?	158
14.3	Fachliche, pädagogische, methodische und strukturelle Lernhilfen	159
14.4	Vorteile des SOL im Sinne der Lernortkooperation	161
14.5	Grenzen und Beachtenswertes	164
	Literatur	164
15	**Auditierung und Kompetenzschulung der Mitarbeiter im Rettungsdienst**	165
	Herbert Girstmair, Alfred Luneschnig und Agnes Neumayr	
15.1	Die Rettungsdienstregion Osttirol	166
15.2	Entwicklung eines Audit- und Schulungsprogramms	166
15.3	Evaluierungsergebnisse seit Einführung des Audit- und Schulungsprogramms	174
15.4	Diskussion	174
	Literatur	176

16	„RettungspflegerIn" – Erfahrungen einer interdisziplinären Berufsausbildung	177
	Christoph Redelsteiner, Christian Fohringer, Petra Ganaus, Stefan Rottensteiner, Rudolf Hochsteger, Siegfried Weinert, Susanne Ottendorfer und Markus Dallinger	
16.1	Ausgangssituation	178
	Literatur	184

17	Risiko- und Qualitätsmanagement am Einsatzort durch Feldsupervisoren	187
	Christoph Redelsteiner	
17.1	Begriffsbestimmung: Qualitäts- und Risikomanagement, Supervisor	188
17.2	Der Supervisor in den USA	189
17.3	Ausbildung und Aufgaben von Feldsupervisoren in Österreich	190
17.4	Vom Qualitätssicherungspartner zum Feldsupervisor: Modell Wiener Rotes Kreuz	192
17.5	Feldsupervisorenmodell der Wiener Berufsrettung	192
	Literatur	196

V Neue Modelle zur Versorgung von Notfallpatienten

18	Praktische Qualitätssicherung am Beispiel ACS	201
	Beat Hugentobler-Campell und Helge Junge	
18.1	Ausgangslage	202
18.2	QM-Projekt Akutes Koronarsyndrom (ACS)	202
	Literatur	208

19	Sichere Analgesie durch Rettungsdienstpersonal	209
	Beat Hugentobler-Campell und Helge Junge	
19.1	Ausgangslage	210
19.2	Analgesie in der präklinischen Notfallmedizin	210
19.3	Schmerzerfassung und -dokumentation	211
19.4	Dosierung, Nebenwirkungen und Vorsichtsmaßnahmen	211
19.5	Qualitätssicherung	212
19.6	Kriterien der Qualitätsüberprüfung	213
19.7	Patientenbefragung	214
	Literatur	215

20	Intubationsassistenz mit Geräteunterlage IN-GE	217
	Armin Laiminger	
20.1	Atemwegsmanagement in der Notfallmedizin	218
20.2	Häufigkeit der endotrachealen Intubation (ETI) im Rettungsdienst Tirol	219
20.3	Probleme und Risiken bei der Assistenz zur endotrachealen Intubation	219
20.4	Intubations-Geräteunterlage IN-GE	220
20.5	Evaluation zur Anwendung der Intubations-Geräteunterlage	222
20.6	Diskussion	224
20.7	Preis für Qualität im Rettungsdienst für Deutschland, Österreich und Schweiz	225
	Literatur	225

21	**Projekt Notfallinformationssystem (NIS): für Personen mit seltenen Erkrankungen**...	227
	Bernhard Monai, Birgit Zraunig und Magdalena Pirker	
21.1	Das Projekt Notfallinformationssystem (NIS)...................................	228
21.2	Aussicht 2018: Schulung, Marketing und Markteinführung....................	233
	Literatur	234
	Serviceteil	235
	Stichwortverzeichnis	236

Autorenverzeichnis

Markus Dallinger, MSc
Allgemeine Gesundheits- und
Krankenpflegeschule des Universitätsklinikums
St. Pölten
Matthias Corvinus-Straße 26, 15
3100 St. Pölten
Österreich
e-mail: christoph.redelsteiner@fhstp.ac.at

Christian Drexel, BEd, Mag.
Österreichisches Rotes Kreuz
Landesverband Tirol
Steinbockallee 13
6063 Rum
Österreich

Christian Fohringer, Dr.
Notruf Niederösterreich
Niederösterreichring 2
3100 St. Pölten
Österreich
e-mail: christoph.redelsteiner@fhstp.ac.at

Petra Ganaus, Mag.
Depts. Soziales und Gesundheit
Fachhochschule St. Pölten
Matthias Corvinus-Straße 15
3100 St. Pölten
Österreich
e-mail: christoph.redelsteiner@fhstp.ac.at

Herbert Girstmair
Österreichisches Rotes Kreuz
Landesverband Tirol/Bezirksstelle Osttirol
Emanuel v. Hibler-Straße 3a
9900 Lienz
Österreich
e-mail: herbert.girstmair@roteskreuz-osttirol.at

Achim Hackstein
Leiter des kommunalen Teils der KRLS Nord
Kooperative Regionalleitstelle Nord
Am Oxer 40
24955 Harrislee
Deutschland
e-mail: achim.hackstein@leitstelle-nord.de

Rudolf Hochsteger
Notruf Niederösterreich
Niederösterreichring 2
3100 St. Pölten
Österreich
e-mail: christoph.redelsteiner@fhstp.ac.at

Beat Hugentobler-Campell
Rettung Chur
Kantonsspital Graubünden
Loëstrasse 99
7000 Chur
Schweiz
e-mail: Beat.Hugentobler@ksgr.ch

Helge Junge, Dr.
Rettung Chur
Kantonsspital Graubünden
Loëstrasse 99
7000 Chur
Schweiz
e-mail: helge.junge@ksgr.ch

Stefan Kager, Ing.
Österreichisches Rotes Kreuz
Landesverband Oberösterreich
Körner Straße 28
4020 Linz
Österreich
e-mail: stefan.kager@o.roteskreuz.at

Andreas Karl, MSc
Geschäftsführer
Rotes Kreuz Tirol gem. Rettungsdienst GmbH
Steinbockallee 13
6063 Rum
Österreich
e-mail: andreas.karl@rettungsdienst-tirol.at

Marco Kerbs
Rettungsdienst Teltow-Fläming GmbH
Am Nuthefließ 2
14943 Luckenwalde
Deutschland
e-mail: marco.kerbs@teltow-flaeming.de

Kai Kranz
Bereichsleiter Continuous Medical Education
Schweizer Institut für Rettungsmedizin
Guido A. Zech Strasse 2b
6207 Nottwil
Schweiz
e-mail: kai.kranz@sirmed.ch

Armin Laiminger
Österreichisches Rotes Kreuz
Landesverband Tirol
Steinbockallee 13
6063 Rum
Österreich
e-mail: armin.laiminger@roteskreuz-tirol.at

Sascha Langewand
Lange Straße 38
20359 Hamburg
Deutschland
e-mail: kontakt@langewand-beratung.de

Martin Lidl, Ing.
Hygienebeauftragter
RD GmbH Tirol
Steinbockallee 13
6063 Rum
Österreich
e-mail: martin.lidl@roteskreuz-kufstein.at

Alfred Luneschnig, Dr.
Marcherstraße 3
9900 Lienz
Österreich
e-mail: luneschnig@aon.at

Hartwig Marung, Dr.
Ärztlicher Gutachter Bereich Stationäre Versorgung
Medizinischer Dienst der Krankenversicherung Nord, Abt. Krankenhaus
Fackenburger Allee 1
23556 Lübeck
Deutschland
e-mail: h.marung@web.de; hartwig.marung@mdk-nord.de

Bernhard Monai, DI MSc
Wasserwirt
Healthcare GmbH
Dellach 59
9063 Maria Saal
Österreich
e-mail: office@der-wasserwirt.at

Agnes Neumayr, Dr.
Klinik für Anästhesie und Intensivmedizin
Landeskrankenhaus Innsbruck
Anichstraße 35
6020 Innbruck
Österreich
e-mail: agnes.neumayr@tirol-kliniken.at

Susanne Ottendorfer, Mag. Dr.
Notruf Niederösterreich
Niederösterreichring 2
3100 St. Pölten
Österreich
e-mail: christoph.redelsteiner@fhstp.ac.at

Jens Parey
Falck Rettungsdienst GmbH
Holstenhofweg 47b
22043 Hamburg
Deutschland
e-mail: Jens.Parey@falck.com

Magdalena Pirker, MSc
Wasserwirt
Healthcare GmbH
Dellach 59
9063 Maria Saal
Österreich
e-mail: office@der-wasserwirt.at

**Christoph Redelsteiner,
FH-Prof. Mag.(FH) Dr. PhDr.**
Depts. Soziales und Gesundheit
Fachhochschule St. Pölten
H.-Schneidmadl-Straße 15
3100 St. Pölten
Österreich

Autorenverzeichnis

Universitätslehrgang für
Rettungsdienstmanagement
Donau Universität Krems
Matthias Corvinus-Straße 15
3100 St. Pölten
Österreich
e-mail: christoph.redelsteiner@fhstp.ac.at

Stefan Rottensteiner, BSc, MA
Dept. Gesundheit
Fachhochschule St. Pölten
Matthias Corvinus-Straße 15
3100 St. Pölten
Österreich
e-mail: christoph.redelsteiner@fhstp.ac.at

Klaus Runggaldier, Prof. Dr.
Falck Rettungsdienst GmbH
Holstenhofweg 47b
22043 Hamburg
Deutschland
e-mail: Klaus.Runggaldier@medicalschool-hamburg.de

Benedikt Sandmeyer
Institut für Notfallmedizin und
Medizinmanagement – INM
Klinikum der Universität München
Schillerstraße 53
80336 München
Deutschland
e-mail: benedikt.sandmeyer@med.uni-muenchen.de

Adolf Schinnerl, Dr.
Klinik für Anästhesie und Intensivmedizin
Landeskrankenhaus Innsbruck
Anichstraße 35
6020 Innsbruck
Österreich
e-mail: aelrd@tirol.gv.at

Adrian Stämpfli
Institut für Modellbildung und Simulation
Fachhochschule St. Gallen
Rosenbergstrasse 59
9001 St. Gallen
Schweiz
e-mail: adrian.staempfli@fhsg.ch

Christoph Strauss
Institut für Modellbildung und Simulation
Fachhochschule St. Gallen
Rosenbergstrasse 59
9001 St. Gallen
Schweiz
e-mail: christoph.strauss@fhsg.ch

Benjamin Walder
Dipl. Gesundheits- und Krankenpfleger
Sanatorium Kettenbrücke der Barmherzigen Schwestern
Sennestraße 1
6020 Innsbruck
Österreich
e-mail: benjamin.walder@roteskreuz-schwaz.at

Jörg Waldner, Mag. (FH)
Prozessmanager
Rotes Kreuz Tirol gem. Rettungsdienst GmbH
Steinbockallee 13
6063 Rum
Österreich
e-mail: joerg.waldner@rettungsdienst-tirol.at

Siegfried Weinert, MSc
Notruf Niederösterreich
Niederösterreichring 2
3100 St. Pölten
Österreich
e-mail: christoph.redelsteiner@fhstp.ac.at

Anna-Lena Werle
Falck Rettungsdienst GmbH
Holstenhofweg 47b
22043 Hamburg
Deutschland
e-mail: Anna-Lena.Werle@falck.com

Birgit Zraunig, MSc
Wasserwirt
Healthcare GmbH
Dellach 59
9063 Maria Saal
Österreich
e-mail: birgit.zraunig@der-wasserwirt.at

Über die Herausgeber

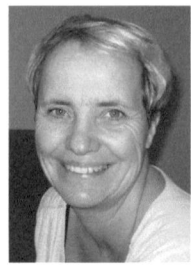

Dr. phil. Agnes Neumayr
- DKKS auf der Neonatologie, Krankenhaus Schwarzach im Pongau, Salzburg
- Studium der Politikwissenschaft an der Leopold-Franzens-Universität Innsbruck
- Entwicklungszusammenarbeitsprojekte in Ghana, Österreichisches Außenamt Sektion VII
- Promotion in Politikwissenschaft zum Thema „Kunst gegen Gewalt"
- Wissenschaftliche Assistentin in Forschungsprojekten (FWF, ÖNK, TWF, Akad. d. Wiss.)
- Systembeauftragte „Qualität im Gesundheitswesen", Quality Austria
- Klinische Risikomanagerin gemäß ONR 49003, Austrian Standards Institute
- Interne Auditorin für „Prozessorientiertes Qualitätsmanagement", WIFI Tirol
- Seit 01.05.2011 QM-Referentin im ÄLRD-Team des Landes Tirol

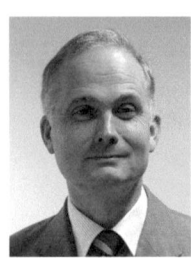

Univ. Prof. Dr. med. Michael Baubin, MSc, FERC
- Medizinstudium an der Leopold-Franzens-Universität Innsbruck
- Ausbildung zum praktischen Arzt und zum Facharzt für Anästhesie und Intensivmedizin an der Universitätsklinik Innsbruck
- Habilitation zum Thema „Reanimationsverletzungen"
- Master of Science zum Thema „Qualitätsmanagement in der Österreichischen Notfallmedizin"
- Fellow of the European Resuscitation Council
- Systembeauftragter „Qualität im Gesundheitswesen", Quality Austria
- Klinischer Risikomanager gemäß ONR 49003, Austrian Standards Institute
- Bereichsoberarzt Notfallmedizin an der Universitätsklinik für Anästhesie und Intensivmedizin Innsbruck
- Leitender Notarzt
- Vorsitzender des Austrian Resuscitation Council
- Seit 01.05.2011 QM-Beauftragter im ÄLRD-Team des Landes Tirol

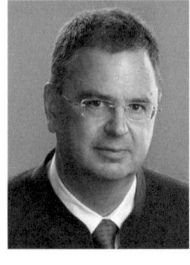

Dr. med. Adolf Schinnerl
- Medizinstudium an der Leopold-Franzens-Universität Innsbruck
- Ausbildung zum Facharzt für Anästhesie und Intensivmedizin an der Universitätsklinik Innsbruck
- Oberarzt am a. ö. Bezirkskrankenhaus (BKH) Kufstein
- Seit 2011 Leiter des Funktionsbereiches „Notarztdienst" BKH Kufstein
- Leitender Notarzt
- Landesfeuerwehrarzt (Leiter Sachgebiet „Feuerwehrmedizinischer Dienst" des Landesfeuerwehrverbandes Tirol)
- Kassier der Österreichischen Gesellschaft für Notfall- und Katastrophenmedizin
- Seit 01.01.2011 Ärztlicher Leiter Rettungsdienst des Landes Tirol

Abkürzungen

ABCDE	Airway-Breathing-Circulation-Disabiltiy-Exposure		Vereinigung für Intensiv- und Notfallmedizin
ABS	Aufnahmeinformation – Begleitinformation - Sozialanamnese	DMS	Durchblutung, Motorik, Sensibilität
		ECMO	Extrakorporale Membranoxygenierung
ACLS	Advanced Cardiac Life Support		
ACS	Akutes Koronarsyndrom	ECTS	European Credit Transfer System; Credit Points
AED	Automatisierter externer Defibrilator		
ÄLRD	Ärztlicher Leiter Rettungsdienst des Landes Tirol	EPC	Emergency Pediatric Care
		ERC	European Resuscitation Council
ALS	Advanced Life Support	ESC	Europäische Gesellschaft für Kardiologie
AMLS	Advanced Medical Life Support		
AOK	Allgemeine Ortskrankenkasse	ETI	Endotracheale Intubation
ArbSchG	Arbeitsschutzgesetz	F.A.S.T.	Face – Arm – Speech – Time
ATLS	Advanced Trauma Life Support	FFG	Österreichische Forschungsförderungsgesellschaft
AU-Daten	Arbeitsunfähigkeitsdaten		
AV	Audio/Video	FH	Fachhochschule
BAR	Bezirksausbildungsreferent	FISU	Fieldsupervisor
BEM	betriebliches Eingliederungsmanagement	GCS	Glasgow-Coma-Scale
		HF	höhere Fachschule
BGF	betriebliche Gesundheitsförderung	HITS	Herzbeuteltamponade – Intoxikation – Thrombembolie – Spannungspneumothorax
BGM	betriebliches Gesundheitsmanagement		
BLoK	Berichtsheft zur Stärkung der Lernortkooperation	I.D.	Innendurchmesser
		ICB	Intrakranielle Blutung
BLS	Basic Life Support	IG NORD	Interessengemeinschaft der Nordostschweizerischen Rettungsdienste
BMG	Bundesministerium für Gesundheit		
BOS	Behörden und Organisationen mit Sicherheitsaufgaben	IGA	Initiative Gesundheit & Arbeit
		IGNI	Interessensgemeinschaft Notfallmedizin Innsbruck
BSC	Balanced Scorecard		
BURP-Manöver	Backward-Upward-Rightward-Pressure-Manöver	IMS-FHS	Institut für Modellbildung und Simulation, Fachhochschule St. Gallen
CIRS	Critical Incident Reporting System (Beinahefehler- und Lernsystem)	IN-GE	Intubations-Geräteunterlage
		ISO	Internationale Organisation für Normung
COPD	chronisch obstruktive Lungenerkrankung		
		ITP	Intensivtransport
CPAP	Continuous Positive Airway Pressure	ITW	Intensivtransportwagen
CPR	kardiopulmonale Reanimation	IVR	Interverband für Rettungswesen
CRM	Crew Ressource Management	KBE	koloniebildende Einheiten
DF	Dienstführer	KFZ	Kraftfahrzeug
DGAI	Deutsche Gesellschaft für Anästhesiologie und Intensivmedizin	KRLS	Kooperativen Regionalleitstelle
		KTW	Krankentransportwagen
DGB	Deutscher Gewerkschaftsbund	KZ	Kennzahl
DIN	Deutsches Institut für Normung	LEB	Leistungserbringer
DIVI	Deutsche Interdisziplinäre	LRD	Leiter Rettungsdienst

MANV	Massenanfall von verletzten Personen	SAS	Smiley-Analog-Skala
MP	Medizinprodukte	SEF	Sicherer Einsatzfahrer
MPDS	Medical Priority Dispatch System	SGA	Supraglottische Atemwegshilfe
MPG	Medizinproduktegesetz	SGB	Sozialgesetzbuch
MRSA	Methicillin-resistenter Staphylococcus aureus	SHT	Schädel-Hirn-Trauma
		SIDS	„sudden infant death syndrome"
MSSA	Methicillin-sensibler Staphylococcus aureus	SIRMED	Schweizer Instituts für Rettungsmedizin
NA	Notarzt	SIRS	Systemisches inflammatorisches Response-Syndrom
NACA	National Advisory Committee for Aeronautics	SMD	Sozialmedizinischer Dienst
		SNZ 144 GR	Sanitätsnotrufzentrale Graubünden
NAP.se	Nationaler Aktionsplan für seltene Erkrankungen	SOL	selbstorganisiertes Lernen
		SOP	Standard Operating Procedure / Standardisierte Vorgehensweise
NAW	Notarztwagen		
NEF	Notarzteinsatzfahrzeug	STEMI	ST-Hebungsinfarkt
NFS	Notfallsanitäter	UE	Unterrichtseinheit
NIS	Notfallinformationssystem	VE	Vorerkrankung
NIV	nichtinvasive Beatmung	VRS	Verbal Rating Skala
NKA	Notkompetenz Arzneimittellehre	WHO	Weltgesundheitsorganisation
NKI	Notkompetenz Intubation		
NKSE	Nationale Koordinationsstelle für seltene Erkrankungen		
N-KTW	Notfall-Krankentransportwagen		
NKV	Notkompetenz Venenzugang und Infusion		
NÖ	Bundesland Niederösterreich		
NÖGUS	Niederösterreichische Gesundheits- und Sozialfonds		
NSTEMI	Nicht-ST-Hebungsinfarkt		
OSAD	Objective Structured Assessment of Debriefing		
P-D-C-A	Plan – Do – Check – Act		
PHTLS	Pre-Hospital Trauma Life Support		
PSA	persönliche Schutzausrüstung		
QM	Qualitätsmanagement		
QSP	Qualitätssicherungspartner		
RD	Rettungsdienst		
RD GmbH	Rotes Kreuz Tirol gem. Rettungsdienst GmbH		
RK	Rotes Kreuz Tirol		
RKiSH	Rettungsdienst-Kooperation in Schleswig-Holstein		
RM	Risikomanagement		
RM-B	Risikomanagement-Beauftragter		
ROI	Return of Invest		
RTW	Rettungstransportwagen		
San-AV	Sanitäter-Ausbildungsverordnung		
SanG	Sanitätergesetz		

Crew Ressource Management und Simulation in Aus- und Fortbildung

Kapitel 1 Crew Ressource Management in der Leitstelle Nord – 3
Achim Hackstein

Kapitel 2 CRM Training und Patientensimulation im Trainings-Rettungswagen – 15
Sascha Langewand

Kapitel 3 NAsim 25 – verbesserte Notarztausbildung durch Simulation – 25
Hartwig Marung

Kapitel 4 Debriefing Assessment – Qualitätssicherung im Debriefing – 37
Kai Kranz und Benedikt Sandmeyer

Crew Ressource Management in der Leitstelle Nord

Achim Hackstein

1.1	**Kooperative Regionalleitstelle Nord – 4**	
1.1.1	Besonderheiten nach der Zusammenlegung – 5	
1.1.2	Hochrisikobereich Leitstelle – 5	
1.2	**Crew Ressource Management – 5**	
1.2.1	Überlegungen zum CRM in der Leitstelle Nord – 6	
1.2.2	Einführung des CRM in der Leitstelle Nord – 6	
1.2.3	Modifizierung der CRM-Leitsätze für die Leitstellenarbeit – 7	
1.3	**Evaluation der Einführung von CRM in Leitstellen – 8**	
1.3.1	Umfrage zu den Erfahrungen mit CRM in der Leitstelle – 9	
1.3.2	Ergebnisse der Umfrage – 9	
	Literatur – 13	

© Springer-Verlag GmbH Deutschland, ein Teil von Springer Nature 2018
A. Neumayr, M. Baubin, A. Schinnerl (Hrsg.), *Zukunftswerkstatt Rettungsdienst*,
https://doi.org/10.1007/978-3-662-56634-3_1

Die Arbeit in einer Leitstelle der Behörden und Organisationen mit Sicherheitsaufgaben (BOS) ist bei vielen Einsatzlagen von einem hohen Entscheidungsdruck und einer hohen Entscheidungsdichte geprägt. Die zu treffenden Entscheidungen setzen meist auf einer dünnen Informationsdecke auf. Das stellt hohe Kommunikationsanforderungen an den einzelnen Leitstellendisponenten und das gesamte Team. Vor dem Hintergrund der Besonderheiten bei der Tätigkeit in Leitstellen für Rettungsdienst, Brandschutz und Katastrophenschutz sind wir im Jahre 2012 in der Leitstelle Nord davon ausgegangen, dass die Prinzipien des Crew Ressource Managements (CRM) die Arbeit in unserer Leitstelle optimieren werden. Mittlerweile sind die CRM-Prinzipien zum gelebten Alltag geworden und haben sowohl die tägliche Abwicklung von Routineeinsätzen als auch die Bearbeitung von Sonderlagen nachhaltig verbessert. Leitstellenarbeit wird regelmäßig in Simulationen trainiert, wobei vor allem die menschlichen Faktoren und die CRM-Leitsätze im Vordergrund des Trainings stehen.

1.1 Kooperative Regionalleitstelle Nord

Die Leitstelle Nord entstand aus wirtschaftlichen Überlegungen heraus aus drei einzelnen und lange Jahre etablierten, Integrierten Leitstellen für die Kreise Schleswig-Flensburg, Nordfriesland und die Stadt Flensburg. Nach fast 3-jähriger Planungszeit wurden die Leitstellen aus Schleswig, Husum und Flensburg am neuen Standort in Harrislee zusammengelegt. Gleichzeitig löste auch die Polizei ihre drei Leitstellen auf und bildet nun, gemeinsam mit der Leitstelle für Rettungsdienst und Feuerwehr, eine Kooperative Regionalleitstelle in gemeinsamen Räumlichkeiten und unter Nutzung der gleichen Leitstellentechnik (◘ Abb. 1.1).

Die KRLS Nord disponiert im Jahr rund 80.000 Einsätze des Rettungsdienstes, der Feuerwehr und im qualifizierten Krankentransport. Die Leitstellendisponenten bearbeiten an einem Wochentag durchschnittlich 300 Notrufe und Hilfeersuchen in einer Schichtstärke von 3–6 Disponenten, je nach statistisch ermitteltem Einsatzaufkommen und gutachterlich festgelegtem Personalbedarf.

Die jeweilige Dienstschicht wird von einem Schichtleiter geführt, der für den gesamten Dienstbetrieb in dieser Schicht verantwortlich ist. In besonderen Fällen, wie z. B. Sonderlagen, kann der Schichtleiter den Leitungsdienst der Leitstelle hinzuziehen. Dieser wird 24 h an 365 Tagen im Jahr durch den Leitstellenleiter, seinen Stellvertreter und drei speziell dafür qualifizierte Schichtleiter sichergestellt. Der Leitungsdienst versieht seinen Dienst in Rufbereitschaft außerhalb der Leitstelle.

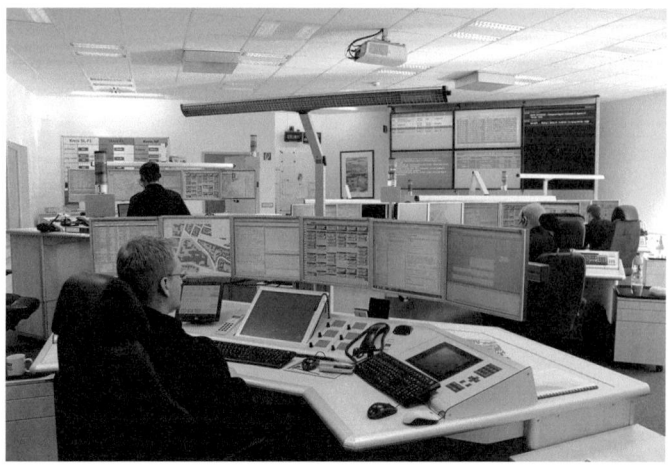

◘ Abb. 1.1   Leitstellenraum der Leitstelle Nord. (Quelle: KRLS Nord)

1.1.1 Besonderheiten nach der Zusammenlegung

Die Zusammenlegung der drei Leitstellen erfolgte unter wirtschaftlichem Druck, indem alle Leitstellen technisch erneuert und an den Digitalfunk angeschlossen werden mussten. Im Rahmen dieses Prozesses wurde sowohl den Kostenträgern, den politisch Verantwortlichen als auch den Mitarbeitern immer wieder dargestellt, dass keine Personalmehrung erforderlich sei. Darüber hinaus wurden die Mitarbeiter der drei ehemaligen Leitstellen, die in der Regel alleine in ihrer Leitstelle arbeiteten, nur rudimentär auf den Zusammenlegungsprozess vorbereitet. Teamfördernde Maßnahmen fanden keine statt, sodass sich die Mitarbeiter relativ orientierungslos vor einer neuen Leitstellensoftware, in neuen Räumlichkeiten, mit neuen Kollegen, in einem großen und neuen Team und einem jeweils zu zwei Drittel nicht bekanntem Einsatzgebiet wiederfanden, als die Regionalleitstelle im September 2009 ihren Betrieb aufnahm.

Auch den angeschlossenen Rettungsdiensten und Feuerwehren wurde das Bild einer Leitstelle vermittelt, welche alle Alarmierungswünsche abbilden und von der ersten Minute an perfekt arbeiten könne. Dies wiederum löste bei den Leitstellendisponenten einen hohen Erfolgsdruck aus. Dazu kamen technische Probleme, die einen geordneten Leitstellenbetrieb zeitweise unmöglich machten. Ein Teil der Mitarbeiter machte aus Altersgründen den Wechsel nicht mit, ein anderer Teil der Mitarbeiter verließ die Leitstelle schon nach kurzer Zeit, da sie den hohen Anforderungen nicht gerecht werden konnten und gesundheitliche Auswirkungen befürchteten.

Die internen Probleme zeigten Wirkung bei den Einsatzkräften, die Kritik an der Arbeit der Leitstellendisponenten nahm zu, externe und interne Konflikte waren die Folge. Auch die Presse berichtete kontinuierlich über die Unzulänglichkeiten der neuen Leitstelle. Insgesamt wirkte sich diese belastende Situation negativ auf die Motivation der Mitarbeiter und die gesamte Einsatzabwicklung aus.

1.1.2 Hochrisikobereich Leitstelle

Fehlentscheidungen in der Leitstelle haben nicht nur Auswirkungen auf die Leitstelle selbst, sondern erzeugen auch nachhaltige und meist nachträglich nicht mehr kompensierbare Probleme bei der Abwicklung eines Einsatzes, unabhängig vom Einsatztyp. Menschen können dabei zu Schaden kommen, wie z. B. bei fehlerhaften Alarmierungen, insbesondere in Fällen, in denen zu wenige Einsatzmittel und -kräfte eingesetzt wurden. Die verlorene Zeit ist nicht mehr einholbar, wichtige und unter Umständen lebensrettende Maßnahmen können z. B. aufgrund fehlender Geräte oder zu wenig Personal am Einsatzort nicht umsetzbar sein. Nachalarmierungen brauchen Zeit, die aber meist nicht zur Verfügung steht.

In der Analyse des Einsatzablaufes gilt es zu verstehen, ob die Entscheidung des Disponenten falsch war und inwieweit die Angaben des Anrufers der Lage vor Ort überhaupt entsprachen. Dies geschieht in den meisten Leitstellen aber nicht regelmäßig, sondern erst dann, wenn es zu einer Beschwerde gekommen ist (Vergeiner 2016).

> **Praxistipp**
>
> Die regelmäßige Auswertung der Notrufdialoge, gemeinsam mit dem Disponenten und in Verbindung mit der Dokumentation des Rettungsdienstes und der Feuerwehr macht die Qualität der Leitstellenarbeit transparent. Die so gewonnenen Erkenntnisse können die Einführung des CRM nachhaltig unterstützen.

1.2 Crew Ressource Management

CRM ist eine Sammlung von Prinzipien, Methoden und Techniken, um die menschliche Zuverlässigkeit in kritischen Situationen und unter ungünstigen Bedingungen zu erhöhen. CRM dient zur Prävention von Fehlern im menschlichen Bereich, sowohl bei Individuen wie auch in Teams (Rall et al. 2013).

Das CRM-Konzept basiert auf der Erkenntnis, dass Menschen immer Fehler machen, und bietet Lösungsstrategien, um deren Anzahl zu senken (Rall 2016, Koppenberg 2016). Noch mehr aber geht es beim CRM darum, negative Folgen von Fehlern zu verhindern und Probleme möglichst effektiv gemeinsam zu lösen. CRM ist daher besonders auch in komplexen und kritischen Situationen geeignet, das Management des Zwischenfalls zu optimieren. Zusammenfassend formuliert, dient CRM der Prävention und dem Management kritischer und komplexer Situationen (St. Pierre u. Hofinger 2014, Hackstein u. Sudowe 2017).

1.2.1 Überlegungen zum CRM in der Leitstelle Nord

Auf der Suche nach Lösungen für die Probleme nach der Zusammenlegung der Leitstellen und um die Einsatzbearbeitung insgesamt zu verbessern, stieß der Autor durch Zufall auf das Thema CRM. Bis zum Jahr 2012 war CRM, in Verbindung mit der Methode „Simulation", kein Thema in den BOS-Leitstellen. Wichtige Impulse lieferte der Kontakt zu einem Simulationstrainer, der im Rettungsdienst in der Akademie der RKiSH (Rettungsdienst-Kooperation in Schleswig-Holstein) CRM im Rettungsdienst trainierte. Nach gemeinsamer Auswertung der am Markt erhältlichen Literatur, z. B. in der Luftfahrt, wurde klar, dass es keine Abhandlungen mit direktem Bezug zur Leitstelle gab. Unsere Annahme, dass CRM die Arbeit in der Leitstelle optimieren würde, basierte also nur auf Vermutungen und auf unseren ersten Übertragungen der CRM-Leitsätze auf die Leitstellenarbeit.

Mit zunehmender Beschäftigung wurden die „15 CRM-Leitsätze nach Rall u. Gaba" zur Grundlage unseres Projektes (Rall u. Langewand 2016). Heute verwenden wir hauptsächlich die darauf basierenden, jedoch sprachlich homogen formulierten Leitsätze des „Schweizer Instituts für Rettungsmedizin" (SIRMED) (◘ Abb. 1.2).

Gemeinsam mit dem Trainer der Rettungsdienstakademie wurde ein Einstiegsvortrag zum Thema „CRM in der Leitstelle" entwickelt. Im Mittelpunkt standen Argumente, weshalb CRM zur Verbesserung der Teamarbeit in unserer Leitstelle führen kann. Die Grundüberlegung dazu war, dass die Leitsätze des CRM die (Entscheidungs-)Sicherheit erhöhen, die Kommunikation im Team in komplexen und kritischen Situationen verbessern und allgemein zu einem konstruktiveren Umgang mit Fehlern führen würde.

1.2.2 Einführung des CRM in der Leitstelle Nord

CRM wurde gleichzeitig mit der Leitstellensimulation eingeführt, wobei das gesamte Projekt lediglich 4 Monate in Anspruch nahm. Da CRM nicht über theoretische Exkurse vermittelbar ist, muss die Leitstellenrealität in Simulationen trainiert werden (Hackstein et al. 2016). Die Räumlichkeiten und die erforderliche Leitstellentechnik war in der Leitstelle Nord bereits vorhanden, so wurde nur noch eine Aufzeichnungsanlage installiert, um die Trainings adäquat auswerten zu können.

> **Praxistipp**
>
> Die Installation einer Aufzeichnungsanlage für die Leitstellensimulation muss deutlich mehr Kanäle aufzeichnen als z. B. im Rahmen einer medizinischen Simulation. Dieser Umstand muss bei der Planung und Umsetzung unbedingt beachtet werden. Es sind während der Simulation alle Kanäle aufzuzeichnen, beim Debriefing müssen diese selektiv wiedergegeben werden können.

Alle Schichtführer konnten innerhalb kürzester Zeit zu Simulationstrainern ausgebildet werden, sodass auch das Debriefing von Anfang an professionell durchgeführt wurde – aus heutiger Sicht eine zwingende Voraussetzung, um sowohl CRM als auch Simulation in einer Leitstelle nachhaltig und dauerhaft zu etablieren. Sowohl die Methode der Simulation als auch die Überlegungen, CRM in die tägliche Leitstellenpraxis zu integrieren, begeisterten die Mitarbeiter von Anfang an. Die Trainingsszenarien und das anschließende Debriefing mit dem Schwerpunkt „Faktor Mensch" überzeugten die Mitarbeiter.

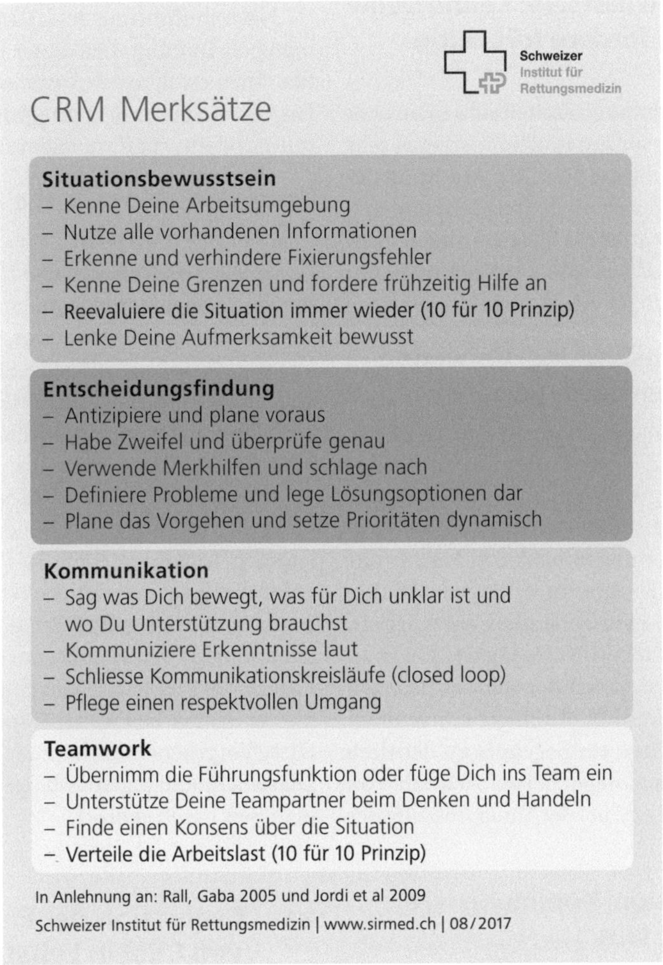

CRM Merksätze

Schweizer Institut für Rettungsmedizin

Situationsbewusstsein
- Kenne Deine Arbeitsumgebung
- Nutze alle vorhandenen Informationen
- Erkenne und verhindere Fixierungsfehler
- Kenne Deine Grenzen und fordere frühzeitig Hilfe an
- Reevaluiere die Situation immer wieder (10 für 10 Prinzip)
- Lenke Deine Aufmerksamkeit bewusst

Entscheidungsfindung
- Antizipiere und plane voraus
- Habe Zweifel und überprüfe genau
- Verwende Merkhilfen und schlage nach
- Definiere Probleme und lege Lösungsoptionen dar
- Plane das Vorgehen und setze Prioritäten dynamisch

Kommunikation
- Sag was Dich bewegt, was für Dich unklar ist und wo Du Unterstützung brauchst
- Kommuniziere Erkenntnisse laut
- Schliesse Kommunikationskreisläufe (closed loop)
- Pflege einen respektvollen Umgang

Teamwork
- Übernimm die Führungsfunktion oder füge Dich ins Team ein
- Unterstütze Deine Teampartner beim Denken und Handeln
- Finde einen Konsens über die Situation
- Verteile die Arbeitslast (10 für 10 Prinzip)

In Anlehnung an: Rall, Gaba 2005 und Jordi et al 2009
Schweizer Institut für Rettungsmedizin | www.sirmed.ch | 08/2017

◘ Abb. 1.2 CRM-Leitsätze. (Adaptiert nach: Rall u. Gaba 2005 und Jordi et al. 2009) (Quelle: SIRMED)

Die Schulungen fanden in drei Ausbildungsblöcken mit jeweils drei Seminartagen statt. Dabei wurde CRM an einem Vormittag (4 UE) und anschließend in mehreren Simulationen am Nachmittag (4 UE) vermittelt. Die Verankerung und Vertiefung erfolgen kontinuierlich im Rahmen der jährlichen Fortbildung und zusätzlich an einem Simulationstag pro Quartal.

> Die Einführung und das regelmäßige Training des CRM in der Leitstelle gelingen aus Sicht des Autors nur dann, wenn parallel dazu auch die Methode „Simulation in der Leitstelle" etabliert wird.

1.2.3 Modifizierung der CRM-Leitsätze für die Leitstellenarbeit

Die anfängliche Überlegung, die CRM-Leitsätze speziell auf die Tätigkeit in der Leitstelle hin zu modifizieren, relativierte sich schnell. Jeder einzelne Leitsatz ließ sich ohne Probleme auf die Arbeit in der Leitstelle der Feuerwehr, der Polizei und des Rettungsdienstes anwenden. Dazu vier konkrete Beispiele zu den Themenblöcken: Situationsbewusstsein, Entscheidungsfindung, Kommunikation und Teamwork:

Situationsbewusstsein: Kenne Deine Grenzen und fordere frühzeitig Hilfe an

Gerade in den Hauptreisezeiten sind in unserer Leitstelle Einsatzspitzen und Sonderlagen sehr häufig. Vor Einführung des CRM wurde mit der Nachbesetzung durch dienstfreie Disponenten stets so lange gewartet, bis diese eigentlich nicht mehr sinnvoll war. Heute wird offensiv und frühzeitig Hilfe angefordert.

Entscheidungsfindung: Verwende Merkhilfen und schlage nach

Die Notrufabfrage ist einer der Kernprozesse der Leitstelle. Auf dieser Basis werden alle Einsatzentscheidungen getroffen. Bisher waren die Disponenten meist der Meinung, die Einsatzerfahrung in Rettungsdienst und Feuerwehr würde ausreichen, um im kritischen Dialog die richtigen Fragen zu stellen. Hier ist ein Sinneswandel nach Einführung des CRM zu erkennen. Die Vorgaben der standardisierten Notrufabfrage werden nunmehr konsequent genutzt und führen im Ergebnis zu deutlich besseren Entscheidungen bei der Auswahl von Rettungsmitteln und bei der Unterstützung des Anrufers.

Kommunikation: Kommuniziere Erkenntnisse laut

In vielen Einsatzfällen in der täglichen Leitstellenarbeit, insbesondere bei Einsätzen im öffentlichen Verkehrsraum und vor dem Hintergrund, dass nahezu jeder Bürger ein Mobiltelefon hat, rufen häufig mehrere Augenzeugen gleichzeitig zur selben Lage an. Dabei können sowohl der Einsatzort als auch der Sachverhalt durchaus unterschiedlich beschrieben werden. In diesen Fällen kommt es auf den schnellen und zielgerichteten Austausch der gewonnenen Erkenntnisse zwischen den Disponenten im Leitstellenraum an. Anfangs geschah dies sehr zögerlich, es war ungewohnt, vor einer Einsatzentscheidung und der Alarmierung auch noch „andere" in diesen Prozess zu integrieren.

Nach Einführung des CRM und dem regelmäßigen Training eben dieser Entscheidungssituationen erfolgte der Austausch zwischen den Disponenten, oftmals angeregt durch den Schichtführer, offensiv und vor allem zielgerichtet.

Teamwork: Verteile die Arbeitslast (10-für-10-Prinzip)

Gerade in Sonderlagen, wie z. B. nach Orkanschäden oder einem Massenanfall von verletzten Personen (MANV), verdoppelt sich die Teamgröße in der Leitstelle. Sehr schnell wird dabei alles unübersichtlich, taktisch erforderliche Maßnahmen werden nicht durchgeführt. Es fehlt die Koordination im Team.

Heute, nach Einführung des CRM und regelmäßigem Training dieser Sonderlagen in Simulationen, wird das „10-für-10-Prinzip" kontinuierlich umgesetzt: Bei Auftreten eines Problems unterbricht das ganze Team seine Tätigkeiten und bespricht gemeinsam die Lage und die Lösung des Problems. Danach geht es in koordinierter Teamarbeit weiter (Moecke et al. 2013). Diese Vorgehensweise hat zu spürbarer Ruhe im Leitstellenraum und messbarer Fehlerreduktion in diesen Lagen geführt.

1.3 Evaluation der Einführung von CRM in Leitstellen

Die oftmals gestellte Frage: „Welche Effekte hatte die Einführung des CRM in der Leitstelle Nord zur Folge?" konnte bislang nur mit den vielfach positiven, subjektiven Erfahrungen der Mitarbeiter beantwortet werden. Um diese zu objektivieren, müssen statistische Daten, z. B. durch eine Umfrage in mehreren Leitstellen, erhoben werden.

Dazu wurde Anfang 2017 über den „Fachverband Leitstellen e. V." eine bundesweite Umfrage zur Einführung und zu den Erfahrungen mit CRM in der Leitstelle durchgeführt. Über einen standardisierten und personenbezogen-anonymisierten Online-Fragebogen wurden 7 Leitstellen befragt, in denen Seminare zum Thema „CRM in der Leitstelle" stattfanden bzw. die Mitarbeiter entsprechend ausgebildet wurden.

1.3.1 Umfrage zu den Erfahrungen mit CRM in der Leitstelle

Alle angefragten 7 Leitstellen beteiligten sich an der Umfrage. Die Fragen wurden zu den 4 CRM-Faktoren „Situationsbewusstsein, Entscheidungsfindung, Kommunikation und Teamarbeit" gestellt. Ausgewertet werden konnten 82 Rückmeldungen der Beschäftigten in den jeweiligen Leitstellen. Das Ergebnis der Umfrage unterstreicht die Bedeutung von CRM in der Leitstelle (◘ Tab. 1.1, ◘ Tab. 1.2, ◘ Tab. 1.3, ◘ Tab. 1.4).

1.3.2 Ergebnisse der Umfrage

CRM-Faktor Situationsbewusstsein

Die Leitstellenarbeit ist geprägt durch Zeiten der Ruhe und Zeiten der Anspannung. In den Ruhephasen mit niedrigem Einsatzaufkommen sinken die Konzentration und die situative Aufmerksamkeit. Der Einstieg in den nächsten Notrufdialog kann dazu führen, dass wichtige Informationen zu Dialogbeginn überhört werden. Die Professionalität des Disponenten besteht darin, auch nach einer ruhigen Phase vollständig konzentriert den Notruf oder den Funkspruch der Einsatzkräfte entgegen zu nehmen, alle Informationen wahrzunehmen und taktisch sinnvoll zu verwenden. Hierbei spielt der persönliche Stresslevel eine große Rolle. Die Umsetzung der CRM-Leitsätze führt laut

◘ **Tab. 1.1** CRM-Faktor Situationsbewusstsein

	++/+	+–	–/––
Der sichere Umgang mit den zur Verfügung gestellten Arbeitsmitteln (Leitsystem, Notrufabfrage usw.) konnte nachhaltig verbessert werden.	60%	26%	14%
Lagen werden in ihrer Komplexität spürbar besser erkannt und eingeschätzt, es werden alle Informationen berücksichtigt.	62%	17%	21%
Die Arbeit in der Leitstelle erfolgt konzentrierter, Ablenkungen werden nach Einführung des CRM bewusst reduziert.	42%	29%	30%
Sie können als Disponent/Schichtführer Ihre Grenzen besser einschätzen und fordern früher und offensiv Hilfe/Unterstützung an.	71%	16%	13%
Regelmäßiges CRM-Training trägt dazu bei, den Stress am Arbeitsplatz spürbar zu reduzieren.	68%	17%	14%

◘ **Tab. 1.2** CRM-Faktor Entscheidungsfindung

	++/+	+–	–/––
Einsatzlagen werden vorausschauender geplant, Entscheidungen werden immer wieder überprüft und bei Bedarf korrigiert.	61%	22%	18%
Es werden konsequent und überzeugt Checklisten und Standards zur Unterstützung eingesetzt. Dies war vor der Einführung CRM nicht so.	44%	28%	28%
Die Probleme werden eindeutig benannt, es werden verschiedene Lösungsoptionen bedacht. Dies war vor Einführung CRM nicht so ausgeprägt.	40%	35%	26%

Tab. 1.3 CRM-Faktor Kommunikation

	++/+	+–	–/––
Die einsatzbezogene Kommunikation im Leitstellenraum ist deutlich zielorientierter geworden.	59%	23%	19%
Die Bearbeitung von Sonderlagen (wie z. B. MANV) ist durch das CRM spürbar ruhiger und sicherer geworden.	50%	29%	21%
Es werden regelmäßig bei Sonderlagen/größeren Einsätzen „10 für 10" Manöver eingebaut, um ein aktuelles Lagebild zu kommunizieren.	56%	17%	27%

Tab. 1.4 CRM-Faktor Teamwork

	++/+	+–	–/––
Die CRM-Philosophie hat einen spürbar positiven Einfluss auf die Teamarbeit in der Leitstelle.	60%	28%	13%
Der Umgang miteinander im Leitstellenteam ist deutlich respektvoller und wertschätzender geworden.	43%	40%	18%
Es werden regelmäßig im Einsatzverlauf „10 für 10" Manöver eingebaut, um die Aufgabenverteilung zu aktualisieren oder neu zu strukturieren.	50%	21%	29%

Umfrageergebnis dazu, dass Stress reduziert wird und die Aufmerksamkeit für die jeweilige Tätigkeit steigt, womit auch das Risiko einer Fehlentscheidung zum Nachteil der Patienten, Betroffenen und/oder der Einsatzkräfte sinkt (Tab. 1.1).

Insbesondere das Thema „Hilfe holen" kann durch technische Lösungen stark unterstützt werden. Nach der CRM-Einführung und den ersten Simulationen wurden in der Leitstelle Nord alle Betriebstische mit Signalleuchten ausgestattet. Deren Farben haben folgende Bedeutung:

Weiß	Einsatz wurde zur Polizeileitstelle gegeben/kam von der Polizeileitstelle
Grün	Einsatzführender Tisch in größeren Lagen
Rot	Disponent telefoniert oder funkt
Gelb	Blitzleuchte 10 Sekunden, Disponent benötigt Unterstützung

Da „Hilfe holen" auch offenlegt, dass der Disponent die Anforderung alleine nicht bewältigen kann, wurde diese Möglichkeit zunächst nur zurückhaltend genutzt. Ein einfacher Slogan förderte die Akzeptanz zur Hilfeanforderung: „Profi drückt gelb!" (Abb. 1.3).

> **Praxistipp**
>
> Die Visualisierung durch Leuchten senkt nachhaltig den Geräuschpegel im Raum und führt zu einer besseren Situationswahrnehmung der Disponenten bei ihrer Tätigkeit. Insbesondere die Anforderung von Hilfe erfolgt geräuschlos und ist dennoch im ganzen Raum erkennbar. Es bedarf jedoch einer eindeutigen Regelung, wer zunächst Unterstützung leistet, da ansonsten alle anderen Notrufe und Anfragen nicht mehr angenommen werden.

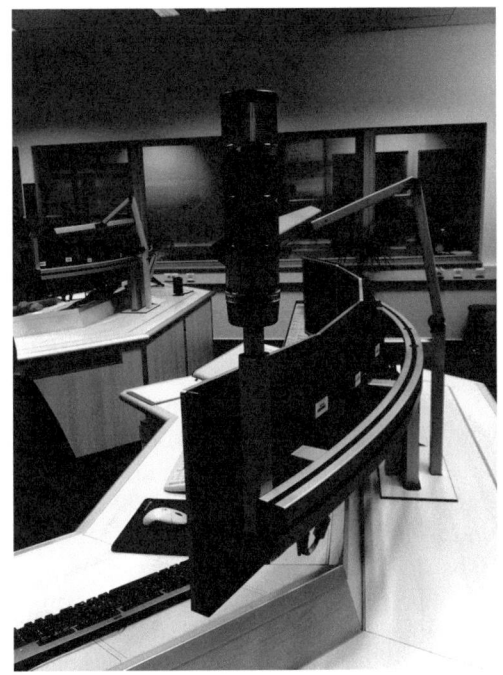

Abb. 1.3 Signalleuchten an den Betriebstischen der Leitstelle Nord. (Quelle: KRLS Nord)

CRM-Faktor Entscheidungsfindung

Entscheidungen in der Leitstelle, zumindest im Notrufdialog, basieren oft auf wenig Information. Um wirklich alle Informationen konsequent abzufragen, sind Standards und Strukturen erforderlich, innerhalb derer sich die Kommunikation am Telefon bewegt. In der Leitstelle Nord wurden dazu an jedem Arbeitsplatz Touch-Monitore installiert, über deren Oberfläche eine standardisierte Notrufabfrage und verschiedene Checklisten zur Einsatzbearbeitung abrufbar sind (Tab. 1.2, Abb. 1.4).

Die regelmäßige Auswertung der Notrufdialoge hat gezeigt, dass die konsequente Nutzung der Merkhilfen (standardisierte Notrufabfrage) die Dialogqualität deutlich verbessert. Da Entscheidungen oftmals sehr schnell und auf einer dünnen Informationsbasis getroffen werden müssen, besteht die Gefahr, dass Handlungsoptionen nicht ausreichend geprüft werden. Die CRM-Philosophie bewirkt hier, dass sich die Mitarbeiter die Zeit zur Prüfung dieser Optionen nehmen. In der Leitstelle Nord wurde damit erreicht, dass in den meisten Fällen die Optionen überlegt, teilweise im Team kurz angesprochen und dann erst in einer Alarmierung umgesetzt werden (Tab. 1.4).

CRM-Faktor Kommunikation

Kommunikation ist einer der Schlüsselfaktoren für das Management kritischer Fälle und komplexer Lagen. Kommunikation findet in der Leitstelle in drei Richtungen statt. Intern im Leitstellenteam, extern mit den Einsatzkräften und zu Beginn eines Einsatzes auch mit dem Anrufer, der den Einsatz meldet bzw. die Lage vor Ort beschreibt.

In der Umfrage stand die interne Kommunikation vor und nach Einführung der CRM-Philosophie im Vordergrund. Gerade in komplexen Einsatzlagen ermöglicht die Anwendung der CRM-Leitsätze eine deutliche Verbesserung im Kommunikationsverhalten. Insbesondere das „10-für-10-Prinzip" wird in der Leitstelle Nord mit großer Disziplin eingesetzt, da nur dann gute

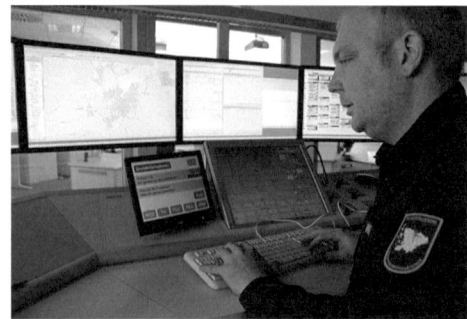

 Abb. 1.4 Einsatzunterstützung durch Merkhilfen, Touch-Monitor an jedem Arbeitsplatz der Leitstelle Nord. (Quelle: KRLS Nord)

und tragfähige Einsatzentscheidungen getroffen werden können, wenn das ganze Team integriert ist und sich alle an ein und demselben mentalen Modell orientieren (Tab. 1.3).

CRM-Faktor Teamarbeit

Durch die Zusammenlegung der Leitstellen zu einer gemeinsamen Leitstelle in neuen Räumlichkeiten wurde Teamarbeit plötzlich zum Thema. Dies war für die meisten Kolleginnen und Kollegen ungewohnt, sodass kaum ein offener Austausch im Leitstellenteam stattfand. Dazu kam die Angst, sich selbst durch „Nichtwissen" bloßzustellen. Auch die Funktion eines „Schichtführers" war unbekannt, die Rolle völlig unklar, und die Führungspersonen hatten keine spezifische Qualifikation durchlaufen. Es ging oftmals nicht darum, was richtig war, sondern wer Recht hatte. Zwangsläufig führte diese Form der Zusammenarbeit zu gravierenden Fehlern in der Einsatzabwicklung und zu zwischenmenschlichen Problemen.

Das regelmäßige Simulationstraining in Verbindung mit den CRM-Leitsätzen führte in kurzer Zeit zu einer spürbaren Verbesserung der Teamarbeit (Tab. 1.4). Dies bestätigt sich auch in den Umfrageergebnissen. Die individuelle Wertschätzung jedes Teammitglieds in der Leitstellenarbeit erleichtert es jedem Einzelnen, die eigene Meinung im Sinne der optimalen Einsatzabwicklung einzubringen, unabhängig von der Hierarchie im Leitstellenteam.

> Die Einführung von CRM in der Leitstelle Nord wirkt sich dauerhaft positiv auf die gesamte Einsatzbearbeitung in der Leitstelle aus. Insbesondere der offene Umgang mit Fehlern, als ein Ergebnis aus den regelmäßigen Simulationen und anschließenden Debriefings, führte zu einer nachhaltigen Verbesserung der Leitstellenarbeit.

Durch die Einführung des CRM in der Leitstelle Nord sind folgende Vorteile nachhaltig positiv zu beobachten:

- Standards werden konsequent beachtet.
- Einsatzentscheidungen werden durchdachter getroffen.
- Die Kommunikation im Team ist zielorientierter und eindeutiger.
- Der Stress in Sonderlagen hat spürbar abgenommen.
- Es wird konsequent und regelmäßig evaluiert.

Hierarchien sind zwar nach wie vor existent, sind aber in Einsatzsituationen deutlich flacher geworden. Jedes Teammitglied bringt seine Überlegungen offen und rückhaltlos ein, unabhängig von seiner Stellung im Team und seiner Erfahrung in der Leitstellenarbeit. Insbesondere der Umgang mit Fehlern hat sich sehr nachhaltig verändert. Fehler werden offen angesprochen, und es wird gemeinsam nach guten und tragfähigen Lösungen, vor allem aber nicht nach dem Schuldigen gesucht.

Fazit

Das CRM, so wie es auch in anderen Hochrisikobereichen gelebt wird, ist ohne weitere Modifizierung in den Leitstellen der Feuerwehr, des Rettungsdienstes und der Polizei umsetzbar. Die Einführung und das regelmäßige Training sollten in leitstellenspezifischen Simulationen erfolgen, wobei insbesondere das Debriefing kompetent und professionell gestaltet werden muss. Die Einführung des CRM in Leitstellen kann pragmatisch über die CRM-Leitsätze erfolgen, die für den Disponenten nachvollziehbar und leicht umsetzbar sind. Eine positive Sicherheitskultur kann durch die CRM-Philosophie verankert werden. Einzelne Mitarbeiter können in einer hierarchisch aufgebauten Personalstruktur CRM nicht etablieren, die Einführung gelingt nur, wenn auch die Leitstellenleitung davon überzeugt ist, d. h. CRM kontinuierlich und engagiert unterstützt. Ist dies gelungen, verbessert CRM in der täglichen, von Routineabläufen geprägten Arbeit der Leitstelle die Einsatzbearbeitung. Insbesondere in Sonderlagen mit einem hohen Einsatzaufkommen und einer überdurchschnittlichen Entscheidungsdichte sind die positiven Effekte des CRM spürbar. Vor allem der Umgang mit Fehlern kann nachhaltig verbessert werden, womit eine „gelebte Sicherheitskultur für die Mitarbeiter, die Anrufer und die Systempartner" zum Tragen kommt.

Literatur

Hackstein A, Hagemann V, v. Kaufmann F, Regener H (Hrsg) (2016) Handbuch Simulation. Verlag Stumpf & Kossendey, Edewecht, ISBN 978-3-943174-39-7

Hackstein A, Sudowe H (2017) Handbuch Leitstelle, 2. Aufl. Verlag Stumpf & Kossendey, Edewecht, ISBN 978-3-943174-78-6

Koppenberg J (2016) Der Faktor Mensch – Human Factors. In: Neumayr A, Baubin M, Schinnerl A (Hrsg) Risikomanagement in der prähospitalen Notfallmedizin. Werkzeuge, Maßnahmen, Methoden. Springer, Berlin Heidelberg New York, pp 15–20

Moecke H, Marung H, Oppermann S (Hrsg) (2013) Praxishandbuch Qualitäts- und Risikomanagement im Rettungsdienst. Medizinisch wissenschaftliche Verlagsgesellschaft, Berlin, pp 155–157

Rall M, Dieckmann P, Hackstein A (2013) Crew-Ressource-Management in der Leitstelle, Verlag Stumpf & Kossendey, Edewecht, ISBN 978-3-943174-18-2

Rall M (2016) Sicherheit trotz Fehler: Von der Schuldkultur zur proaktiven Sicherheitskultur. In: Neumayr A, Baubin M, Schinnerl A (Hrsg) Risikomanagement in der prähospitalen Notfallmedizin. Werkzeuge, Maßnahmen, Methoden. Springer, Berlin Heidelberg New York, pp 7–14

Rall M, Langewand S (2016) Für bessere und sichere Zusammenarbeit: Crew Ressource Management (CRM). im Rettungsdienst. In: Neumayr A, Baubin M, Schinnerl A (Hrsg) Risikomanagement in der prähospitalen Notfallmedizin. Werkzeuge, Maßnahmen, Methoden. Springer, Berlin Heidelberg New York, pp 21–36

St. Pierre M, Hofinger G (2014) Human Factors und Patientensicherheit in der Akutmedizin. 3. Aufl. Springer, Berlin Heidelberg New York

Vergeiner G (2016) Risikomanagement in Leitstellen. In: Neumayr A, Baubin M, Schinnerl A (Hrsg) Risikomanagement in der prähospitalen Notfallmedizin. Werkzeuge, Maßnahmen, Methoden. Springer, Berlin Heidelberg New York, pp 155–166

CRM Training und Patientensimulation im Trainings-Rettungswagen

Sascha Langewand

2.1 Die Fragestellungen vor Projektbeginn „Trainings-RTW" – 16
2.1.1 RTW stationär, mobil, exklusiv oder in Verwendung? – 16
2.1.2 Simulationstechnik advanced oder basic? – 16
2.1.3 Infrastruktur vorhanden und geeignet? – 17
2.1.4 Mitarbeiter und notwendige Stellen informiert? – 18
2.1.5 Trainer ausgesucht und fortgebildet? – 18
2.1.6 Technisches Personal vorhanden? – 19
2.1.7 Szenarien erstellt und getestet? – 19
2.1.8 Paralleles Training notwendig? – 19

2.2 Durchführung – 20

2.3 Nachbesprechung – 20

2.4 Beispiele für Best Practice: 10 Jahre Erfahrung mit dem Trainings-RTW – 21

Literatur – 23

© Springer-Verlag GmbH Deutschland, ein Teil von Springer Nature 2018
A. Neumayr, M. Baubin, A. Schinnerl (Hrsg.), *Zukunftswerkstatt Rettungsdienst*,
https://doi.org/10.1007/978-3-662-56634-3_2

„Das Training zum Mitarbeiter, nicht der Mitarbeiter zum Training" – dies ist die Grundidee dieses Kapitels. Die nachfolgenden Seiten zeigen praxisnah und mit vielen Erfahrungswerten aus 10 Jahren Training mit drei mobil eingesetzten Trainings-Rettungswagen (RTW), wie ein solches Trainingssetting in einem Rettungsunternehmen implementiert werden kann. Der Schwerpunkt liegt dabei nicht in dem theoretischen Unterbau von Simulations- und Crew Ressource Management (CRM)-Trainings, sondern in den notwendigen Vorbereitungen, den technischen Besonderheiten und in den personellen Voraussetzungen zur Implementierung eines Trainings-RTWs. Des Weiteren werden Möglichkeiten aufgezeigt, wie die Erkenntnisse aus den Trainings in den betrieblichen Alltag im Sinne von Best Practice überführt werden können. Die Idee dabei ist, den Trainings-RTW im wahrsten Sinne des Wortes als ein Vehikel für ein lernendes Unternehmen anzusehen und zu verwenden (Hatti 2013, Gallo u. Smith 2014).

2.1 Die Fragestellungen vor Projektbeginn „Trainings-RTW"

2.1.1 RTW stationär, mobil, exklusiv oder in Verwendung?

Der Aufbau eines Trainings-RTW gleicht dem eines guten Gerichts: Das Rezept bildet die Basis des guten Geschmacks. Im Vorwege ist zu klären, ob ein fahrbereiter Rettungswagen zur Verfügung steht und ob dieser weiterhin im Einsatzdienst verfügbar sein muss oder exklusiv für die Trainings zur Verfügung steht. Dies ist eine elementare Frage. Sollte ein RTW exklusiv zur Verfügung stehen, können feste Einbauten vorgenommen werden, die v. a. bei einer hohen Trainingsfrequenz den operativen Umgang und damit die Organisation der Trainings erleichtert. Nach Erfahrungen des Autors sind bereits bei zwei Trainings pro Woche feste Einbauten lohnenswert; dies gilt natürlich auch für feste Nachbauten des Patientenraumes.

Der weitere Vorteil ist, dass exklusive RTW dem Ausbilderpersonal durchgehend im Sinne des kontinuierlichen Verbesserungsprozesses zur Verfügung stehen. Zu beachten ist hierbei, dass die eingesetzte Medizin- und Rettungstechnik dem Standard des Unternehmens entspricht, in dem die Trainings stattfinden.

Sollten keine exklusiven Trainings zur Verfügung stehen, ist die Grundidee eine andere, da die eingesetzte Audio-/Videotechnik schnell und größtenteils rückstandslos ein- und ausgebaut werden muss. Ebenso ist zu beachten, ob der RTW für das Training tatsächlich zur Verfügung steht und nicht im letzten Moment durch die betriebliche Realität dem Einsatzdienst zur Verfügung gestellt werden muss (Langewand 2013, Langewand u. Rall 2016).

> Vor dem Projektbeginn „Trainings-RTW" muss festgestellt werden, ob ein exklusiver oder ein Regeldienst-RTW zur Verfügung steht (◘ Abb. 2.1).

Zur mobilen und schnellen Anwendung kann es ratsam sein, den Steuerstand des Simulators in das Fahrerhaus des RTW einzubauen. Auf diese Weise sind alle Bedienelemente nah am eigentlichen Training, und bei eventuellen Verbindungsabbrüchen kann zur Not das Verbindungsfenster zwischen Patientenraum und Fahrerhaus zur Kommunikation verwendet werden. Die Trainer sitzen geschützt von der Außenwelt und können sich ganz auf das Training konzentrieren. Der Steuerstand ist schnell aufgebaut und benötigt keinen zusätzlichen Platz. Das Debriefing kann bei witterungsunabhängiger und privater Umgebung vor dem RTW stattfinden (◘ Abb. 2.2).

2.1.2 Simulationstechnik advanced oder basic?

Bei der Anschaffung der Simulationstechnik sollte man sich im Vorab die Frage stellen, welche Art von Trainings durchgeführt werden soll. Ernstzunehmende Simulationstechnik,

Kapitel 2 · CRM Training und Patientensimulation im Trainings-Rettungswagen

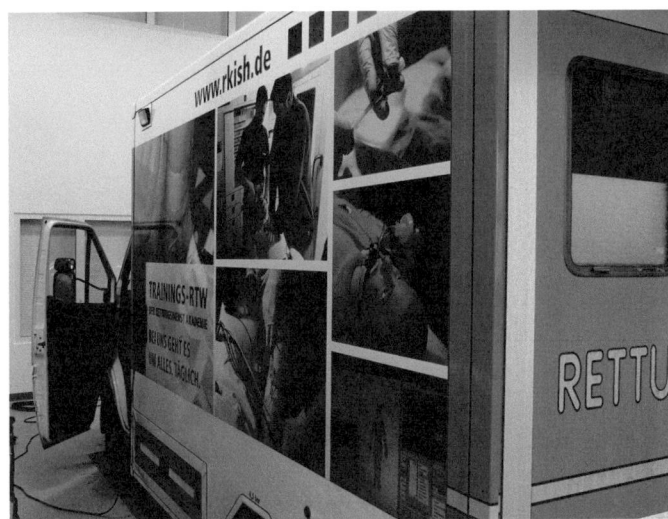

◘ Abb. 2.1 Simulations-RTW

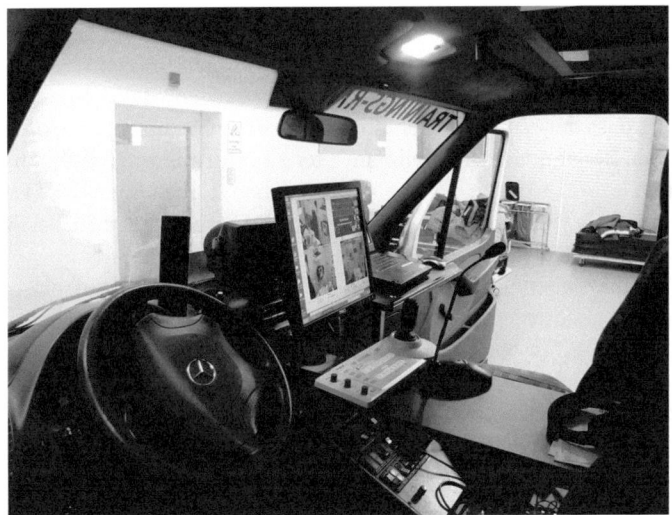

◘ Abb. 2.2 Steuerungsstand des Simulators im Fahrerhaus des RTW

z. B. von den Firmen Laerdal® oder Gaullmard®, ist teuer und v. a. die Spitzenmodelle bieten Features, die für präklinische Trainings nicht zwingend benötigt werden. Die Audio-/Videotechnik sollte von Anbietern gekauft werden, wie z. B. „Zyos" oder „SimStation", die die besonderen Anforderungen von Simulationstrainings berücksichtigen und entsprechend maßgeschneiderte Lösungen anbieten (◘ Abb. 2.3).

2.1.3 Infrastruktur vorhanden und geeignet?

Für ein Training mit dem Trainings-RTW benötigt es einen Stellplatz für das Fahrzeug sowie einen Ort für das Debriefing. Die Infrastruktur muss über einen Stromanschluss, Catering und Sanitäranlagen verfügen. Rettungswachen eignen sich aufgrund des Betriebes nicht für derartige Veranstaltungen! Aufgrund des laufenden

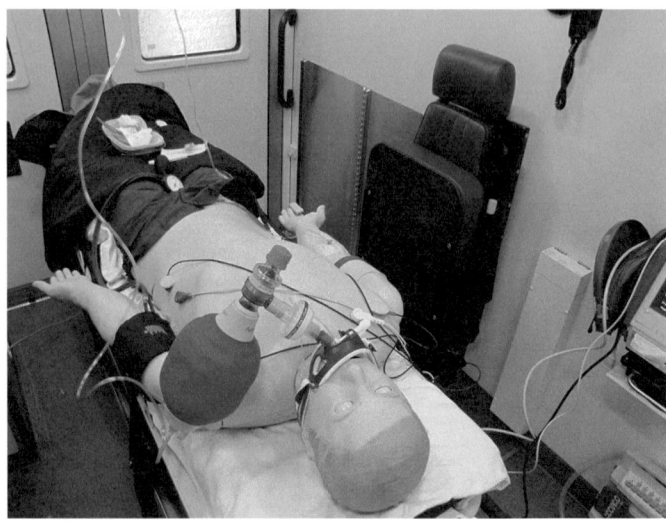

Abb. 2.3 Simulationstechnik im Trainings-RTW

Betriebes sind Störungen vorprogrammiert und neugierige Zuschauer könnten das Prinzip der vier Wände ad absurdum führen. Ebenso besteht die Gefahr, dass der Kaffeeplausch mit den diensthabenden Besatzungen den Zeitplan des Tages gefährdet.

Geeignet sind oftmals Wachen der Freiwilligen Feuerwehren, da dort im Regelfall wochentags wenig Betrieb ist und die notwendigen Ressourcen zur Verfügung stehen. Bei Kostenerstattung, angemessenem Verhalten des Teams vor Ort und einem großen Präsentkorb zu Weihnachten als Dankeschön sollte der Kooperation zwischen Rettungsdienst und Feuerwehr nichts im Wege stehen.

2.1.4 Mitarbeiter und notwendige Stellen informiert?

Simulationstrainings sind aufgrund des Einsatzes von Videotechnik hochsensibel. Neben der technischen Vorbereitung ist die Information an die Mitarbeiter für das Gelingen des Projektes Trainings-RTW entscheidend. Die Entscheidung, Simulationstrainings im Arbeitsmittel des Rettungsfachpersonals einzuführen, ist ein ausschlaggebender „Change" innerhalb des Rettungsdienstunternehmens. Nicht alle Mitarbeiter sind begeistert, wenn sie mit Video aufgenommen werden, um ihre Fehler zu besprechen. Daher ist es notwendig, bereits im frühen Stadium des Projekts die Mitarbeiter zu informieren und ihnen die Möglichkeit zu geben, Unbekanntes und Fantasien aufzulösen und Fragen zu stellen, bei Eignung ggf. sogar mitzuarbeiten.

Eine gute Idee kann es sein, mit 1 oder 2 Teams oder Rettungswachen zu beginnen. So können Fehler auf der Seite der Trainer gemacht, Erfahrungen gesammelt und Verbesserungsprozesse eingeleitet werden, bevor das „große Ganze" betroffen ist. Sollte das Training in einem Unternehmen mit einem Betriebsrat durchgeführt werden, ist dieser frühzeitig einzubinden.

2.1.5 Trainer ausgesucht und fortgebildet?

Die Trainerauswahl benötigt ein besonderes Augenmerk. Als Basis für die Trainerqualifikation sind neben der notfallmedizinischen Ausbildung, die mehrjährige Berufserfahrung sowie (berufs-) pädagogische Weiterbildungen zu empfehlen (Bauer et al. 2010, Birkholz et al. 2016).

Auf dieser Basis aufbauend sollten die angehenden Trainer ein mehrstufiges Assessment durchlaufen:
- Nachweis eigener Simulationserfahrungen als Teilnehmer
- Mehrmalige Hospitation bei eigenen oder fremden Simulationstrainings
- Erfolgreiche Teilnahme an einem Debriefingkurs
- Zwischengespräch mit einem erfahrenen Trainer
- Schriftlicher Reflexionsbericht über mehrere Simulationstrainings
- Anfertigen eigener Szenariensettings
- Nachweis über medizinische und pädagogische Fortbildungen
- Abschlussgespräche mit Feedbacks durch das Team

Bei positivem Verlauf des Assessments kann der neue Trainer eingesetzt werden. Des Weiteren sollte ein Prozess installiert werden, der den regelmäßigen Einsatz als Trainer auf beiden Seiten der Kamera garantiert.

> Die Menschen sorgen für einen guten Trainingserfolg, nicht die Technik. Gut aus- und fortgebildete Trainer sollten im Fokus der Investition stehen.

2.1.6 Technisches Personal vorhanden?

Neben dem berufspädagogischen Personal ist es notwendig, Mitarbeiter auf technischer Ebene zu qualifizieren, um die Simulations- und Audio/Videotechnik zu bedienen und im begrenzten Umfang zu warten. Dafür benötigt es neben handwerklichen Fähigkeiten Kenntnisse in Netzwerktechnik und Improvisationsgeschick. Im Training sollte man stets auf alles vorbereitet sein, Simulationstrainings laufen selten wie geplant.

> Seien Sie auf Störungen vorbereitet. Simulationstrainings laufen selten wie geplant.

2.1.7 Szenarien erstellt und getestet?

Neben den technischen, personellen und unternehmerischen Vorbereitungen benötigt das Gesicht „Trainings-RTW" gut ausgearbeitete Szenarien. Diese sind das Salz in der Suppe und, um im Bild des Menüs zu bleiben, gleichzeitig die Vorspeise. Vor allem zu Beginn der Trainings, wenn noch wenig Erfahrung vorliegt, sollten genügend zeitliche und personelle Ressourcen eingeplant werden, um potenziellen Störungen zu begegnen. Gut ausgearbeitete Szenarien können den Stress an anderen Schauplätzen minimieren.

Nützlich zur Szenarienerstellung sind Recherchen innerhalb des Unternehmens bezüglich bekannter, immer wieder auftretender Fehler. Können alle Mitarbeiter den Perfusor und den Schrittmacher sicher bedienen? Gibt es Rückmeldungen von Seiten der Notärzte zur Handlungskompetenz des Rettungsfachpersonals bei der Narkoseeinleitung oder der intravenösen Asthmatherapie? Fließen praxisbezogene Rückmeldungen, z. B. auch aus dem Critical Incident Reporting System (CIRS), in die Erstellung der Simulationsszenarien ein, ist der Benefit im Einsatz des Trainings-RTWs umso größer und festigt die Sicherheitskultur im Team (Schmidt et al. 2013).

> Gut ausgearbeitete Szenarien entlasten Trainer und unterstützen den Lernerfolg der Teilnehmer. Grundsätzlich gilt: Weniger ist mehr und Realität geht vor Spielen. Einfache Szenarien wie „Hypoglykämie" oder „hämodynamisch stabile Bradykardien" überfordern weder die Trainer noch die Teilnehmer.

2.1.8 Paralleles Training notwendig?

Je nach Teilnehmerzahl und Dauer des Trainings kann es notwendig sein, die Teilnehmer zu splitten und parallel ein weiteres Training anzubieten. Dieses Training kann z. B. mit weniger Aufwand und standardisiert durchgeführt werden. Dazu bieten sich MegaCode Settings oder Ähnliches an. In der Mittagspause wird getauscht und von vorne begonnen.

Eine gute Idee kann es sein, dem Team vor Ort einen Drucker und eine mobile Internetverbindung zur Verfügung zu stellen. So können evtl. fehlende Unterlagen schnell ausgedruckt und Teilnahmebescheinigungen direkt am Ende ausgegeben werden. Bedenken Sie: Da die Trainings mobil sind, wird es häufig zu kurzfristigen Änderungen kommen.

> **Checkliste für die notwendigen Vorbereitungen zum erfolgreichen Simulationstraining**
> - RTW stationär, mobil, exklusiv oder in Verwendung?
> - Simulationstechnik „advanced" oder „basic"?
> - Infrastruktur vorhanden und geeignet?
> - Mitarbeiter und notwendige Stellen informiert?
> - Trainer ausgesucht und fortgebildet?
> - Technisches Personal vorhanden?
> - Szenarien erstellt und getestet?
> - Paralleles Training notwendig?

2.2 Durchführung

Nun folgt der Hauptgang unseres Trainingsmenüs.

Bei einem mobilen Training mit dem Trainings-RTW sollte der Standplatz einen Tag vorher erneut bestätigt werden. Ebenso wird das Equipment auf Vollständigkeit geprüft. Wenn die Szenarien ausgewählt und alle Trainer informiert sind, kann es losgehen.

Der Tag des Trainings beginnt für das durchführende Personal je nach Erfahrungsstand ca. eine Stunde früher. Nach dem Aufbau werden der Simulator und die audiovisuelle (AV) Anlage nochmals gecheckt:
- Besteht eine Verbindung zwischen dem Steuerlaptop und dem Simulator?
- Funktioniert der Simulator? Wenn vorhanden: Atmet er? Hebt sich der Brustkorb?
- Bestehen alle Verbindungen zwischen dem AV-System und dem elektronischen Datenverarbeitungssystem (EDV-System)?
- Funktioniert die Medizintechnik?
- Ist der Trainings-RTW am Landstrom angeschlossen?
- Ist die Aufnahme des EDV-Systems gesichert und verfügt das Videofile über Bild und Ton?
- Verfügt der Debriefingraum über Bild und Ton?
- Gibt es Rückkoppelungen?

Sollten zwei Trainings parallel laufen, empfiehlt es sich, die Trainer mit Handfunkgeräten auszustatten, um kurzfristig intervenieren zu können. Während der Durchführung der Trainings ist neben der eigentlichen Dokumentation, die für das Debriefing unerlässlich ist, auf weitere Besonderheiten zu achten, um die Idee des lernenden Unternehmens zu unterstützen (◘ Abb. 2.4):
- Gibt es Fehler auf Seiten der Teilnehmer, die sich wiederholen: Bedienung der Medizinprodukte, Algorithmenablauf, Medikamentenanwendung etc.?
- Gibt es Fehler auf Seiten des Trainings, die sich wiederholen: Bedienung des Simulators, Verbindungsabbrüche, defekte Geräte etc.?

Insgesamt können pro Tag ca. 6 Szenarien durchgespielt werden. Die tatsächliche Anzahl hängt von der Performance der Teams und der Trainer ab. Grundsätzlich gilt, dass der Fokus nicht auf die Quantität, sondern auf die Qualität der Szenarien und v. a. des Debriefings gelegt werden muss. Ebenso wichtig ist, dass Debriefing-Protokolle laufend adaptiert, ergänzt oder ggf. auch neu strukturiert werden müssen, um dem steigenden Qualitätsanspruch und den steigenden Anforderungen gerecht zu werden (Simon et al. 2010).

2.3 Nachbesprechung

Das Dessert der Trainings stellt die Nachbesprechung im Team an jedem Trainingstag dar.

Kapitel 2 · CRM Training und Patientensimulation im Trainings-Rettungswagen

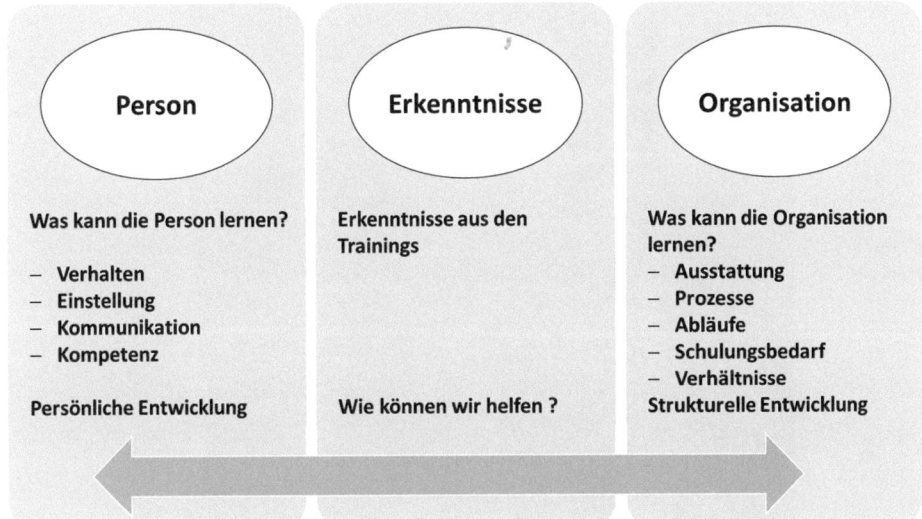

◘ Abb. 2.4 Die „lernende Organisation" mit Hilfe von Simulationstrainings

Nachbesprechungen sind essenziell, um Spannungen abzufangen, Positives wie Negatives zu besprechen und evtl. Verbesserungsbedarf oder -ideen einzufangen. Für die Trainer ist es absolut zu empfehlen, bereits während des Tagesablaufs Zeit für diese Sequenz einzuplanen.

Die obligatorischen Nachbesprechungsrunden mit den Teilnehmern am Ende des Tages sind hingegen mit Vorsicht oder kritisch zu beurteilen, da die Ergebnisse meist aufgrund von Müdigkeit nichts Erhellendes mehr zu Tage bringen. Es kann aber ratsam sein, eine onlinebasierte Evaluation, z. B. mit Hilfe des Programms „Surveymonkey" o. Ä., den Teilnehmern mittels E-Mail-Link zur Verfügung zu stellen.

Das Ende des Trainingstages gilt dem Ein- und Aufräumen mittels Checkliste und dem Vervollständigen des Verbrauchsmaterials. Bitte vergessen Sie nicht, das Equipment auf Beschädigungen zu überprüfen (◘ Abb. 2.5).

2.4 Beispiele für Best Practice: 10 Jahre Erfahrung mit dem Trainings-RTW

Unter der Leitung des Autors wurden für die RKiSH gGmbH (Rettungsdienstkooperation in Schleswig-Holstein) in den letzten 10 Jahren, als erste ihrer Art, 3 dieser Trainings-RTWs aufgebaut und insgesamt intern und extern mehr als 500 solcher Trainings durchgeführt. Viele Erkenntnisse aus den Trainings fließen laufend in den rettungsdienstlichen Alltag ein. So wird heute z. B. die **10-Sekunden-für-10-Minuten-Regel (10-für-10-Regel)** konsequent und flächendeckend umgesetzt: Bei Auftreten eines Problems unterbricht das ganze Team seine Tätigkeiten und bespricht gemeinsam die Lage und die Lösung des Problems. Danach geht es in koordinierter Teamarbeit weiter (Rall u. Langewand 2016, Rall u. Gaba 2009).

Das Simulationstraining mit dem Trainings-RTW wurde zudem zum Ideengeber für Best-Practice-Beispiele: Während der mehrfachen Durchführung eines Szenarios mit notwendiger Schrittmacheranwendung fiel auf, dass die Teilnehmer Schwierigkeiten mit der Bedienung hatten. Diese Erkenntnis wurde von den Trainern an die Verantwortlichen des Medizinproduktegesetzes (MPG) zurückgemeldet, die daraufhin die MPG-Einweisung (und Wiederholungseinweisung) überarbeiteten. Im nachfolgenden Jahr wurde eine Fortbildungsreihe veranstaltet, welche die Bediensicherheit der Medizingeräte in den Fokus legte. Während der Laufzeit der Trainings veränderte sich durch die gewonnenen Erkenntnisse das Arbeitsmaterial.

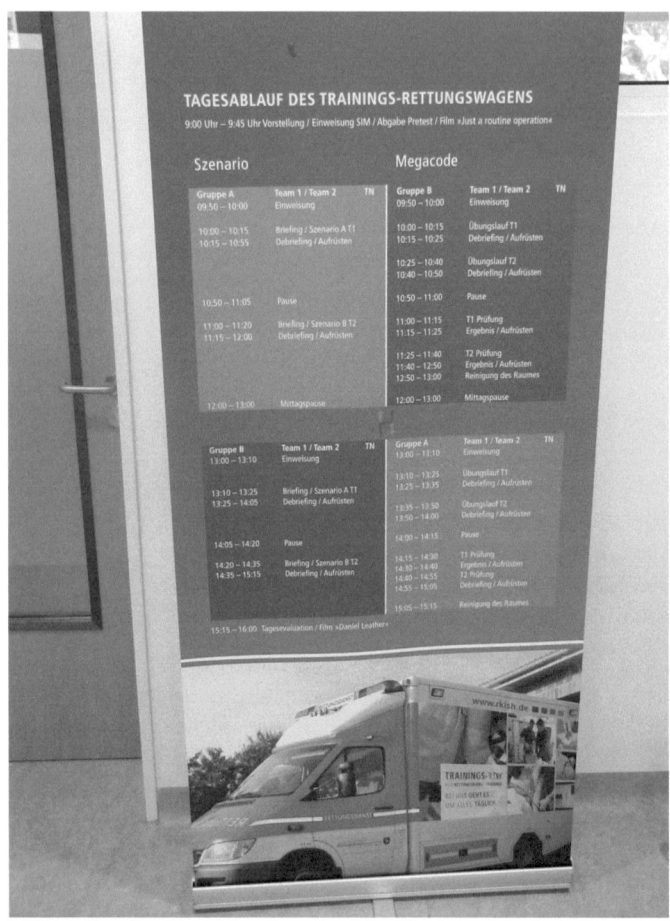

Abb. 2.5 Tagesablauf Simulationstraining im Trainings-RTW

So wurde z. B. eine Folie zur Visualisierung von Vitaldaten oder verschiedener Medizinprodukte während der Trainings getestet und später dann im Realdienst eingesetzt.

Ein weiterer Erfolg, der häufig in den Hintergrund gerät, ist das gewachsene Vertrauen der Mitarbeiter in die Akademie der RKiSH gGmbH und in deren Trainer. Während zu Beginn des Projektes das Misstrauen der Teilnehmer groß und die Teilnehmermotivation eher gering waren, wuchsen über die Jahre das Vertrauen und die Lust am Mitmachen. Zudem ist das Projekt „T-RTW" mittlerweile weit über die Landesgrenzen hinaus bekannt und trägt positiv zum Employer Branding und damit zur Mitarbeiterbindung bei.

Fazit

Der Einsatz des mobilen Trainings-Rettungswagens ist in vielerlei Hinsicht vorteilhaft. Mit diesem können Notärzte und Rettungsdienstmitarbeiter in ihrer gewohnten Umgebung und mit den bekannten Kolleginnen und Kollegen regelmäßig, regional und ethisch unbedenklich trainieren. Durch den standardisierten Aufbau der Trainings und der Technik werden operative Fehler minimiert. Die Trainings sind mit geringen Durchführungsfehlern und -schwächen umzusetzen. Dies garantiert wiederum dem Durchführer eine hohe Fortbildungssicherheit. Damit profitieren Mitarbeiter wie Arbeitgeber von diesem Trainingssetting.

Persönliche Anmerkung: Ein großer Dank und große Anerkennung gelten Sören Meis, Andreas Krey, Mario Sommerfeld und Frank Meister. Sie sind maßgeblich für das gute Gelingen und die unentwegte Weiterentwicklung des Projekts Trainings-Rettungswagen in der RKiSH gGmbH verantwortlich.

Literatur

Bauer H, Brater M, Büchele U et al. (2010) Lern (prozess) begleitung in der Ausbildung. Wie man Lernende begleiten und Lernprozesse gestalten kann. Ein Handbuch, 3. Aufl.GAB, Bielefeld. ISBN: 978-3-7639-4323-4

Birkholz W, Dobler G, Langewand S (2016) Dozent im Rettungsdienst. Der Weg zum erfolgreichen Ausbilder. 8. Ausgabe, Verlagsgesellschaft Stumpf + Kossendey, Edewecht:

Gallo K, Smith L (2014) Building a Culture of Patient Safety Through Simulation: An Interprofessional Learning Model. New York: Springer Publishing Company

Hattie J (2013) Lernen sichtbar machen. Überarbeitete deutschsprachige Ausgabe von Visible Learning. Besorgt von Wolfgang Beywl und Klaus Zierer. Schneider, Baltmannsweiler

Langewand S, Rall M (2016) Erfahrungen zu Simulation aus dem Rettungsdienst. In: Hackstein A, Hagemann V, v. Kaufmann F, Regener H (Hrsg) Handbuch Simulation. Verlagsgesellschaft Stumpf + Kossendey, Edewecht:, 77–80

Langewand S (2013) Mobile Simulation im Rettungsdienstunternehmen. Rettungsdienst, 2013: 426–429

Rall M, Gaba DM (2009) Human performance and patient safety. In: Miller RD (ed) Miller's anesthesia, 7 ed. New York, 93–150

Rall M, Langewand S (2016) Für bessere und sicherere Zusammenarbeit: Crew Resource Management (CRM). im Rettungsdienst. In: Neumayr A, Baubin M, Schinnerl A (Hrsg) Risikomanagement in der prähospitalen Notfallmedizin Springer, Berlin Heidelberg New York, pp 21–39

Schmidt E, Goldhaber-Fiebert SN, Ho LA, McDonald KM (2013) Simulation Exercises as a Patient Safety Strategy: A Systematic Review. Ann Intern Med 158: 426–432

Simon R, Raemer D, Rudolph J (2010) Debriefing Assessment for Simulation in Healthcare (DASH©). Rater's Handbook. Boston, Massachusetts: Center for Medical Simulation. https://harvardmedsim.org/debriefing-assesment-simulation-healthcare.php

NAsim 25 – verbesserte Notarztausbildung durch Simulation

Hartwig Marung

3.1	**Stellenwert der Simulation in der Medizin – 26**	
3.1.1	Warum Simulation im Gesundheitswesen? – 26	
3.2	**Warum Simulation in der Notarztausbildung? – 26**	
3.2.1	Status quo der Zusatzweiterbildung Notfallmedizin – 26	
3.2.2	Grundlagen des Konzepts NAsim 25 – 27	
3.3	**NAsim 25 – Umsetzung in die Praxis – 28**	
3.3.1	Auswahl notfallmedizinisch relevanter Szenarien – 28	
3.3.2	Szenarienbeschreibung und Curriculum – 29	
3.3.3	Aufbau und Anzahl der Szenarien – 29	
3.3.4	Qualifikation und Anzahl der Instruktoren – 29	
3.3.5	Apparative Voraussetzungen für Simulationszentren – 33	
3.3.6	Debriefing-Techniken und Vermittlung von Non Technical Skills – 33	
3.3.7	Stellenwert des Kurskonzepts NAsim 25 – 34	
	Literatur – 35	

© Springer-Verlag GmbH Deutschland, ein Teil von Springer Nature 2018
A. Neumayr, M. Baubin, A. Schinnerl (Hrsg.), *Zukunftswerkstatt Rettungsdienst*,
https://doi.org/10.1007/978-3-662-56634-3_3

In den letzten 20 Jahren hat Simulationstraining einen festen Platz als didaktisches Instrument in der Aus-, Fort- und Weiterbildung von medizinischem Personal erhalten. Risikoträchtige Prozeduren können in einer sicheren Umgebung trainiert werden, um kritische Ereignisse und mögliche Schädigungen von Patienten zu vermeiden. In einem Hochrisikobereich wie der Notfallmedizin, in der instabile Patienten häufig unter Zeitdruck von untereinander nicht eingespielten Teams behandelt werden, kommt dieser Aspekt besonders zum Tragen. Für die Ausbildung zum Notarzt bietet sich das Schulungskonzept „NAsim 25" als Alternative zu unstrukturierten Einsatzpraktika an. Die strikte Einhaltung personeller und organisatorischer Voraussetzungen sollte von den Landesärztekammern überwacht werden, um eine Unterschreitung der erforderlichen Standards zulasten der Auszubildenden und Notfallpatienten zu verhindern. Für die Zukunft werden wissenschaftliche Untersuchungen die Effektivität der Methode analysieren und zur weiteren Verbesserung des Kurskonzepts beitragen.

Das Arbeitsumfeld „Notfallmedizin" unterscheidet sich erheblich von dem in der Klinik oder der Praxis. Die seit vielen Jahren praktizierte Ausbildung angehender Notärzte in Form von Einsatzpraktika weist viele Defizite, wie z. B. uneinheitliche Qualifikation der Ausbilder oder häufig wiederkehrende Einsatzmeldungen auf. Das anerkannte Simulationskonzept „NAsim 25" kann diesen Defiziten effektiv begegnen und damit die Patienten- und Mitarbeitersicherheit erhöhen.

3.1 Stellenwert der Simulation in der Medizin

3.1.1 Warum Simulation im Gesundheitswesen?

Innerhalb der letzten 20 Jahre sind unterschiedliche Formen des Simulationstrainings bei der Aus-, Fort- und Weiterbildung im Gesundheitssystem umgesetzt worden (Burghofer und Lackner 2014). Vorbilder waren andere Hochrisikobereiche wie die Luft- und Schifffahrt oder die petrochemische Industrie, wo einzelne Fehler bzw. Fehlerketten in Ereignissen mit katastrophalen Konsequenzen resultieren können. Simulationskonzepte bieten die Voraussetzungen, unter kontrollierten Bedingungen risikoträchtige Prozeduren unterschiedlicher Schweregrade strukturiert zu erlernen bzw. vertiefen.

Sogenannte Low-fidelity-Ansätze, wie z. B. das Training geburtshilflicher Abläufe mit einem einfachen Simulator, der an der „Gebärenden" fixiert wird, werden von High-fidelity-Simulatoren abgegrenzt, die aufgrund ihres komplexen Aufbaus ein großes Spektrum (patho-)physiologischer Vorgänge abbilden.

Eine Alternative oder Ergänzung zum Einsatz von Simulatoren ist die Einbeziehung von Schauspiel-Patienten bzw. Verletzten-Darstellern. Dadurch kann z. B. die verbale Interaktion zwischen Behandlungsteam und Betroffenem deutlich realistischer trainiert werden als bei ausschließlicher Nutzung von technischen Lösungen.

> **Praxistipp**
>
> Die Einbindung von Schauspiel-Patienten erhöht den Realitätsgrad der Fallbeispiele!

In Bezug auf die Simulationstrainings (notfall-)medizinischer Inhalte ist nicht abschließend geklärt, welche Verfahren die „beste" Methode im Hinblick auf den Lernerfolg der Teilnehmer darstellen. Darauf weisen u. a. die aktuellen Leitlinien zur kardiopulmonalen Reanimation des European Resuscitation Council (ERC) hin (Greif et al. 2015).

3.2 Warum Simulation in der Notarztausbildung?

3.2.1 Status quo der Zusatzweiterbildung Notfallmedizin

Für den Erwerb der Zusatzbezeichnung „Notfallmedizin" bei einer deutschen Landesärztekammer ist das Ableisten eines Einsatzpraktikums obligat. Dabei sind in erster Linie quantitative Aspekte, also die Zahl der absolvierten Mitfahrten, ausschlaggebend. Die meisten Landesärztekammern setzen 50 begleitete Einsätze voraus (Reifferscheid et al. 2010).

Darüber hinaus hängt es von vielen Details ab, ob das Praktikum den Auszubildenden suffizient auf die eigenverantwortliche Tätigkeit als Notarzt vorbereitet: beginnend bei dem sich zufällig ergebenden Spektrum an Einsätzen, an denen der Praktikant teilnimmt, über die Qualifikation und Erfahrung des anleitenden Notarztes bis hin zu den Einsatznachbesprechungen, die für Feedback und als Debriefing genutzt werden sollten. Daraus resultiert eine innerhalb Deutschlands sehr heterogene Qualität der praktischen Ausbildung zum Notarzt.

Darüber hinaus stellt der Erwerb der 50 Mitfahrten vielerorts eine logistische Herausforderung dar: Gerade an einsatzschwachen Standorten benötigen Praktikanten bis zu einem Dutzend Dienstschichten, um die Mindestzahl zu erreichen. Hierfür ist entweder eine Freistellung durch die Arbeitgeber erforderlich, oder die Einsätze müssen in der eigenen Freizeit absolviert werden. Beides führt dazu, dass ein Teil des vorhandenen, fachlich qualifizierten Ärztenachwuchses die Qualifikation zum Notarzt nicht erwirbt und somit dem System nicht zur Verfügung steht. Dadurch werden regional unterschiedlich ausgeprägte Besetzungsprobleme im Notarztdienst verschärft (Marung et al. 2016).

In der Praxis kann das bisherige System dazu führen, dass ein junger Notarzt in seinen ersten eigenverantwortlich durchgeführten Diensten mit Szenarien wie einem Verkehrsunfall mit Polytrauma konfrontiert wird, zu denen er theoretisches Wissen hat, das er aber bisher nicht einmal unter Anleitung bewältigen musste.

3.2.2 Grundlagen des Konzepts NAsim 25

Der oben geschilderten Problematik kann mittels eines strukturierten Einsatzpraktikums unter Simulationsbedingungen begegnet werden. Dieses wurde im Jahr 2012 zunächst im Saarland entwickelt und findet unter dem Akronym „NAsim 25" in Deutschland seit einigen Jahren zunehmend Verbreitung (Wrobel et al. 2017). Bei keinem der derzeit etablierten medizinischen Simulationsverfahren gelang in derartig kurzer Zeit die Anerkennung als ein zur Praxis gleichwertiges Verfahren durch eine derartig große Zahl an Landesärztekammern (◘ Tab. 3.1).

An aufeinander folgenden Tagen durchlaufen die Teilnehmer ein breites Spektrum an Notfallsituationen und werden dadurch gezielt auf die Bewältigung auch seltener, aber anspruchsvoller Notfallsituationen wie Kindernotfällen oder traumatologischer Notfälle vorbereitet.

Insbesondere Einsatzsituationen, die komplex und/oder möglicherweise sogar angstbesetzt sind, wie z. B. geburtshilfliche Notfälle, können trainiert werden, ohne dass eine Patientenschädigung resultiert. Auch muss – anders als beim Einsatzpraktikum am Realpatienten – der ausbildende Notarzt in zeitkritischen Situationen nicht obligat in die Patientenversorgung eingreifen, um unerwünschte Ereignisse zu vermeiden. Insgesamt dürfen in der Simulation Fehler gemacht werden, die einen ausgeprägten Lerneffekt haben, die bei Realpatienten im Hinblick auf die Patientensicherheit nicht toleriert werden könnten.

> **Die Qualität und Nachhaltigkeit der Ausbildung basiert neben dem zu bewältigenden Notfallspektrum auch auf der Durchführung strukturierter Einsatznachbesprechungen.**

Diese Nachbesprechungen erfolgen im Praktikum häufig nur unzureichend, z. B. aufgrund unmittelbarer Folgeeinsätze oder weil der anleitende Notarzt nicht über die hierfür erforderliche Qualifikation verfügt. Innerhalb des NAsim 25-Konzepts ist das Debriefing häufig ebenso lang wie das Szenario selbst. Dadurch kann das Wissen aller am Einsatz Beteiligten vertieft und fehlerhafte Handlungen können konstruktiv analysiert werden (Schlechtriemen et al. 2014).

Im Hinblick auf die Effizienz der notärztlichen Ausbildung kann die Teilnahme an einem dreitägigen Kompaktkurs die Freistellung vom Arbeitsplatz auf ein Minimum reduzieren, sodass wertvolle Personalressourcen eingespart und ökonomisch ungünstige Folgen

Tab. 3.1 Anerkennung von NAsim-Kursen durch die deutschen Landesärztekammern (Stand 4/2018; Änderungen vorbehalten). (Modifiziert nach Wrobel et al. 2017)

Landesärztekammer	Anerkennung Nasim25	Bemerkung
Baden-Württemberg	nein	
Bayern	nein	
Berlin	ja	
Brandenburg	ja	
Bremen	ja	
Hamburg	ja	
Hessen	ja	
Mecklenburg-Vorpommern	nein	
Niedersachsen	nein	Erster Antrag auf Anerkennung durch Ausschuss Notfallmedizin 2014 abgelehnt
Nordrhein	ja	
Rheinland-Pfalz	ja	
Saarland	ja	
Sachsen	nein	Derzeit laufende Beratungen
Sachsen-Anhalt	ja	20 Einsätze anerkannt
Schleswig-Holstein	ja	Einhaltung definierter Vorgaben erforderlich
Thüringen	nein	
Westfalen-Lippe	ja	

wie z. B. Saalschließungen in einer operativen Abteilung vermieden werden (Tab. 3.3; s. unten). Diese Tatsache sorgt erfahrungsgemäß vor allem bei Chefärzten und Geschäftsführern für eine hohe Akzeptanz dieses Kursformats.

3.3 NAsim 25 – Umsetzung in die Praxis

Bei der praktischen Umsetzung eines NAsim 25-Konzeptes sollten folgende Überlegungen Berücksichtigung finden:

3.3.1 Auswahl notfallmedizinisch relevanter Szenarien

Entsprechend der Einsatzrealität im Rettungsdienst sollten 2/3 der Notfallszenarien dem internistisch-konservativen Bereich zuzuordnen sein; das übrige Drittel dem traumatologischen Einsatzspektrum. Dabei sollte auch die Versorgung seltener und/oder komplexer Notfallsituationen (z. B. Polytraumaversorgung, pädiatrische Notfallbilder, präklinische Geburt) trainiert werden, die innerhalb der 50 in der Regel eingeforderten Mitfahrten nur im Ausnahmefall vorkommen.

Besondere einsatztaktische Herausforderungen wie die sachgerechte hygienische Versorgung von Patienten mit multiresistenten Keimen, die Kommunikation mit inadäquat reagierenden Angehörigen, der Eigenschutz bei gewalttätigen oder psychiatrischen Patienten oder die Betreuung von Palliativpatienten sollten bei der Szenariengestaltung berücksichtigt werden. Grundsätzlich sollte das Fallbeispiel in seiner Komplexität für die Auszubildenden beherrschbar bleiben, um eine demotivierend wirkende Überforderung der Teilnehmer zu vermeiden.

3.3.2 Szenarienbeschreibung und Curriculum

Analog zu anderen standardisierten Kursformaten sollte für jedes Szenario ein detaillierter Lern- und Ablaufplan erarbeitet werden. Die Notfallsymptomatik muss nicht zuletzt im Hinblick auf mitwirkende Schauspiel-Patienten detailliert beschrieben werden. Potenzielle Komplikationen und Eskalationsszenarien, z. B. bei Unterlassen relevanter Untersuchungs- oder Therapieschritte, sollten im Vorfeld festgeschrieben werden.

3.3.3 Aufbau und Anzahl der Szenarien

Hinsichtlich der Struktur des NAsim-Kurses sollen folgende Voraussetzungen erfüllt sein: Innerhalb des Kurskonzeptes lernen die Teilnehmer, die von einer Expertengruppe unter Leitung der Deutschen Gesellschaft für Anästhesiologie und Intensivmedizin (DGAI) empfohlenen 25 Notfallsituationen zu bewältigen (◘ Tab. 3.2; Wrobel et al. 2017).

> Anzahl und Auswahl der simulierten Fallbeispiele sollten einem definierten Standard folgen, dessen Einhaltung Voraussetzung für die Anerkennung als NAsim-Kurs ist.

Eine klare Zeiteinteilung mit einem zeitlichen Gesamtumfang von 60 Minuten für jedes Szenario hat sich im Hinblick auf die Kursdurchführung bewährt. Davon können 25 Minuten für das eigentliche Szenario, 5 Minuten Rüst- und Wechselzeit sowie 30 Minuten Zeit für die Nachbesprechung vorgesehen werden. Daraus resultiert, dass an einem Tag maximal 9 Szenarien absolviert werden.

Die einzelne Gruppe besteht aus 5–6 Teilnehmern. Dies gewährleistet, dass alle Teilnehmer an jedem Szenario aktiv als Notarzt, Notfallsanitäter/Rettungsassistent oder Protokollant teilnehmen. Letzterer sollte mit definierten Aufgaben (z. B. Dokumentation kritischer Maßnahmen, Zeitnahme oder das Protokollieren der Erfüllung von CRM-Kriterien) instruiert werden (Armbruster et al. 2014).

3.3.4 Qualifikation und Anzahl der Instruktoren

Jeder Gruppe sollten zwei Instruktoren zugeteilt sein, damit ein empfohlenes Teilnehmer-Instruktoren-Verhältnis von 3:1 gewährleistet ist. Mindestens ein Instruktor sollte Facharzt und im Besitz der Zusatzbezeichnung Notfallmedizin sein. Des Weiteren sollte eine ausreichende notfallmedizinische Erfahrung nachgewiesen werden (mindestens 4 Jahre Tätigkeit als Notarzt) (Wrobel et al. 2017). Der zweite Instruktor sollte als Minimalanforderung rettungsdienstliche Erfahrung besitzen.

Mindestens ein Instruktor je Gruppe soll über eine Qualifikation in Crisis Ressource Management (CRM) nach dem etablierten viertägigen Kurskonzept verfügen. Für jeden Kurs soll ein ärztlicher Kursleiter benannt werden, dieser soll als Mindestqualifikation den Instruktorenanforderungen entsprechen. Die Einbindung von Instruktoren mit spezieller Expertise in geburtshilflichen und pädiatrischen Szenarien kann hilfreich sein. Außerdem sollten Patienten- und Umfeld-Darsteller in das Team integriert sein, auch um den Realitätsgrad durch Anwesenheit weiterer Akteure (Angehörige, Nachbarn, Schaulustige) zu steigern.

◘ Tab. 3.2 Erforderliche Szenarien für die Anerkennung als NaSim-Kurs (gekürzte Darstellung nach Wrobel et al. DGAI 2017). Lernziele und Versorgungsziele sind beispielhaft dargestellt

Lernziele	Versorgungsziele
Szenario 1: Akutes Koronarsyndrom/DD Thoraxschmerz	
Differenzialdiagnose Thoraxschmerz Befundung 12-Kanal-EKG Leitliniengerechte Versorgung ACS/STEMI Management typischer Komplikationen (kardiogener Schock, bedrohliche Arrhythmien)	Kontinuierliches Kreislauf-/Rhythmusmonitoring 12-Kanal-EKG Plättchenaggregationshemmung/Antikoagulation Analgesie/Sedierung
Szenario 2: ARI (COPD/Lungenödem)	
Diagnosebezogene leitliniengerechte medikamentöse Behandlung NIV-Indikationen und Durchführung Therapieeskalation, insbesondere kritische Abwägung der Intubationspflichtigkeit	Körperliche Untersuchung und Basisversorgung 12-Kanal-EKG Verneblertherapie NIV Differenzierte O_2-Therapie Richtige Lagerung
Szenario 3: Anaphylaxie	
Erkennen auch uneindeutiger oder unvollständiger Anaphylaxien Stadiengerechte Therapie nach Leitlinien (inkl. Antihistaminika, Steroide, Adrenalingabe)	Körperliche Untersuchung und Basisversorgung Verneblertherapie Beendigung der Allergenexposition beachten
Szenario 4: Bradyarrhythmie	
Algorithmus Bradykardietherapie beherrschen Adäquate medikamentöse/elektrische Therapie	Transkutanes Pacing beherrschen inkl. Analgosedierung
Szenario 5: Tachyarrhythmie	
Algorithmus Tachykardietherapie beherrschen Antiarrhythmika und ihre Dosierungen beherrschen	Kardioversion beherrschen Adäquate medikamentöse/elektrische Therapie inkl. Analgosedierung
Szenario 6: Hypertensiver Notfall	
Differenzialdiagnosen Differenzialtherapie der Blutdrucksenkung Titrierte Blutdrucksenkung!	Adäquate medikamentöse Therapie (Präparate, Dosierung) Ggf. Vorgehen bei Transportverweigerung
Szenario 7: CPR/post ROSC	
Reanimationsalgorithmus inkl. Therapie reversibler Ursachen (4 Hs, HITS) Leitliniengerechte Post-Resuscitation-Care-Auswahl Geeignetes Transportziel auswählen	12-Kanal-EKG leitliniengerechte Reanimation Atemwegsmanagement und Beatmung Kreislaufmanagement

Kapitel 3 · NAsim 25 – verbesserte Notarztausbildung durch Simulation

Tab. 3.2 (Fortsetzung)

Lernziele	Versorgungsziele
Szenario 8: Multimorbider Patient (z. B. geriatrisch)	
Überblick über Erkrankungsspektrum, Behandlungsprioritäten setzen Adäquates Versorgungskonzept (Zielklinik, ambulantes Vorgehen) Vorgehen bei Patientenverfügung	Körperliche Untersuchung Basisversorgung 12-Kanal-EKG Kommunikation mit Angehörigen, Hausärzten, vorbehandelnden Kliniken
Szenario 9: Stroke/ICB	
Orientierende neurologische Untersuchung mit Erkennen des neurologischen Defizits (Face – Arm – Speech – Time = F.A.S.T. etc.) DD: Blutung vs. Ischämie Blutdruckmanagement Auswahl der geeigneten Zielklinik	Sicherung der Vitalfunktionen Blutdruckmessung und -einstellung 30°Oberkörperhochlage Sauerstoffgabe Fremdanamnese dokumentieren im Hinblick auf Lysekontraindikation
Szenario 10: SAB	
Leitsymptome (Vernichtungskopfschmerz, Nackensteifigkeit) Orientierende neurologische Untersuchung, GCS Hirndruckzeichen Auswahl der geeigneten Zielklinik	Sicherung der Vitalfunktionen Blutdruckmessung und -einstellung Blutzuckermessung 30°Oberkörperhochlage Sauerstoffgabe Situationsgerechte Beatmung (Normokapnie)
Szenario 11: Krampfanfall/Status epilepticus	
Krampfanamnese (bekannte Epilepsie, C_2-Abusus, neurochirurgische Operationen, VE, Intoxikation, Synkope, Hypoglykämie) Applikationsformen (MAD [Nasalzerstäuber], i.o., bukkal) Transportbedarf, -ziel	Sicherung der Vitalfunktionen Schutz vor Verletzungen Blutzuckermessung Untersuchung auf Zungenbiss, Einnässen, begleitende Traumata Medikamentöse Therapie Sauerstoffgabe
Szenario 12: Psychose	
Operatives Vorgehen (Erkennen, Suizidalität, Environment) Eigenschutz (Fluchtweg, gefährliche Gegenstände, Polizei) Unterbringung, ggf. gegen den Patientenwillen, gesetzliche Grundlage Anamnese (neue Medikamente, Intoxikation, Trauma, VE) Gesprächsführung	Talk-Down
Szenario 13: Hypoglykämie	
DD Bewusstlosigkeit Transportbedarf/ambulante notärztliche Versorgung	Blutzuckermessung, -therapie, -kontrolle

Tab. 3.2 (Fortsetzung)

Lernziele	Versorgungsziele
Szenario 14: SHT	
Erkennen und leitliniengerechte Erstversorgung	Immobilisation und Lagerung
zügiges und zielgerichtetes Arbeiten gemäß Vorgaben Eckpunktepapier 2016	Narkose im RD (Einleitung/Aufrechterhaltung/Monitoring/Normokapnie).
Erkennen Transportpriorität bei Verdacht auf traumatische ICB	Hämodynamisches Management (Cave: Aufrechterhaltung des zerebralen Perfusionsdruckes)
Szenario 15: Extremitätentrauma	
Analgesie, Umgang mit Nebenwirkungen Reposition/Immobilisation	Analgesie
	Reposition/Immobilisation in Abhängigkeit von DMS
Szenario 16: Blutstillung	
Erkennen der bedrohlichen Blutung	Blutstillung (mechanisch und ggf. Hämostyptika)
Prioritäten und Prinzipien (CABCDE)	Hämodynamisches Management
Analgesie bei Tourniquet	Wärmeerhalt
	Antifibrinolytika
Szenario 17: stumpfes Abdominaltrauma	
Erkennen und leitliniengerechte Erstversorgung	hämodynamisches Management/permissive Hypotension
Erkennen Transportpriorität bei V. a. intraabdominelle Blutung	ggf. Narkoseindikation
Voranmeldung adäquate Zielklinik	
Szenario 18: Polytrauma	
Erkennen und leitliniengerechte Erstversorgung Polytrauma	Schnelle Traumauntersuchung
Indikationsstellung invasive Maßnahmen (z. B. Thoraxentlastungspunktion, -drainage).	Immobilisation und Lagerung
	Narkose im RD
Zügiges und zielgerichtetes Arbeiten gemäß Vorgaben Eckpunktepapier 2016	Hämodynamisches Management
Erkennen Transportpriorität bei V. a. freie Blutung	
Szenario 19: regelrechte vaginale Entbindung und Neugeborenenerstversorgung	
Vitalfunktionen-Monitoring der Mutter	Gezielte Schwangerschaftsanamnese mit Interpretation des Mutterpasses
Kind abnabeln, abtrocknen, Wärmeerhalt, ggf. stimulieren	Beurteilung des Geburtsverlaufes (Stadien)
Kind zur Mutter, anlegen lassen, Atonieprophylaxe, -management	Beurteilung der mütterlichen Situation (Ausschluss Blutung)
Szenario 20: Säuglingsreanimation	
Säuglingsreanimation	ERC-Algorithmus Säuglingsreanimation
Adäquate Ventilation und Oxygenierung	DD SIDS
Einsatz einer Dosierhilfe	

Kapitel 3 · NAsim 25 – verbesserte Notarztausbildung durch Simulation

Tab. 3.2 (Fortsetzung)

Lernziele	Versorgungsziele
Szenario 21: kindliche Atemnot	
Zurückhaltende, beobachtende Versorgungsstrategie	Differenzialdiagnose der kindlichen Atemnot (Kruppsyndrom, Epiglottitis, Bolus, Asthma)
Szenario 22: kindliche Verbrühung	
Frühzeitige Analgesie mittels intranasaler Applikation	Beurteilung der Verbrennungsausdehnung
Beurteilung der Kreislaufsituation (z. B. „capillary refill time")	Ggf. Analgesie/Sedierung i.v./i.o.
Adäquate Volumentherapie i.v./i.o.	
Adäquate Interaktion mit Kind und Eltern	
Szenario 23: Fieber/Sepsis	
Anamnese erheben Körpertemperatur messen	SIRS/Sepsiskriterien erkennen
Adäquate Volumen- und Katecholamintherapie	Differenzialdiagnose der Schocksymptomatik
Auswahl adäquates Zielkrankenhaus	
Szenario 24: Difficult Airway	
Strukturierte Entscheidungsfindung/CRM	DGAI Airway-Algorithmus
Atemwegsalgorithmus bis zum Ende durchlaufen	
Szenario 25: Palliativpatient	
Gezielte Erhebung der (Fremd-) Anamnese	Abwägung zwischen ambulanter und stationärer Versorgung
Adäquate analgetische Behandlung	
Adäquater Umgang mit Patient und Angehörigen	

Die Einbindung von ausgebildetem Rettungsfachpersonal in die Szenarien ist unter dem Aspekt der notfallmedizinischen Versorgung als interprofessioneller Aufgabe zu fordern. Darüber hinaus trägt dessen Mitwirkung zu einer professionellen Bewältigung gerade der komplexen Einsatzszenarien wie technische Rettung aus Fahrzeugen bei.

3.3.5 Apparative Voraussetzungen für Simulationszentren

Um ein Höchstmaß an Simulationsqualität bieten zu können, soll ein Rettungswagen mit einer Ausstattung nach DIN-EN 1789 vorhanden sein. Auf diese Weise können Teile des Kurses in der realistischen Arbeitsumgebung im Rettungswagen stattfinden. Außerdem soll die medizinische DIN-Ausstattung eines Notarzteinsatzfahrzeugs (DIN 75079) vollständig vorhanden sein. Eine über die Anforderungen der DIN hinausgehende Ausstattung des jeweiligen Rettungsdienstbereichs kann regional berücksichtigt werden.

Bezüglich des geforderten Szenarios „regelrechte vaginale Geburt" soll ein Geburtssimulator (High-Fidelity-Simulator, Patientendarstellerin mit Beckensimulator oder mit Gurten fixierbarer Geburtssimulator) einschließlich geburtshilflich qualifizierter Dozenten vorhanden sein.

3.3.6 Debriefing-Techniken und Vermittlung von Non Technical Skills

Das Debriefing als wichtigster Teil des Simulationstrainings läuft gemäß anerkannter Grundsätze ab, um einen anhaltenden Lernerfolg zu erreichen. Bei der Wahl der Methode stellt das

„Hot Debriefing", also eine vertiefende Nachbesprechung unmittelbar im Anschluss an das jeweilige Szenario, ein geeignetes und bewährtes Instrument zur qualifizierten Aufarbeitung der Szenarien dar (Marung et al. 2016). Sowohl die Eindrücke des Teams als auch des Instruktors werden besprochen. Hierbei kann es hilfreich sein, den Teilnehmer, der die Rolle des Notarztes übernommen hatte, aufzufordern, das Debriefing mit einer „Übergabe" des Patienten an den Instruktor zu beginnen.

Innerhalb des Debriefings soll besprochen werden, inwieweit das Team die sogenannten „Non Technical Skills" wie Teamführung, situative Aufmerksamkeit oder Entscheidungsfindung umgesetzt hat. Ebenso sollen auf medizinisch-fachlicher Ebene Handlungen und Maßnahmen nachbesprochen werden. Die zu vermittelnden Lerninhalte sollen auf keinen Fall abhängig von einzelnen Dozenten sein, sondern sich an den für das Krankheitsbild gültigen Leitlinien und der evidenzbasierten Medizin orientieren.

> **Die vermittelten Lerninhalte dürfen nicht personenabhängig sein, sondern sollen sich an aktuellen Leitlinien orientieren.**

Eine Videoaufzeichnung des Szenarios kann insbesondere im Hinblick auf die nichttechnischen Fertigkeiten (z. B. Entscheidungsfindung, Priorisierung, Teamarbeit) hilfreich sein. Die Teilnehmer müssen der Aufzeichnung zu Beginn des Kurses in schriftlicher Form zustimmen. Die Kursveranstalter verpflichten sich zur unwiderruflichen Löschung der Aufzeichnungen am Ende des jeweiligen Kurses.

3.3.7 Stellenwert des Kurskonzepts NAsim 25

Die didaktischen Konzepte zur Vermittlung akutmedizinischer Inhalte wurden in den letzten Jahren intensiv weiterentwickelt. Die Nutzung technischer Optionen wie WLAN und Bluetooth sind Grundvoraussetzung dafür, dass Simulationsszenarien auch in der Notfallmedizin in realistischer Umgebung erfolgen können. Dadurch werden Einsätze in realitätsnaher Umgebung wie z. B. einer Küche, einem Wohnzimmer, einem Autowrack oder im Garten ermöglicht.

Die Berücksichtigung von CRM-Aspekten leistet einen Beitrag zur Verbesserung der Sicherheitskultur (Rall 2010) und vermittelt den zukünftigen Notärzten Kompetenzen, die nur praxisbezogen erworben werden können, wie Kommunikation, Führungskompetenz, Entscheidungsfindung, Kooperation und Fehlermanagement (Salas et al. 2008). Durch die strukturierte Nachbesprechung wird dieser Lernerfolg verfestigt (Dieckmann et al. 2009).

Ein kritischer Punkt des Kurskonzepts ist der hohe personelle, technische und strukturelle Aufwand. Der zukünftige Notarzt muss für diesen Kurs eine Teilnahmegebühr zahlen, bekommt dafür aber auch einen nachhaltig wirksamen Kurs mit hohem Lerneffekt angeboten. Die Erfahrungen aus den NAsim 25-Kursen der letzten 5 Jahre zeigen, dass sich die Teilnehmer durch praxisnahe Simulation gut auf reale Einsätze vorbereitet fühlen, und sind ein Hinweis für den hohen Lerneffekt einer Teilnahme an dem Kursformat (Wrobel et al. 2017) (◘ Tab. 3.3).

Fazit
Angesichts der heterogenen Vorgaben der Zusatzweiterbildung zum Notarzt in Deutschland sorgt das Konzept NAsim 25 für eine Vereinheitlichung und qualitative Verbesserung. Zusammen mit weiteren Innovationen, wie der anteiligen Fortbildungspflicht für Notärzte speziell zu notfallmedizinischen Themen, die in einigen Kammerbereichen bereits gefordert wird, können strukturierte Simulationstrainings dazu beitragen, die Qualität und Sicherheit im Hochrisikobereich außerklinische Notfallmedizin weiter zu erhöhen. Erst bei Erfüllen der oben genannten technischen, strukturellen und personellen Voraussetzungen sollte ein Kursangebot durch die zuständige Ärztekammer als NAsim-Kurs anerkannt werden.

Tab. 3.3 Vergleich NAsim 25-Konzept mit konventionellem Einsatzpraktikum. (Modifiziert nach NoRe; Marung et al. 2016)

Kriterium	NAsim 25	Konventionelles Einsatzpraktikum	Bemerkung
Planbarkeit des Einsatzpraktikums	++	+/– bis –	
Dauer des Einsatzpraktikums	++	–– bis –	Abhängig von der jeweiligen Einsatzfrequenz
Qualifikation des Anleiters	++	–– bis ++	Nicht standardisierbar/abhängig von anleitendem Notarzt
Breite des Einsatzspektrums	++	–– bis +	Im konventionellen Praktikum nicht standardisierbar
Aktive Einbindung des Auszubildenden in die Einsatzbewältigung	+	–– bis +	Nicht standardisierbar/abhängig von anleitendem Notarzt
Einsatz in realistischer Team-Zusammensetzung	–	++	Einbindung von Rettungsfachpersonal in NAsim-Kursen ist anzustreben
Erlernen von Kommunikation und Teamarbeit	++	–– bis +	Nicht standardisierbar/abhängig von anleitendem Notarzt
Erlernen der Einsatztaktik	+	–– bis +	Nicht standardisierbar/abhängig von anleitendem Notarzt
Vermittlung leitliniengerechter Versorgung	++	–– bis +	Nicht standardisierbar/abhängig von anleitendem Notarzt
Direkte Kosten für das Einsatzpraktikum	–	++	Teilnahmegebühr, Reisekosten
Indirekte Kosten für das Einsatzpraktikum	++	–– bis –	z. B. Kosten der Freistellung/Fehlen am Arbeitsplatz

++ = sehr vorteilhaft; +/– neutral; –– = sehr nachteilig

Das NAsim 25-Konzept hat innerhalb kurzer Zeit eine hohe Akzeptanz auf Seiten der Ärztekammern, Kostenträger und Arbeitgeber gefunden. Um diese Akzeptanz aufrechtzuerhalten bzw. auszubauen, wird es fachlich und methodisch laufend überprüft und weiterentwickelt. Für die Zukunft werden wissenschaftliche Untersuchungen die Effektivität der Methode analysieren und zur weiteren Verbesserung des Kurskonzepts beitragen.

Literatur

Armbruster W, Kubulus D, Schlechtriemen T et al. (2014) Verbesserung der Notarztausbildung durch Simulatortraining. Anaesthesist 63: 691–696

Burghofer K, Lackner CK (2014) Simulationstraining zwischen „human factors" und „technical skills". Notfall Rettungsmed 17: 386–392

Dieckmann P, Friis SM, Lippert A, Ostergaard D (2009) The art and science of debriefing in simulation: Ideal and practice. Medical Teacher 31: E287–E294

Greif R, Lockey AS, Conaghan P (2015) Kapitel 10 der ERC-Leitlinien 2015 zur Reanimation: Ausbildung und Implementierung der Reanimation. Notfall Rettungsmed 18: 1016–1034

Marung H, Höhn M, Gräsner JT, Adler J, Schlechtriemen T (2016) NASIM 25 – eine Option zur Verbesserung der Ausbildung von Notärzten. Notfall Rettungsmed 19: 548–553

Rall M (2010) Notfallsimulation für die Praxis. Notfallmed up2date 5: 277–295

Reifferscheid F, Dörges V, Knacke PG, Wirtz S (2010) Weiterbildungsbedingungen für Notärzte. Notarzt 26: 103–107

Salas E, Diaz Granados D et al. (2008) Does team training improve team performance? A meta-analysis. Hum Factors 50: 903–933

Schlechtriemen T, Armbruster W, Adler J et al. (2014) Herausforderung Notarztdienst. Weiterbildungskonzept für ein anspruchsvolles ärztliches Tätigkeitsfeld. Notfall Rettungsmed 17: 39–45

Wrobel M, Armbruster W, Gräsner JT et al. (2017) Simulationstraining in der notfallmedizinischen Weiterbildung – Reisensburger Erklärung zu simulationsbasierten Einsatzpraktika in der Musterweiterbildungsordnung Notfallmedizin. Anästh Intensivmed 58: 274–285

Debriefing Assessment – Qualitätssicherung im Debriefing

Kai Kranz und Benedikt Sandmeyer

4.1	Einleitung – 38	
4.2	Einführung eines Instruments zur Debriefingbewertung – 39	
4.3	Möglichkeiten zur Debriefingbewertung – 39	
4.3.1	Objective Structured Assessment of Debriefing (OSAD) – 40	
4.3.2	Debriefing Assessment for Simulation in Healthcare© (DASH©) – 43	
4.3.3	Auswahl des Bewertungstools – 45	
4.3.4	Unterschiedliche Bewertungsverfahren – 45	
4.3.5	Umgang mit den Daten – 47	
4.4	Erkenntnisse aus der bisherigen Anwendung – 47	
4.5	Debriefing-Assessment und Qualitätsmanagement – 48	
	Literatur – 49	

© Springer-Verlag GmbH Deutschland, ein Teil von Springer Nature 2018
A. Neumayr, M. Baubin, A. Schinnerl (Hrsg.), *Zukunftswerkstatt Rettungsdienst*,
https://doi.org/10.1007/978-3-662-56634-3_4

Das Kapitel behandelt die Frage, wie die Qualität von Nachbesprechungen (Debriefings) beurteilt werden kann und welchem Zweck dies dient. Im Fokus stehen Debriefer und Trainer in der praktischen Ausbildung von Fachpersonal im Bereich Notfall- und Rettungsmedizin. Mit dem Debriefing Assessment for Simulation in Healthcare© (DASH©) (Brett-Fleegler et al. 2012) und dem Objective Structured Assessment of Debriefing (OSAD) (Arora et al. 2012) werden dazu zwei validierte Instrumente vorgestellt. Des Weiteren werden Hinweise zur Einführung gegeben sowie Zusammenhänge zwischen der Debriefingbeurteilung und dem Qualitätsmanagement hergestellt und die Implementierung von DASH© im Schweizer Institut für Rettungsmedizin (SIRMED) beispielhaft beschrieben.

4.1   Einleitung

Das Schweizer Institut für Rettungsmedizin (SIRMED) ist eine nach ISO 9001:2008 zertifizierte Bildungsorganisation im Themenfeld Notfall- und Rettungsmedizin. Mit DASH© wurde ein spezifisches Angebot zur Weiterbildung von Simulationstrainern und ein Referenzrahmen für effektives Debriefing eingeführt. Der Bedarf wurde aus dem Kreis der Debriefer selbst formuliert, weswegen das Team von Beginn an in den Implementierungsvorgang involviert wurde.

Die Einführung startete mit einem eintägigen Ratertraining, welches den Hintergrund sowie Fragestellungen zur Implementierung als auch die praktische Anwendung von DASH© beinhaltete. Danach wurde die operative Umsetzung erarbeitet und konzeptionell festgehalten. Das Konzept umfasst die Punkte

- Anwendungsbereich,
- Modus,
- Format,
- Häufigkeit und
- den Umgang mit den Ergebnissen.

Es sind 4 Assessmentmodalitäten beschrieben bestehend aus

- einem Peer-to-Peer Assessment im Rahmen von Co-Teachings,
- dem Assessment durch Teilnehmende sowie aus
- der internen bzw. externen Supervision.

Letztere sehen einen separaten Supervisor aus dem SIRMED-Team oder einer externen Organisation vor.

Die Ergebnisse des Assessments werden im schriftlichen Format unter Verwendung der offiziellen Vorlagen festgehalten und anschließend gemeinsam besprochen. Jeder Trainer hat Anspruch auf 2 Assessments pro Kalenderjahr, wovon mindestens eines dem Modus einer Supervision entsprechen soll. Jeder Trainer kann frei auswählen, von wem er „gedasht" werden möchte. Die Ergebnisse werden grundsätzlich vertraulich behandelt und sind Eigentum der beurteilten Person. Seitens SIRMED erfolgt ausschließlich eine quantitative Dokumentation im Rahmen des Qualitätsmanagements. Allgemein gültige Erkenntnisse aus den Assessments werden von den Debriefern in Rahmen der Teamsitzungen bzw. der Jahresauswertung ins Team eingebracht.

Der gesamte Implementierungsvorgang geschah bewusst unter direkter Beteiligung der Debriefer. Zum einen generierte sich der Bedarf aus diesem Personenkreis, und zum anderen konnte damit eine angemessene und akzeptierte Art und Weise der Operationalisierung gefunden werden.

Sehr intensiv wurde der Umgang mit den Ergebnissen diskutiert. Es wurde eine strenge Vertraulichkeit, ähnlich dem „Code of Conduct" zu Beginn jedes Simulationstrainings vereinbart. Weiter wurden die Interessenskonflikte bei der Beurteilung durch Linienvorgesetzte angesprochen, woraus die freie Wahl des „Dashers" entstand. Aus betrieblicher Sicht hat SIRMED mit DASH© einen Standard für effektive Debriefings definiert sowie ein Instrument zur individuellen und kollektiven Entwicklung eingeführt.

> **Praxistipp**
>
> Die Themen Vertraulichkeit und Interessenskonflikte sind kritische Punkte bei der Umsetzung von Verfahren zur Beurteilung der Debriefingqualität. Die aktive Mitarbeit der betroffenen Personen führt zu einer höheren Akzeptanz.

- Wie wird mit den Bewertungsbögen umgegangen (zentrale Erfassung oder bekommt jeder Trainer seine persönlichen Bögen)?
- Welche Aktionen (z. B. spezielle Fortbildungsmaßnahmen) können auf die Bewertung folgen, und wie überprüfen wir deren Erfolg?

4.2 Einführung eines Instruments zur Debriefingbewertung

Mit OSAD und DASH© stehen zwei Instrumente zur strukturierten Beurteilung von Debriefings zur Verfügung. Trotz dem generischen Charakter der Vorlagen sollten vor Einführung eines solchen Instruments einige Überlegungen zur institutionellen Implementierung angestellt werden, da sie tief in die Kultur und in die Strukturen einer Organisation eingreifen. Ganz oft provoziert die Einführung eines „Bewertungsinstruments" nämlich Misstrauen oder zumindest Unbehagen unter den betroffenen Mitarbeitern. Dem kann gut entgegengewirkt werden, indem die Einführung zwar von der Leitung gewünscht bzw. eingefordert, aber mit allen Mitarbeitern gemeinsam abgestimmt und umgesetzt wird. Hierbei sollten folgende Fragen vorab im Team beantwortet werden:

> **Vorab im Team zu beantwortende Fragen**
> - Was ist die Zielsetzung?
> - Welches Instrument ist geeignet?
> - Wer soll es in welcher Form anwenden?
> - Muss das Instrument auf unsere Bedürfnisse adaptiert werden?
> - Haben wir ausreichend Zeit für die Nachbesprechungen eingeplant?
> - Wollen wir unsere Debriefings auf Video aufzeichnen, um diese in unseren Nachbesprechungen zu nutzen?

4.3 Möglichkeiten zur Debriefingbewertung

Nachdem Debriefings ein wesentliches Element für das Lernen der Teilnehmenden sind, sind gerade deren Qualität und deren Qualitätssicherung von herausragender Bedeutung. Doch welche Möglichkeiten stehen hierfür in der Praxis zur Verfügung?

Das in der Notfall- und Rettungsmedizin geläufigste Instrument zur Bewertung eines Trainings ist ein allgemeines Feedback zur Veranstaltung. Hier werden Rückmeldungen und Reaktionen der Teilnehmenden entweder einfach nur wahrgenommen oder aktiv abgefragt. Jeder Trainer oder Dozent ist darauf geschult, im Verlauf der Veranstaltung Reaktionen der Teilnehmenden wahrzunehmen und darauf zu reagieren. So können sowohl die Körperhaltung als auch der Gesichtsausdruck, aber auch verbale Äußerungen der Teilnehmenden herangezogen werden, um bereits während der Veranstaltung eine Art Qualitätssicherung vorzunehmen und entsprechend darauf zu reagieren.

Das aktive Abfragen von Rückmeldungen kann in Form von mündlichen Feedbackrunden der gesamten Teilnehmergruppe oder auch im Einzelgespräch erfolgen. Auch können beispielsweise Gespräche in Pausen dazu genutzt werden, von Teilnehmenden zu erfahren, wie zufrieden sie mit dem bisherigen Verlauf sind oder was sie sich anders wünschen würden.

Sehr selten enthalten jedoch Teilnehmerbefragungen – egal ob mündlich oder schriftlich – spezifische Fragen zur Durchführungsqualität von Debriefings. Zumeist handelt es sich um

"Wohlfühlbefragungen", die oft nicht über eine generelle Bewertung der Veranstaltung, eventuell noch des Trainers hinausgehen. Konkrete Erkenntnisse für spezifischen Verbesserungsbedarf in den Debriefings lassen sich hieraus in aller Regel nicht ableiten.

Da Trainingsveranstaltungen sehr häufig so ausgelegt sind, dass die Debriefings durch einen einzelnen Trainer durchgeführt werden, besteht in den wenigsten Fällen die Möglichkeit, eines Peer-Feedbacks durch einen zweiten (Co-)Debriefer. Die Möglichkeit einer expliziten Supervision dürfte noch seltener angeboten werden. In beiden Fällen bleibt fraglich, in wie weit in strukturierter Form auf die Qualität des Debriefings eingegangen wird, da in aller Regel ein entsprechender Referenzrahmen fehlt, der beiden Seiten ein strukturiertes Herangehen an ein Feedback mit speziellem Fokus auf das Debriefing ermöglicht.

Mit OSAD und DASH© möchten wir im Folgenden zwei Instrumente vorstellen, die einen Referenzrahmen bieten und damit eine Hilfestellung sein können, Rückmeldungen zu Debriefings zu strukturieren.

4.3.1 Objective Structured Assessment of Debriefing (OSAD)

Entstehung

OSAD ist wie DASH© ein Instrument zur Beurteilung der Debriefingqualität. Es kann zur Unterstützung oder Bewertung von Debriefings z. B. nach Simulationstrainings, praktischen Ausbildungseinheiten oder Fallbesprechungen eingesetzt werden. OSAD wurde in einem mehrstufigen Prozess im chirurgischen (Arora et al. 2012) und pädiatrischen Kontext (Runnacles et al. 2014) entwickelt. Zunächst ging es dabei um die Identifikation von Merkmalen eines effektiven Debriefings sowie einer dazu passenden Bewertungsmöglichkeit, bevor das gesamte Tool in einer Reihe von Tests validiert wurde. Als primäre Triebfeder nennen die Autoren das Fehlen evidenzbasierter Kriterien und die damit verbundene Schwierigkeit von Trainern und Debriefern, substanzielles Feedback zur eigenen Tätigkeit zu erhalten.

Anwendung von OSAD

OSAD hat einen informativen und instrumentellen Charakter. Es richtet sich in erster Linie an Personen mit Bildungsaufgaben in der praktischen Ausbildung von Gesundheitsfachpersonal. Insgesamt werden die Anwendungsmöglichkeiten von OSAD wie folgt beschrieben:
- Leitfaden für Debriefinganfänger,
- Instrument zur Beurteilung der Debriefingqualität,
- Instrument zur Entwicklung von Standards,
- Hilfsmittel für Ausbilder während eines Beurteilungsgesprächs,
- Forschungsinstrument.

Aus unserer Sicht kann OSAD darüber hinaus Informationen zum Weiterbildungsbedarf im Debrieferteam liefern und wird damit zu einem Instrument im Faculty Development. OSAD kann als Beschreibung von Aspekten einer effektiven Reflexion von klinischen oder simulierten Ereignissen angesehen werden. Dies spricht besonders Personen an, die am Anfang ihrer Debriefingtätigkeit nach einem Referenzrahmen suchen. Das Gleiche gilt für Personen, die qualifizierende Gespräche mit Lernenden im Ausbildungssetting führen. Wird OSAD als Bewertungsinstrument für die Debriefingqualität verwendet, empfiehlt das Handbuch den beurteilenden Personen, im Vorfeld an einem Ratertraining teilzunehmen (Imperial College London, n. d.). Dies ermöglicht die korrekte Anwendung des Tools, insbesondere in Bezug auf das Punktesystem.

Die 8 OSAD-Kategorien

OSAD beschreibt insgesamt 8 Kategorien für ein effektives Debriefing. Passend zu jeder Kategorie sind exemplarische Verhaltensweisen für gutes, durchschnittliches und schlechtes Verhalten beschrieben. Die Bewertung der einzelnen Kategorien fußt auf dem Verhalten des Trainers während des Debriefingprozesses. Jenes wird auf Basis von Beobachtungen ermittelt und mit einem Punktewert festgehalten.

Kapitel 4 · Debriefing Assessment – Qualitätssicherung im Debriefing

Dem Beobachter steht dazu ein Punktesystem mit einer Skala von 1–5 Punkten zur Verfügung. Als Entscheidungshilfe sind Verhaltensweisen für schlechtes (1 Punkt), durchschnittliches (3 Punkte) und gutes Verhalten (5 Punkte) zu jeder Kategorie beschrieben (◘ Tab. 4.1).

◘ Tab. 4.1 Die 8 OSAD-Kategorien und ihre Beurteilung

Kategorie	Pkt.	1	2	3	4	5
Herangehensweise		Verfolgt eine konfrontativ-wertende Herangehensweise		Versucht, eine Beziehung zu den Teilnehmenden aufzubauen, ist dabei aber zu kritisch oder zu nachsichtig		Baut ein Verhältnis zu den Teilnehmenden auf und hält dieses über die ganze Zeit aufrecht Verwendet eine ehrliche und gleichzeitig nicht angreifende Herangehensweise Schafft eine Atmosphäre der psychologischen Sicherheit
Lernatmosphäre		Fragt nicht nach Erwartungen und persönlichen Zielsetzungen hinsichtlich des Debriefings Erläutert den Ablauf des Debriefings nicht Geht nicht auf Regeln hinsichtlich Vertraulichkeit und gegenseitigem Respekt ein		Erläutert den Zweck und den Ablauf des Debriefings, klärt jedoch die Erwartungen nicht		Erläutert zu Beginn den Zweck und den Ablauf des Debriefings Erfragt am Anfang die Erwartungen und persönlichen Zielsetzungen hinsichtlich des Debriefings
Einbezug der Teilnehmenden		Rein dozierendes, sehr trainerzentriertes Verhalten Bindet die Teilnehmenden kaum ins Gespräch ein		Bezieht Teilnehmende mehrheitlich mit geschlossenen Fragen in Diskussionen ein Ermutigt passive Teilnehmende nicht, sich einzubringen		Bindet Teilnehmende durch offene Fragen aktiv ins Gespräch ein Ermutigt alle Teilnehmenden, sich aktiv an der Diskussion zu beteiligen
Reaktion		Ignoriert emotionale Reaktionen der Teilnehmenden auf die soeben gemachten Erfahrungen Fragt nicht nach der persönlichen Zufriedenheit hinsichtlich der Performance		Befragt Teilnehmende oberflächlich nach ihrer Zufriedenheit hinsichtlich der Performance		Nimmt emotionale Reaktionen der Teilnehmenden wahr und bespricht sie angemessen Geht angemessen auf unzufriedene Teilnehmende ein

Tab. 4.1 (Fortsetzung)

Kategorie	Pkt. 1	2	3	4	5
Beschreibung & Reflexion	Schafft keine Gelegenheit zur Selbstreflexion Fragt nicht nach den Ereignissen im Szenario		Beschreibt einige Stellen des Szenarios selbst, bietet dabei den Teilnehmern aber wenig Gelegenheit, sich zu beteiligen oder sich selbst zu reflektieren		Ermutigt die Teilnehmenden, die Ereignisse während des Szenarios schrittweise selbst zu reflektieren, und unterstützt sie angemessen dabei
Analyse	Eruiert die Ursachen und Konsequenzen der Handlungen im Szenario ohne Einbezug der Teilnehmenden		Ergründet Ursachen und Konsequenzen der Handlungen im Szenario mehrheitlich ohne Einbezug der Teilnehmenden Schafft keine Verbindungen zu Vorerfahrungen		Hilft Teilnehmenden, die Ursachen und Konsequenzen der Handlungen zu ergründen Nutzt konkrete Beispiele Stellt Verknüpfungen zu Vorerfahrungen her
Diagnose	Gibt kein Feedback zur klinischen Arbeit (technical skills) oder zu Teamwork Spricht Abweichungen von der erwarteten Leistung nicht an Verstärkt positives Verhalten nicht		Gibt fehlerorientiertes Feedback zu „technical skills" Spricht potenziell änderbares Verhalten kaum an		Gibt objektives Feedback zu „technical skills" und Teamwork Bekräftigt positives Verhalten Spricht Abweichungen von der erwarteten Leistung mit dem Ziel einer Verhaltensänderung an
Anwendung & Transfer in berufliche Praxis	Gibt Teilnehmenden keine Möglichkeit, persönliche Erkenntnisse zu formulieren Fragt nicht nach konkreten Implementierungsstrategien der Erkenntnisse in die berufliche Praxis		Lässt Teilnehmende persönliche Erkenntnisse formulieren Fragt nicht nach konkreten Implementierungsstrategien der Erkenntnisse in die berufliche Praxis		Fragt nach den persönlichen Erkenntnissen der Teilnehmenden Nimmt Bezug zu Lernzielen der Teilnehmenden Erfragt konkrete Implementierungsstrategien der Erkenntnisse in die berufliche Praxis

Bewertung

In der Gesamtbewertung bilden sich die Stärken und Schwächen des Debriefings ab, welche anschließend im Rahmen eines „Debriefing des Debriefings" gemeinsam reflektiert werden können. Die Gesamtpunktzahl, die zwischen 8 und 40 Punkten zu liegen kommt, hat hier eine untergeordnete Rolle, da sie isoliert betrachtet wenig aussagekräftig ist. Ein konstruktives Feedback fokussiert mehr auf die Erklärung, weshalb es genau dieser Punktewert ist und nicht ein anderer.

> Das Feedback an den Debriefer erfolgt im Rahmen eines „Debriefings des Debriefings". Während dieser gemeinsamen Reflexion ist die Erläuterung über das Zustandekommen der Punktzahl wesentlich wichtiger als der Wert selbst.

4.3.2 Debriefing Assessment for Simulation in Healthcare© (DASH©)

Entstehung

Debriefing Assessment for Simulation in Healthcare© (DASH©) wurde 2009 von einer Gruppe am Center for Medical Simulation in Boston entwickelt, die damit ein Hilfsmittel zur Verfügung stellen wollten, das die Evaluierung von Debriefings und die Weiterentwicklung von Debriefingfähigkeiten unterstützt. Entstanden ist hierbei eine verhaltensverankerte 7-stufige Beurteilungsskala, die auf den Lerntheorien des erfahrungsbasierten Lernens fußt und den Debriefingansatz „with good judgement" zugrunde legt (Rudolph et al. 2006, Rudolph et al. 2007).

Abgeleitet aus lerntheoretischen Forschungsergebnissen sowie den Erfahrungen aus einer Vielzahl von Debriefings ist ein Bewertungssystem speziell für die Verhaltensweisen des Trainers, die das Lernen und Veränderungen in erfahrungsbasiertem Kontext ermöglichen, entstanden.

Anwendung von DASH©

DASH© wurde speziell für die Nachbesprechung von simulierten Trainingssituationen entwickelt und deckt in diesem Kontext ein breites Feld ab. Von den Autoren werden beispielhaft Kurse zu Nahttechniken bis hin zu Katastrophenübungen genannt.

Durch die ausführliche und detaillierte Beschreibung von Verhaltensweisen, die ein Debriefing positiv oder negativ beeinflussen, kann DASH© als guter Referenzrahmen für die Durchführung von Debriefings dienen. DASH© bietet eine Orientierungshilfe für nachhaltige Debriefings und mit dem Bewertungsbogen aus dem Blickwinkel der Debriefer, eine gute Struktur für eine Selbstreflexion. Die Anwendungsgebiete entsprechen grundsätzlich auch den oben bei OSAD beschriebenen.

Die 6 Elemente von DASH©

In einem Handbuch für die Bewertung – das das Kernelement von DASH© darstellt – werden Trainingssituationen in 6 Elemente unterteilt, von denen 5 direkt das Debriefing betreffen. Jedes einzelne Element ist noch einmal in sogenannte Dimensionen aufgegliedert, die mit ganz konkreten positiven und negativen Verhaltensweisen ausführlich beschrieben sind (Simon et al. 2010) (◘ Tab. 4.2).

Neben diesem Handbuch gehören zu DASH© noch Bewertungsbögen, anhand derer die Debriefings mit einer 7-stufigen Bewertungsskala (von 1: extrem ineffektiv/schädlich bis 7: außergewöhnlich effektiv/hervorragend) eingestuft werden können.

Die Bewertungsbögen existieren in unterschiedlichen Versionen, die verschiedene Blickwinkel auf das Debriefing berücksichtigen:
- die Sicht des Debriefers/Trainers selbst,
- die Sichtweise der Teilnehmenden und
- die Sicht eines externen Beobachters/ Bewerters.

Diese unterscheiden sich zwar in den jeweiligen Formulierungen, sind inhaltlich aber identisch und ermöglichen damit einen Abgleich untereinander.

Tab. 4.2 Elemente und Dimensionen/Verhaltensweisen des DASH©

	Bewertung
Element (1): Eine effektive Lernatmosphäre schaffen	
Verschafft Klarheit über die Lernziele des Trainings, die Rahmenbedingungen, die jeweiligen Rollen und Erwartungen.	
Schließt mit den Teilnehmern einen „Fiktionsvertrag".	
Achtet auf logistische Details.	
Versichert den Teilnehmern, sie zu respektieren und ihre Perspektive ernst zu nehmen.	
Element (2): Eine effektive Lernatmosphäre aufrechterhalten	
Verschafft Klarheit über die Ziele des Debriefings, die Rollen und Erwartungen.	
Unterstützt die Teilnehmer darin, sich auf die Simulation mit all ihren Einschränkungen bezüglich Realität einzulassen.	
Begegnet den Lernenden gegenüber stets mit Respekt und sorgt für deren psychologische Sicherheit.	
Element (3): Dem Debriefing eine sinnvolle Struktur geben	
Beginnt das Debriefing damit, die Teilnehmer zu ermutigen, ihre Reaktionen zu äußern und bespricht mit ihnen, was in der Simulation passiert ist.	
Moderiert nach der Anfangsphase eine Analyse der Leistung der Teilnehmer.	
Gegen Ende erarbeitet der Debriefer gemeinsam mit den Teilnehmern das Lernergebnis des Szenarios.	
Element (4): Eine intensive Diskussion anregen	
Nutzt konkrete Beispiele und Behandlungsergebnisse als Ausgangspunkt für Nachfragen und Diskussionen.	
Macht seine eigene Meinung und Bewertung transparent.	
Moderiert Diskussionen mit verbalen und nonverbalen Techniken.	
Verwendet Videosequenzen oder andere Darstellungsmöglichkeiten (sofern vorhanden).	
Erkennt aufgewühlte oder unzufriedene Teilnehmer und geht auf sie ein.	
Element (5): Die Differenz zwischen erwarteter und gezeigter Leistung erkennen und analysieren („Leistungsdifferenz")	
Gibt Rückmeldung zur Leistung.	
Erforscht die Hintergründe für die Leistungsdifferenz.	
Element (6): Die Teilnehmer dabei unterstützen, gute Leistungen zu erreichen oder auch in Zukunft beizubehalten	
Unterstützt das Überwinden der Leistungsdifferenzen durch Diskussionen oder Theorieinputs.	
Verfügt über Expertise im jeweiligen Fachgebiet.	
Erreicht die wichtigsten Ziele des Szenarios.	

Bewertung

Im Gegensatz zu OSAD existiert bei DASH© keine direkte Zuordnung von Verhaltensbeispielen zu einem bestimmten Skalenwert, sondern die konkrete Bewertung der Verhaltensweisen des Trainers obliegt dem jeweiligen Bewerter selbst. Die im Handbuch aufgeführten Verhaltensbeispiele sind lediglich in die beiden

Kategorien „positive Verhaltensweisen" und „negative Verhaltensweisen" unterteilt. Außerdem kommen bei DASH© 7 Bewertungsstufen zum Einsatz, während OSAD mit einer 5-stufigen Bewertungsskala arbeitet. Für jedes einzelne Element werden Punkte vergeben, eine Gesamtbewertung für das komplette Debriefing erfolgt nicht.

In der Kurzversion der Bewertungsbögen werden nur die einzelnen 6 Elemente bewertet. Die Kurzversion eignet sich somit besonders für summative Bewertungen. In der Langfassung werden zusätzlich noch die jeweiligen Dimensionen bewertet, was ein standardisiertes Feedback an den Debriefer erleichtert. Dabei ist jedoch die Bewertung des Elements nicht der rechnerische Mittelwert der Bewertung der zugehörigen Dimension, sondern soll mit einem Gesamtblick auf das Element und entsprechender Gewichtung durch den Bewerter festgelegt werden. Um dieses Instrument gut und sicher anwenden zu können, ist es wichtig, sich im Detail mit den Beschreibungen in dem Bewertungshandbuch vertraut zu machen. Die Autoren von DASH© selbst empfehlen vor der Anwendung ein (online) „Ratertraining".

Vor diesem Hintergrund scheint zumindest ein gewisser Zweifel angebracht, in wie weit Trainingsteilnehmende in der Lage sind, den Bewertungsbogen korrekt zu interpretieren und eine entsprechend valide Bewertung der einzelnen Elemente durchzuführen. Vielmehr erscheint es uns sinnvoll und praktikabel, lediglich einzelne Elemente bzw. Aspekte aus dem Bewertungsbogen aufzugreifen und gut beschrieben in die „allgemeinen Bewertungsbögen" zu integrieren.

4.3.3 Auswahl des Bewertungstools

Nachdem der Boden für die Einführung der Debriefingbeurteilung geschaffen ist, muss ein dazu passendes Instrument ausgewählt werden. Grundsätzlich sind sich OSAD und DASH® sehr ähnlich, weswegen sich die Auswahl am besten an den individuellen Rahmenbedingungen orientiert (s► Abschn. 4.2). Als Entscheidungshilfe haben wir OSAD und DASH© aus unserer Sicht hier kurz gegenübergestellt (◘ Tab. 4.3).

4.3.4 Unterschiedliche Bewertungsverfahren

Nun schließt sich die Frage an, wie das Instrument eingesetzt werden soll. Hier sind viele Varianten und Kombinationen denkbar, die sich in ihrem Aufwand, aber auch in ihrer Aussagekraft unterscheiden:

Selbsteinschätzung allein durch den Debriefer

Dies ist mit Sicherheit die einfachste und am schnellsten realisierbare Umsetzungsvariante. Die Instrumente werden dabei als Referenzrahmen und Strukturierungsunterstützung für eine Selbstreflexion des Trainers im Anschluss an das Debriefing genutzt. Dabei bleibt der Trainer aber auch weiterhin sich und seiner eigenen Einschätzung selbst überlassen.

Anwendung durch einen externen Bewerter: Supervisor

Die aus unserer Sicht größte Aussagekraft und damit den besten Effekt erzielen Bewertungssysteme, wenn sie durch einen Supervisor angewendet werden, der entweder ein Mitglied des eigenen Trainerteams sein kann oder auch von einer „externen"/„befreundeten" Organisation kommen kann. Dieser sollte ebenfalls als Trainer ausgebildet sein, damit die Nachbesprechung neben dem Bewertungsabgleich auch Tipps unter Kollegen beinhalten kann. Aus unserer Sicht bewährt es sich, wenn der Trainer eine Selbsteinschätzung seines Debriefings anhand des Bewertungsbogens vornimmt und der Supervisor dies mit den identischen Kriterien ebenfalls tut. Die Bewertungsergebnisse können dann im Anschluss verglichen und mit Beispielen erläutert werden.

Tab. 4.3 Gegenüberstellung OSAD und DASH©

	OSAD	DASH©
Beschreibung	Handbuch mit Beschreibung des Instruments, Beschreibung der Elemente auf einer Seite möglich	Ausführliches Bewerterhandbuch mit Verhaltensbeschreibungen
Sprachen	Englisch	Englisch (Original), offizielle Übersetzungen: Deutsch, Französisch, Japanisch und Spanisch
Bewertungsbögen	Ein generischer Bogen	3 unterschiedliche; aus den Blickwinkeln Debriefer, Teilnehmende und Bewerter. Für Debriefer und Teilnehmende jeweils in Lang- und Kurzversion
Kategorien/Elemente	8	6 (5 für Debriefing)
Bewertungsskala	5-stufig	7-stufig
Anwendung der Skala	Konkrete Zuordnung von Verhaltensbeispielen zu Stufen	Zuordnung von Verhalten zu Stufen erfolgt durch den Bewerter. Beschreibung von Verhaltensweisen nur allgemein in positiv und negativ
Beschriebenes Anwendungsgebiet	Jegliche Ausbildungs-/Trainingssituation	(Simulationsbasierte) Ausbildungs-/Trainingssituationen
Ratertraining	Empfohlen	Empfohlen
Website	http://www.imperial.ac.uk	https://harvardmedsim.org

> **Praxistipp**
>
> Für ein effektives Feedback ist es notwendig, beim Beobachten nicht nur auf die Bewertung zu achten, sondern am besten erstmal nur mit dem Hintergrundwissen der Bewertungskriterien Notizen zu Situation zu machen. Vor allem diese konkreten Beispiele und Zitate aus dem Debriefing können den Trainer dabei unterstützen, seine Debriefingqualität zu verbessern. Die Bewertungssysteme bieten die Struktur dafür und eine Objektivierungsmöglichkeit.

Ein wichtiger Aspekt dabei ist die Zeit, die dem Team für die Nachbesprechungen der Debriefings zur Verfügung steht. Idealerweise können die Nachbesprechungen direkt im Anschluss an ein Training durchgeführt werden, und es stehen etwa 30 Minuten zur Verfügung.

Sollte eine Nachbesprechung direkt im Anschluss aus organisatorischen Gründen nicht möglich sein, so hat es sich bewährt, gleich einen fixen Termin für den darauffolgenden Tag zu vereinbaren.

> **Praxistipp**
>
> Als zusätzliches Hilfsmittel zur Qualitätsverbesserung können Debriefings auch gefilmt werden. Wenn Filmsequenzen davon effektiv in der Nachbesprechung mit dem Trainer eingesetzt werden, kann dies zu einer gesteigerten Selbstreflexion führen. Auch hier muss der Umgang mit den Daten im Vorfeld klar geregelt und das (schriftliche) Einverständnis aller Beteiligten eingeholt worden sein.

Bewertung durch die Teilnehmenden

Eine zusätzliche Bewertung durch die Teilnehmenden bietet grundsätzlich eine gute Option zum Abgleich der Wahrnehmung zwischen Trainer und Teilnehmenden. Allerdings sollte dies nicht bedenkenlos erfolgen (▶ Abschn. 4.3.2).

Die Integration von einzelnen Bewertungskriterien in allgemeine Evaluationsbögen, ggf. mit einem speziellen Fokus auf Bereiche des Debriefings, in denen sich das Trainerteam verbessern möchte, erscheint uns insgesamt am praktikabelsten.

Begleitet man Teilnehmende über einen längeren Zeitraum, ist es nach unserer Einschätzung jedoch gut möglich, diese nach einer entsprechenden Einführung die kompletten Instrumente anwenden zu lassen.

4.3.5 Umgang mit den Daten

Wichtig ist es auch, im Vorfeld zu regeln, wie mit den Bewertungsbögen umgegangen werden soll. Vom Grundsatz her beinhalten diese eine ganz konkrete Bewertung des Verhaltens des Debriefers. Bei einer Fokussierung auf dessen persönliche Debriefingqualität sollten die Bögen auch an diesen übergeben werden.

Wir empfehlen bei einer Einführung eines Bewertungsinstrumentes, erstmal mit dieser Vorgehensweise zu starten. So kann Erfahrung im Umgang mit dem Instrument gewonnen werden, die persönliche Leistung verbessert und zudem der Nutzen erkannt werden.

Aus organisationaler Sicht gibt es natürlich auch Argumente für eine zentrale Erfassung der Bewertungsdaten. Beispielsweise kann daraus spezifischer Trainings- und Fortbildungsbedarf im gesamten Debrieferteam oder auch für einzelne Trainer abgeleitet werden. Außerdem lassen sich eventuell besonders anspruchsvolle Szenarien oder Zielgruppen identifizieren, woraufhin dann in der Planung der Trainings und Trainerbesetzung entsprechend eingegangen werden kann. Außerdem ist natürlich interessant, ob durchgeführte Fortbildungsmaßnahmen und Verbesserungsprozesse ebenfalls zu dem gewünschten Erfolg führen. Hierzu können die Instrumente grundsätzlich um organisationseigene Bewertungskriterien ergänzt werden, die bestimmte Schwerpunkte mit abfragen.

Auch für Forschungszwecke ist natürlich eine zentrale Erfassung notwendig. Wichtig dabei ist, dass der Umgang mit den Bewertungsbögen im Team abgestimmt ist und klar geregelt ist, wer und zu welchem Zweck Einsicht in die Daten bekommt.

4.4 Erkenntnisse aus der bisherigen Anwendung

Die Evaluation der Unterrichtsaktivitäten ist bei SIRMED schon viele Jahre fester Bestandteil des Qualitätsmanagements. Im Rahmen von sogenannten Hospitationen wird die Lehrtätigkeit von einer zusätzlichen Person und anhand eines standardisierten Protokolls beurteilt. Das Spektrum des Protokolls ist breit, es reicht von der Unterrichtsvorbereitung bis zur Nachbereitung und ist daher nur bedingt für die Beurteilung einer einzelnen Methode geeignet.

Mit DASH® steht ein spezifisches Instrument zur Verfügung, welches auf eine der Haupttätigkeiten eines Debriefers bzw. Trainers abzielt. Die Struktur ermöglicht eine weitgehend einheitliche Bewertung von Debriefings, was einerseits Aspekten der Fairness zugutekommt und anderseits eine institutionelle Debriefingkultur fördert. Neuen Mitgliedern im Trainerteam dienen die Inhalte von DASH® als Orientierung im Hinblick auf das institutionelle Verständnis eines guten Debriefings.

Retrospektiv betrachtet war die konzeptionelle Integration ins Qualitätsmanagement einfach umzusetzen. Ungleich schwieriger ist nach wir vor die Operationalisierung der „Dashings". Dies erfordert einen nicht zu unterschätzenden Planungsaufwand hinsichtlich Personal, Ort und Zeit. Damit entsprechende Gelegenheiten genutzt werden können, braucht es ein anhaltendes Bekenntnis der Institution, um Debriefing-Assessments trotz laufendem Tagesgeschäft zu ermöglichen. In erster Linie helfen dabei die Akzeptanz und der Verbesserungswille unter den Debriefern sowie eine flexible Handhabbarkeit des Konzepts.

Aus den 4 Modalitäten (▶ Abschn. 4.1) ergibt sich eine große Zahl von Anwendungsmöglichkeiten. Die Minimalvorgabe von mindestens 2 Beurteilungen orientiert sich an den institutionellen Möglichkeiten. Der vertrauliche Umgang mit den Ergebnissen bzw. mit dem gesamten Beurteilungsprozess beginnend bei der Auswahl des „Dashers" ist die Grundlage für eine im Team getragene Qualitätsmanagementmaßnahme.

4.5 Debriefing-Assessment und Qualitätsmanagement

Das Bewusstsein für Qualität ist in den vergangenen Jahren branchenübergreifend gestiegen. So waren im Jahr 2015 beispielsweise weltweit mehr als 1,1 Millionen Organisationen nach der ISO 9001:2015-Norm zertifiziert, was sie zur populärsten Norm überhaupt macht (Szabo 2015). In allen ISO-Managementsystemen findet sich der **PDCA-Zyklus** als zentrales Element wieder. PDCA steht für „Plan – Do – Check – Act" und ist eine Abfolge bestimmter Maßnahmen im Hinblick auf die Verbesserung der Produktqualität. Dies bedient das grundsätzliche Ziel von Qualitätsmanagementsystemen, welches folgendermaßen beschrieben wird: „Ein Qualitätsmanagementsystem muss die Organisation und ihre Führung unterstützen, die Kundenanforderungen zu erfüllen und die Kundenzufriedenheit zu erhöhen" (Szabo 2015, S. 8).

Im hier behandelten Kontext kann das Wort „Kunden" durch „Debriefingteilnehmende" ersetzt werden. Wendet man den Zyklus auf das Debriefing an, so könnte sich das wir folgt darstellen: Eine fundierte Aus- und Weiterbildung der Instruktoren sowie die Verwendung von anerkannten Debriefingmodellen adressieren die Anteile „Plan" und „Do". Beim Punkt „Check" geht es um die Frage der Debriefingwirksamkeit oder anders formuliert um das Ausmaß, in dem die geplante Tätigkeit (Debriefing) verwirklicht und die geplanten Ergebnisse erreicht werden (Hackenhauer 2015). Hier kommen DASH© und OSAD zum Zuge, indem sie das Debriefing evaluieren.

Ob die geplanten Ergebnisse, also eine verbesserte Patientenversorgung, erreicht wurden, lässt sich allerdings kaum feststellen. Zur Erläuterung ziehen wir hier das **Modell zur Evaluation von Bildungsveranstaltungen von Kirkpatrick** heran (Kirkpatrick 1959). Es beinhaltet 4 Ebenen, wobei jede auf einen separaten Sachverhalt abzielt.

- In Ebene 1 (Reaction) wird nach der allgemeinen Zufriedenheit mit der Veranstaltung gefragt.
- Ebene 2 (Learning) hat den persönlichen Lerneffekt im Visier.
- Ebene 3 (Behavior) überprüft, wie und ob das Gelernte im Berufsalltag umgesetzt wird.
- Die letzte Ebene (Results) versucht einen Zusammenhang zwischen der Bildungsveranstaltung und der klinischen Tätigkeit der Teilnehmenden herzustellen.
- Als Messgröße gilt hier der Patient.

OSAD oder DASH© sind verhaltensorientierte Beurteilungsinstrumente, sie fokussieren auf den Debriefingprozess und lassen sich der Ebene 3 zuordnen. Der PDCA-Zyklus schließt mit dem Punkt „Act", welcher die Erkenntnisse der Evaluation mit der evaluierten Tätigkeit vergleicht und bei Bedarf Anpassungen auslöst. Aber Achtung – die Bestätigung einer bestimmten Vorgehensweise ist eine ebenso wichtige Erkenntnis im Kontext des modernen Sicherheitsmanagements wie es von Hollnagel beschrieben wird (Hollnagel 2014).

Fazit
Um die Qualität von Debriefings in der Aus- und Fortbildung von Fachpersonal in der Notfall- und Rettungsmedizin aufrecht zu erhalten oder sogar weiter zu steigern, sind validierte Instrumente zu deren Bewertung vonnöten. Rettungsdienstliche Bildungsinstitutionen kommen nicht umhin, sich mit der Frage der Qualitätssicherung ihrer Bildungsbemühungen auseinanderzusetzen, insbesondere für so essenzielle Bestandteile wie Debriefings. Hierfür

stehen mit OSAD und DASH© zwei validierte Instrumente zur Verfügung, welche unabhängig von Disziplin und Setting angewendet werden können.

Die Implementierung birgt jedoch einige Fallstricke, weswegen eine sorgfältige Planung und die aktive Beteiligung der Debriefer und Trainer zu empfehlen ist. Einmal eingeführt, trägt das Debriefing-Assessment sowohl zur persönlichen Weiterentwicklung der einzelnen Trainer als auch der gesamten Organisation bei. In ein paar Jahren sollte diese Art der Qualitätssicherung nicht mehr wegzudenken sein.

Literatur

Arora S, Ahmed M, Paige J, Nestel D, Runnacles J, Hull L, Darzi A, Sevdalis N (2012) Objective structured assessment of debriefing: bringing science to the art of debriefing in surgery. Annals of Surgery 256 (6): 982–8 http://doi.org/10.1097/SLA.0b013e3182610c9

Brett-Fleegler M, Rudolph J, Eppich W, Monuteaux M, Fleegler E, Cheng A, Simon R (2012) Debriefing assessment for simulation in healthcare: development and psychometric properties. Simulation in Healthcare: J Soc Simulat Healthcare 7 (5). 288–94. http://doi.org/10.1097/SIH.0b013e3182620228

Hackenhauer W (2015) Berwertung der Leistung. In: Koubek A (Ed.). Praxisbuch ISO 9001: 2015,Hanser, 257–277

Hollnagel E (2014) Safety-I and Safety-II The Past and Future of Safety Management. Ashgate Publishing Ltd.

Imperial College London (n. d.) The London Handbook for Debriefing – Enhancing performance debriefing in clinical and simulated settings

Kirkpatrick DL (1959) Techniques for evaluating training programs: Part 2-Learning. J Am Soc Training Directors 13 (12): 21–26

Rudolph JW, Simon R, Dufresne RL, Raemer DB (2006) There's no such thing as "nonjudgmental" debriefing: a theory and method for debriefing with good judgment. Simulation in Healthcare : Journal of the Society for Simulation in Healthcare 1 (1): 49–55. Retrieved from http://www.ncbi.nlm.nih.gov/pubmed/19088574

Rudolph JW, Simon R, Rivard P, Dufresne RL, Raemer DB (2007) Debriefing with good judgment: combining rigorous feedback with genuine inquiry. Anesthesiol Clin 25 (2): 361–76. http://doi.org/10.1016/j.anclin.2007.03.007

Runnacles J, Thomas L, Sevdalis N, Kneebone R, Arora S (2014) Development of a tool to improve performance debriefing and learning: the paediatric Objective Structured Assessment of Debriefing (OSAD). tool. Postgraduate Med J 90 (1069): 613–21. http://doi.org/10.1136/postgradmedj-2012-131676

Simon R, Raemer D, Rudolph J (2010) Debriefing Assessment for Simulation in Healthcare (DASH©). - Rater's Handbook. Boston, Massachusetts: Center for Medical Simulation. https://harvardmedsim.org/debriefing-assesment-simulation-healthcare.php

Szabo T (2015) Entstehung der ISO 9001: 2015.In: Koubek A (Ed.). Praxishandbuch ISO 9001: 2015,3–10

Risikomanagement: Projekte aus der Praxis

Kapitel 5 Mit E-Learning zur proaktiven Sicherheitskultur – 53
Christian Drexel, Armin Laiminger und Agnes Neumayr

Kapitel 6 CIRS Rettungsdienst Tirol: Ergebnisse und Trends aus einem Jahr Laufzeit – 65
Agnes Neumayr, Andreas Karl und Jörg Waldner

Kapitel 7 ABS-Briefing – die standardisierte Patientenübergabe – 75
Benjamin Walder, Adolf Schinnerl und Agnes Neumayr

Kapitel 8 Unternehmensweite Qualitätskontrolle der Desinfektionsleistung – 87
Jens Parey, Anna-Lena Werle und Klaus Runggaldier

Kapitel 9 Hygieneaudits im Rettungsdienst – ein Motor zur Qualitätsverbesserung – 97
Martin Lidl und Agnes Neumayr

Mit E-Learning zur proaktiven Sicherheitskultur

Christian Drexel, Armin Laiminger und Agnes Neumayr

5.1 Ausbildung und Schulung aller Mitarbeiter zum Thema Risikomanagement – 54
5.1.1 Ausbildungskonzept Risikomanagement – 54

5.2 Der E-Learning-Kurs Risikomanagement Tirol – 55
5.2.1 Methodischer und inhaltlicher Aufbau des E-Learning-Kurses RM – 55
5.2.2 Lernziele im E-Learning RM Rettungsdienst Tirol – 61

5.3 E-Learning als Unterrichtsmethode: Vor- und Nachteile – 61
5.3.1 Ist Sicherheitskultur erlernbar? – 62

Literatur – 63

© Springer-Verlag GmbH Deutschland, ein Teil von Springer Nature 2018
A. Neumayr, M. Baubin, A. Schinnerl (Hrsg.), *Zukunftswerkstatt Rettungsdienst*,
https://doi.org/10.1007/978-3-662-56634-3_5

Im Rahmen der Risikomanagementstrategie 2015–2018 steht die Rotes Kreuz Tirol gem. Rettungsdienst GmbH (RD GmbH) vor einer großen Herausforderung. Rund 3220 Mitarbeiter und Mitarbeiterinnen müssen in den theoretischen Grundlagen zum Thema Risikomanagement (RM), Sicherheitskultur sowie Beinahefehler- und Lernsysteme (CIRS) geschult werden. Um dieses Vorhaben zu bewerkstelligen, entwickelte Mag. Christian Drexel einen E-Learning-Kurs, welcher von jeder Mitarbeiterin und jedem Mitarbeiter in Eigenregie absolviert werden kann. Im folgenden Text werden das Curriculum, die Inhalte und die verwendeten Methoden des E-Learning-Kurses RM Rettungsdienst Tirol vorgestellt.

5.1 Ausbildung und Schulung aller Mitarbeiter zum Thema Risikomanagement

Im Rettungsdienst Tirol arbeiten, im Verbund von Rotes Kreuz Tirol, Arbeiter Samariterbund Tirol, Johanniter-Unfall-Hilfe, Malteser Hospitaldienst und Österreichischer Rettungsdienst, etwa 500 hauptberufliche und ca. 2720 freiwillige Mitarbeiterinnen und Mitarbeiter. Sie alle sind durch den Vertrag zum Tiroler Rettungsdienst 2009 jährlich zu 15 Fortbildungsstunden verpflichtet, deren Lehrinhalte zum Teil vorgegeben sind, wie z. B. Hygiene, Advanced Life Support Training, Sicherer Einsatzfahrer. Jährlich legt der Leiter der Rotkreuz-Akademie gemeinsam mit dem Chefarzt die detaillierten Fortbildungsinhalte fest. Hier gilt es, aktuelle Inhalte, z. B. Änderungen durch ERC-Guidelines, prioritär zu platzieren. Sollen komplett neue Themen wie RM den Mitarbeitern nähergebracht werden, ist eine umfassende Planung erforderlich. Dabei zählt neben den Personal- und Zeitressourcen die landesweite, möglichst schnelle und einheitliche Umsetzung zu den größten Herausforderungen.

Um diesen gerecht zu werden, ging die Rotkreuz-Akademie Tirol folgenden Weg: Sie stellte mit Schulungsstart 1.1.2017 allen 3220 Mitarbeitern den Online-Kurs RM zur Verfügung. Ziel des Kurses ist die Vermittlung einheitlicher theoretischer Grundlagen zum Thema RM und Sicherheitskultur. Da nicht alle Mitarbeiter eine Affinität zu dieser Form des Lernens haben, werden parallel dazu auch klassische Präsenzveranstaltungen mit denselben Ausbildungsinhalten angeboten.

5.1.1 Ausbildungskonzept Risikomanagement

Die Geschäftsführung der RD GmbH Tirol betrachtet RM als Führungsaufgabe und wichtigen Teil ihrer Organisationspolitik. Dazu zählt auch die Integration von RM in die Aus- und Fortbildung. Dabei sollen neben der Methodenkompetenz (CIRS, Szenario-, Schadens- und Prozessanalyse) das Risiko- und Sicherheitsbewusstsein der Mitarbeiter gefördert und eine „offene" Fehler- und Sicherheitskultur geschult werden. Im Ausbildungskonzept RM wird diesen Forderungen Rechnung getragen.

Die Ausbildungsinhalte wurden auf Basis der RM-Strategie 2015–2018 festgelegt. Im Curriculum sind diese mit Zielen und Zeiten versehen. Zur Vermittlung der Inhalte sind zwei Unterrichtseinheiten vorgesehen. Die Ausbildungsinhalte stellen die Grundlage sowohl für die Konzeption des E-Learning-Kurses als auch für die Umsetzung der Präsenzveranstaltung dar:

- Bewusstseinsbildung, Definition Risiko und RM,
- Methoden des RM, RM-Prozess,
- Fallbeispiele, Umsetzung RM-Prozess anhand von Fallbeispielen,
- Aufgaben und Ziele des CIRS, der CIRS-Kreislauf,
- Praktische Einführung ins CIRS Tirol,
- standardisiertes Vorgehen im Schadensfall/bei Beinaheschäden (Helfer, Patient, Equipment, Umfeld),
- offene Fragen, Zusammenfassung

5.2 Der E-Learning-Kurs Risikomanagement Tirol

Nach der Entwicklung des E-Learning-Kurses anhand des Curriculums wurde dieser im Testbetrieb durch ausgewählte Fachexperten pilotiert sowie Optimierungswünsche eingebaut. Über das Internet kann jeder Mitarbeiter in die Online-Lernplattform (Moodle) einsteigen und auf den RM-Kurs zugreifen (◘ Abb. 5.1). Der erfolgreich absolvierte Kurs wird als 2-stündige Fortbildung angerechnet.

Für die Präsenzveranstaltungen wurden die Bezirksausbildungsreferenten und die Risikobeauftragten aller Leistungserbringer im Rettungsdienst Tirol als Multiplikatoren ausgebildet. Zum thematischen Einstieg absolvierten diese vor ihrer Einschulung den E-Learning-Kurs RM. Den Multiplikatoren wird ein Curriculum für die Präsenzveranstaltungen sowie zusätzliches Schulungsmaterial zur Verfügung gestellt.

5.2.1 Methodischer und inhaltlicher Aufbau des E-Learning-Kurses RM

Um E-Learning attraktiv und anspruchsvoll zu gestalten, wird anhand unterschiedlicher Methoden der Bezug zur Praxis hergestellt. Damit sich die Kursteilnehmer auf das „neue" Thema Risikobewusstsein einlassen, spielt die inhaltliche Sensibilisierung im gesamten Kurs eine entscheidende Rolle. Wie in klassischen Unterrichtseinheiten sind auch im „virtuellen Klassenraum" methodisch-didaktisch aufeinander aufbauende Themen vorgegeben sowie Übungsbeispiele integriert. Zur individuellen Teilnehmeraktivierung fließen verständnisorientierte Fragestellungen ein, die richtig beantwortet werden müssen. Zwischentests dokumentieren den Lernfortschritt und halten den Spannungslevel hoch. Wiederholungsfragen am Ende jedes Kapitels gewährleisten die Konzentration auf das Wesentliche und dessen Einprägung durch die laufende Wiederholung.

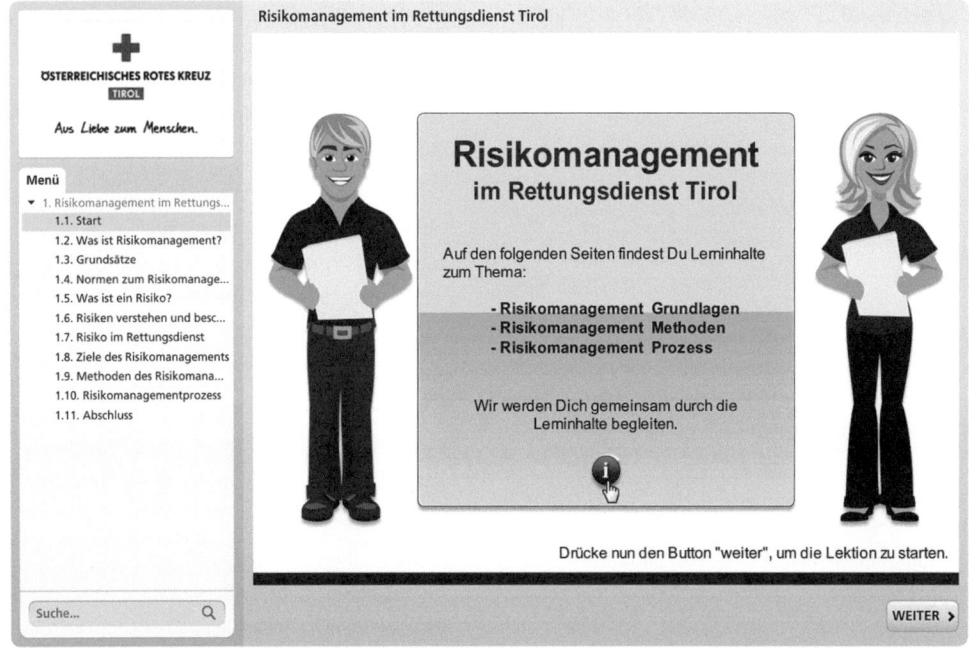

◘ Abb. 5.1 E-Learning-Kurs RM Rettungsdienst Tirol

Am Ende des ca. 2-stündigen Kurses erhält jeder Teilnehmer, der alle Aufgaben erfolgreich absolviert hat, ein Zertifikat. Die Fortbildungsstunden werden täglich von der Lernplattform in die Mitarbeiterfortbildungsdatenbank automatisiert übermittelt.

Die inhaltliche Strukturierung des E-Learning-Kurses folgt dem Curriculum (◘ Tab. 5.1).

Von der Schuldkultur zur Sicherheitskultur

Die Schuldzuweisung an die betroffene Person ist nach wie vor die häufigste Reaktion auf aufgetretene Fehler: „Wer ist an diesem Zwischenfall schuld?" Dieses Verhalten ist Ausdruck der Schuldkultur (engl.). „name blame shame culture" (Rall 2016). In der Sicherheitskultur sucht man nicht den Schuldigen, sondern stellt sich die Frage: „Was können wir tun, damit dieser kritische Zwischenfall kein zweites Mal auftritt?" Das Ziel der Sicherheitskultur sind Optimierungsvorschläge, die Schuldkultur impliziert hingegen primär keinen Verbesserungsanspruch.

Um den Unterschied zwischen der Schuld- und Sicherheitskultur jedem Mitarbeiter bewusst zu machen, wird im E-Learning-Kurs die Methode „des sich selbst Ertappens durch Aha-Erlebnisse" verwendet. Anhand eines Fallbeispiels sowie in der Praxis oftmals gehörter und verwendeter Redewendungen ertappen sich die Kursteilnehmer während der Bearbeitung dieser Kurssequenz dabei, wie sie ggf. selbst, mit ähnlichen Redewendungen, risikobehaftete

◘ **Tab. 5.1** Aufbau des E-Learning-Kurses Risikomanagement (RM)

Struktur	Lernabschnitte	Methodik
Kursstart	Einleitung und Lernziele	Einleitungstext und Lernzielkatalog
Sensibilisierung	Sicherheitskultur im Rettungsdienst	Fallbeispiel (warm-up)
Basiswissen	Von der Schuldkultur zur Sicherheitskultur	Videosequenz
		Hintergrundinformationen zum Thema Fehler
		Schnelltest Sicherheitskultur
		Säulen einer Sicherheitskultur
		Aufgaben und Faktoren einer Sicherheitskultur
		Zusammenfassung
	Grundlagen zum Risikomanagement	Lernpaket RM Rettungsdienst Tirol
		Wiederholungsfragen
		Fallbeispiele zum RM-Prozess
	CIRS Rettungsdienst Tirol	Lernpaket CIRS-Rettungsdienst Tirol
		Aufgabe: Fallerfassung im Test-CIRS
		CIRS: Rettungsdienst Tirol
		Wiederholungsfragen CIRS
	Abläufe bei Schäden oder Beinaheschäden	Standard Operating Procedures (SOPs)
Zusatzinformationen	RM-Strategie	Mission Statement RM
		RM-Beauftragte Rettungsdienst Tirol
		CIRS-Sanktionsfreiheitserklärung
	Handout	Handout RM im Rettungsdienst Tirol
Kursabschluss	Feedback zum Kurs Kursbestätigung	Feedbackformular
		PDF-Download der Kursbestätigung

Situationen banalisieren, vertuschen oder als irrelevant darstellen. Aufkommende „Aha"-Erlebnisse dienen dazu, die Aufmerksamkeit auf die gelebte Praxis zu lenken, eingefahrene Verhaltens- und Einstellungsmuster zu hinterfragen und Tabus zu brechen.

Fallbeispiel

Eine RTW-Besatzung wird früh morgens nach Dienstbeginn mit dem Einsatzstichwort „unklarer Notfall" in ein Wohngebiet berufen. Noch während der Anfahrt werden weitere Informationen durch die Leitstelle bekannt gegeben. Es handle sich offenbar um eine Person mit Atem-Kreislauf-Stillstand. Das Notarzteinsatzfahrzeug sei ebenfalls mitalarmiert worden.

Bei Eintreffen des RTW wird vom Team unverzüglich mit Wiederbelebungsmaßnahmen begonnen. Im Zuge der Reanimation kann der Sanitäter zwar Defibrillationselektroden am Gerät finden, jedoch gelingt es ihm nicht, diese mit dem Gerät zu verbinden.

Nach einem Blick auf die Verpackung stellt das RTW-Team fest, dass es sich um Elektroden für ein anderes Defibrillationsgerät handelt. Offenbar hat jemand beim Nachfüllen die falschen Elektroden aus dem Lager geholt. Die Reanimationsmaßnahmen werden bis zum Eintreffen des Notarztes ohne Defibrillation fortgesetzt.

Der „Faktor Mensch" spielt im Risiko- und Fehlerbewusstsein eine entscheidende Rolle: 70% aller Fehler sind durch menschliche Faktoren bedingt (Koppenberg 2016). Ohne Risikobewusstsein ist kein RM möglich und keine Sicherheitskultur vorhanden.

Der erste Lernabschnitt ist dann absolviert, wenn die Unterschiede zwischen der Schuld- und Sicherheitskultur anhand der 5 Kriterien „Persönlichkeit, Situationsbezug, Versorgung, Verantwortung, Veränderung" vom Mitarbeiter erfolgreich benannt werden können (◘ Abb. 5.2).

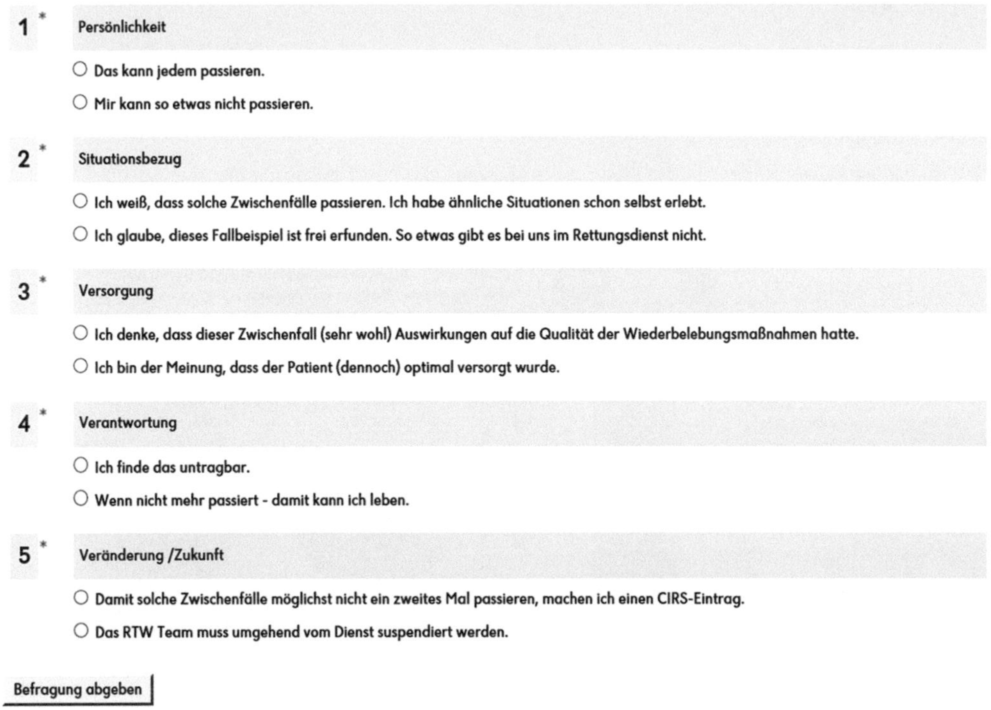

1* Persönlichkeit
- ○ Das kann jedem passieren.
- ○ Mir kann so etwas nicht passieren.

2* Situationsbezug
- ○ Ich weiß, dass solche Zwischenfälle passieren. Ich habe ähnliche Situationen schon selbst erlebt.
- ○ Ich glaube, dieses Fallbeispiel ist frei erfunden. So etwas gibt es bei uns im Rettungsdienst nicht.

3* Versorgung
- ○ Ich denke, dass dieser Zwischenfall (sehr wohl) Auswirkungen auf die Qualität der Wiederbelebungsmaßnahmen hatte.
- ○ Ich bin der Meinung, dass der Patient (dennoch) optimal versorgt wurde.

4* Verantwortung
- ○ Ich finde das untragbar.
- ○ Wenn nicht mehr passiert – damit kann ich leben.

5* Veränderung /Zukunft
- ○ Damit solche Zwischenfälle möglichst nicht ein zweites Mal passieren, mache ich einen CIRS-Eintrag.
- ○ Das RTW Team muss umgehend vom Dienst suspendiert werden.

[Befragung abgeben]

◘ **Abb. 5.2** Von der Schuldkultur zur Sicherheitskultur: Was denkst du?

Grundlagen, Normen und Methoden zum Risikomanagement

In diesem Abschnitt werden wichtige Definitionen von RM vorgestellt, mögliche Risikopotenziale im Rettungsdienst benannt sowie die Einbettung des RMs in das Qualitätsmanagement-System der Organisation erklärt (Neumayr et al. 2016). Neben den wichtigsten internationalen Normen zum RM werden zentrale RM-Methoden vorgestellt, wie die Schadens-, Szenario- und Prozessanalyse und das Critical Incident Reporting System (CIRS) (Brühwiler et al. 2016) (◘ Abb. 5.3).

Der Praxisbezug wird im zweiten Abschnitt erneut durch Fallbeispiele hergestellt. Dabei werden die im ersten Abschnitt gelernten Kriterien „Persönlichkeit, Situationsbezug, Versorgung, Verantwortung, Veränderung" methodisch-didaktisch auf die 6 Analyseschritte im RM-Prozess übertragen: „Risikoidentifikation, Risikoanalyse, Risikobewertung, Risikobewältigung, Risikokommunikation und -überprüfung".

- **Situationsbezug: die Methode der Risikoidentifikation**

Mit Bezug auf einzelne Fallbeispiele wird das Bewusstsein für Risiken im rettungsdienstlichen Alltag geschärft. Mit anschließenden Fragen wird überprüft, ob der einzelne Mitarbeiter die genannten Risiken im Fallbeispiel identifizieren kann und im Sinne der Sicherheitskultur als wichtig beurteilt (◘ Abb. 5.4).

- **Versorgung: die Methode der Risikoanalyse**

In der täglichen sanitätsdienstlichen Versorgung gibt es zahlreiche kritische Situationen, die erhebliches Risiko- und Fehlerpotenzial aufweisen. Routine, Hektik und Stress bewirken oftmals, dass man sich nicht die Zeit nimmt, über die Ursachen von potenziellen Risiken nachzudenken und diese zu definieren. Oft muss erst etwas passieren, bevor Verbesserungsmaßnahmen durchgeführt werden. Mit der Methode der Risikoanalyse werden Mitarbeiter angeregt, die Ursachen von Zwischenfällen aufzuzeigen, um im nächsten Schritt Optimierungsmaßnahmen anzudenken.

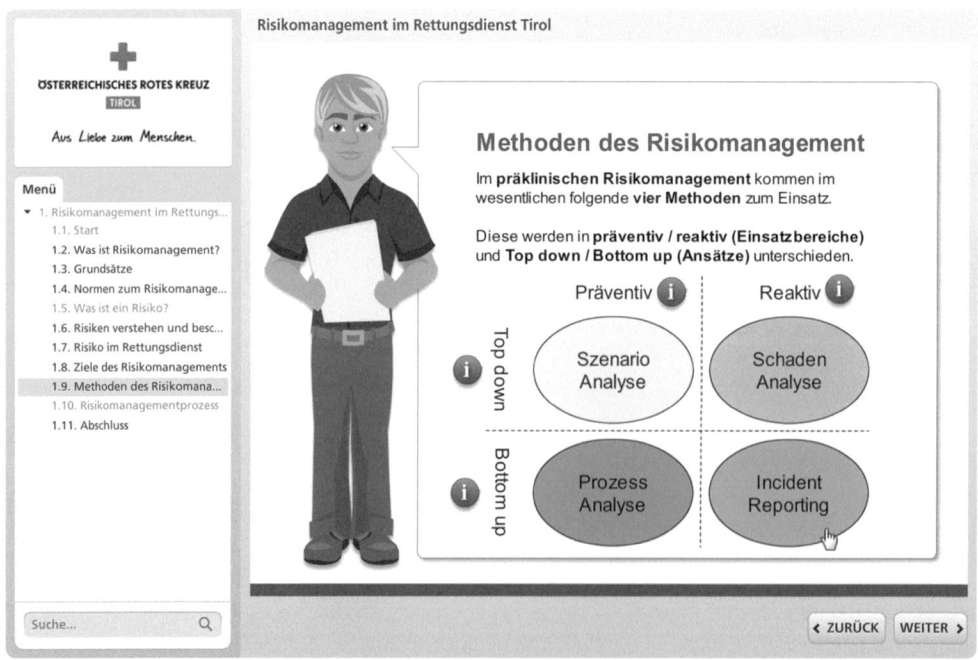

◘ **Abb. 5.3** Methoden des Risikomanagements

Kapitel 5 · Mit E-Learning zur proaktiven Sicherheitskultur

| Risiken identifizieren | Identifiziere das Risiko vom Fallbeispiel mit Hilfe der Gefahrenliste - Risikopotentiale im Rettungsdienst. |

1 * Kreuze die entsprechenden Risiken an.

☐ 1) Alarmierung und Disponierung (z.B. mangelnde Information zum Notfallort, ...)

☐ 2) Einsatzfahrt (z.B. schwierige Straßenbedingungen, ...)

☐ 3) Anamnese, Diagnose (z.B. keine Infos bei bewusstloser Person, ...)

☐ 4) Medikamentengebrauch/Anwendung/Dosierung (z.B. falsche Dosierung, ...)

☐ 5) Umgang mit Medizinprodukten, Geräte, Tragen (z.B. fehlendes Gerätezubehör, ...)

☐ 6) Patientenversorgung (z.B. falsche Lagerung, ...)

☐ 7) Hygiene, Infektionsübertragung (z.B. mangelnde Schutzkleidung, ...)

☐ 8) Kommunikation / Information / Teamwork (z.B. mangelnde Kommunikation im Team, ...)

☐ 9) Verlust von Information bei Patientenübergabe (z.B. Informationsverluste bei der Übergabe, ...)

☐ 10) Ausbildung (z.B. fehlende Praxiseinschulung, ...)

☐ 11) Fehlerhafte IT (z.B. CarPC)

☐ 12) Medizinrechtliche Entscheidungen (z.B. Patientenverfügung, ...)

◘ Abb. 5.4 Risikoanalyse anhand des vorgegebenen Fallbeispiels

- **Verantwortung: die Methode der Risikobewertung**

Solange sich Mitarbeiter nicht dafür verantwortlich fühlen, Risiken aufzuzeigen, deren Ursachen zu benennen und das potenzielle Schadensausmaß zu bewerten, kann nicht von einer etablierten Sicherheitskultur gesprochen werden. Verantwortungsbewusstsein über das potenzielle Schadensausmaß eines Risikos und dessen Auftrittswahrscheinlichkeit/Häufigkeit ist somit ein zentraler Maßstab zur Bewertung der Sicherheitskultur einer Organisation.

- **Veränderung/Zukunft: die Methode der Risikobewältigung**

Risiken können nur dann minimiert werden, wenn entsprechende Verbesserungsmaßnahmen getroffen werden. Die Mitarbeiter sind in diesem Schritt aufgerufen, ihre kreativen Ideen zur Reduktion, Vermeidung oder Ausschaltung von Risiken einzubringen, damit Schadensausmaß und Risikohäufigkeit reduziert werden können.

Um die genannten Methoden zu üben, müssen die Mitarbeiter in diesem Abschnitt eine eigene Risikoanalyse anhand der Schritte im RM-Prozess durchführen. Dazu wurde ein interaktives Eingabeformular entwickelt, mit dessen Hilfe jeder Mitarbeiter ein Fallbeispiel bearbeiten kann.

Fallbeispiel

Während des Abtransportes einer Patientin mit der Fahrtrage kommt es bei einem Routineeinsatz zu einem Zwischenfall. Der Sanitäter nimmt die Tasche der Patientin vom ausgeklappten Tragegriff der Fahrtrage und entriegelt dabei versehentlich die Höhenverstellung (roter Hebel). Da zu diesem Zeitpunkt auch die vorderen Räder entriegelt sind (Rangiermodus der Fahrtrage) kippt die Fahrtrage samt Patientin um. Der zweite Sanitäter kann den Zwischenfall nicht verhindern, da er gerade mit der Dokumentation am Car-PC beschäftigt ist. Nach dem Zwischenfall klagt die Patientin über starke Schmerzen in der Hüfte.

CIRS: Beinahefehler- und Lernsysteme als Bottom-up-Methode im Risikomanagement

Im 3. Lernabschnitt werden die theoretischen Grundlagen zu Beinahefehler- und Lernsystemen

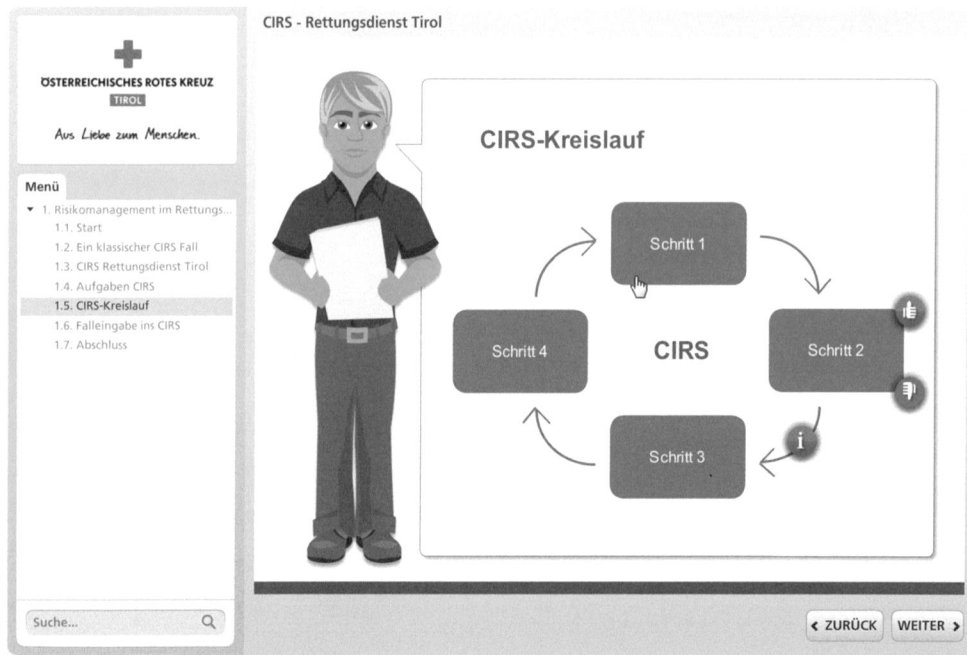

◘ Abb. 5.5   Schritte im CIRS Kreislauf

erklärt (CIRS). Die CIRS-Eingabemaske des Rettungsdienstes Tirol steht auch für Übungszwecke als Demo-CIRS zur Verfügung. Diese ist nach dem Muster der Risikoanalyse aufgebaut, wiederholt die Schritte des RM-Prozesses und fügt die Notwendigkeit zur Kommunikation der getroffenen Maßnahmen und zur Beurteilung ihrer Wirksamkeit hinzu. Die Mitarbeiter lernen zudem, welche Fälle ins CIRS eingegeben werden dürfen und welche nicht. Am Ende des Lernabschnitts ist jeder aufgefordert, die Aufgaben und Ziele des CIR-Systems zu benennen.

Der dargestellte CIRS-Kreislauf wiederholt die Schritte im RM-Prozess. Durch angewandte Übungsbeispiele sollen diese Schritte zur Routine im Denken und Handeln der Mitarbeiter werden (◘ Abb. 5.5).

Der eingefügte Link zum Echtsystem „CIRS Rettungsdienst Tirol" dient als Anregung, in der Praxis erfahrene Beinahefehler unmittelbar einzugeben. Zudem ist die Liste mit Namen und Kontaktdaten aller Risikobeauftragten der Leistungserbringer abrufbar. Jeder eingetragene CIRS-Fall wird vor Veröffentlichung anonymisiert. Anhand einer downloadbaren Sanktionsfreiheitserklärung gewährleistet die Geschäftsführung der RD GmbH die Freiheit vor jeglicher Sanktion nach Eingabe eines CIRS-Falles. Nur bewusst fahrlässiges Handeln ist hiervon ausgenommen.

Optimierung des Lernerfolgs: die Methode der Wiederholung

Um zentrale Lerninhalte einprägsam zu gestalten, wird im gesamten E-Learning-Kurs die Methode der Wiederholung verwendet. Im 1. Teil wird anhand von Fallbeispielen das Bewusstsein für Risiken geschärft und der Unterschied zwischen der Schuld- und Sicherheitskultur herausgearbeitet. Am Ende steht ein Fragenkatalog, in dem alle wichtigen Erkenntnisse nochmals wiederholt werden. Aufbauend werden im 2. Teil des Kurses die Grundlagen von RM und der RM-Prozess dargestellt. Hier werden die Schritte der Risikoanalyse einprägsam wiederholt.

Der 3. Kursabschnitt endet mit Wiederholungsfragen zum CIRS Rettungsdienst Tirol. Der CIRS-Kreislauf fungiert dabei als „Mindmap",

Kapitel 5 · Mit E-Learning zur proaktiven Sicherheitskultur

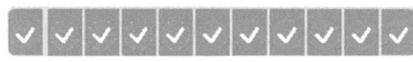
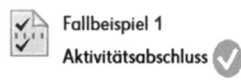

○ Abb. 5.6 Der Lernfortschrittsbalken

mit dessen Hilfe das Grundschema des RM-Denkens und Handelns erneut abgebildet ist:
- (a) kritische Ereignisse erkennen,
- (b) kritische Ereignisse ins CIRS eintragen,
- (c) Erarbeitung von Maßnahmen und Empfehlungen,
- (d) Umsetzung und Kontrolle der Maßnahmen.

Jeder Lernabschnitt wird mit einem „Lernfortschrittsbalken" beendet. Dieser zeigt dem Kursteilnehmer an, welche Aufgaben schon bearbeitet bzw. abgeschlossen wurden (○ Abb. 5.6).

Standard Operating Procedures (SOPs)

Standardisierte Vorgehensweisen (SOP) helfen den Mitarbeitern z. B. bei kritischen Zwischenfällen, alle sanitätsdienstlich und/oder rechtlich relevanten Schritte zu bedenken und konsequent durchzuführen. Passiert z. B. aufgrund eines inadäquaten Trage-Managements ein unerwarteter und ungewollter Patientenschaden, muss die Organisation die Durchführung aller medizinisch und rechtlich relevanten Schritte gewährleisten. SOPs als Gedankenstütze dienen auf diese Weise der Patienten- und Mitarbeitersicherheit und verhindern gegebenenfalls ein Organisationsverschulden. SOPs sind folglich wichtige Werkzeuge von RM (Ummenhofer et al. 2016).

Im Rahmen des E-Learning RM wird exemplarisch die „SOP Handlungsanweisung Patientenschaden" vorgestellt. Die verpflichtend auszufüllenden Formulare zur Meldung des Patientenschadens sind online abrufbar.

Der entsprechende Prozess ist visualisiert (Halmich 2016).

5.2.2 Lernziele im E-Learning RM Rettungsdienst Tirol

Jeder Teilnehmer sollte nach Abschluss des E-Learning-Kurses folgende Lernziele erreicht haben:
- Wiedergabe der wichtigsten Definitionen im RM: z. B. zu Risiko, Risikoprozess,
- Aufzeigen des Unterschieds zwischen der Schuld- und Sicherheitskultur,
- Benennen der Risikopotenziale und häufigsten Risiken im Rettungsdienst,
- Darstellen des Ablaufs und der Inhalte des RM-Prozesses,
- Durchführung einer Risikoanalyse anhand von Fallbeispielen,
- Benennen der Aufgaben und Ziele des Critical Incident Reporting Systems,
- Beschreiben des CIRS-Kreislaufes,
- Eingabe von Beinahefehlern in die Eingabemaske des CIRS Tirol,
- Wissen um Standardvorgehensweisen (SOP) im Rettungsdienst Tirol.

5.3 E-Learning als Unterrichtsmethode: Vor- und Nachteile

Beim E-Learning kommen Multimedia- und Telekommunikationstechnologien zum Einsatz. Den Lernenden werden unterschiedliche Lerninstrumente zur Verfügung gestellt wie z. B.:
- themenbezogene Informationen (Skripte, Bilder, Videos, Powerpoints etc.),
- ein virtueller Arbeitsraum mit Zwischentests,
- Übungs- und Fallbeispielen sowie
- die Darstellung der eigenen Testergebnisse und/oder
- ein Kommunikationsraum, in dem der ortsunabhängige Austausch aller Beteiligten ermöglicht wird (Foren, Blogs etc.) (Kerres et al. 2004).

E-Learning verbindet damit menschliche Lernprozesse mit Informations- und Kommunikationstechnologien.

E-Learning bietet den Vorteil der Anpassung an die individuelle Lerngeschwindigkeit, da keine bindende zeitliche Vorgabe Druck ausübt. Aus der Perspektive der Lernpsychologie kommt dies vor allem Menschen zugute, die Ort, Zeit und Art des Lernens gerne frei gestalten, um den höchstmöglichen Lernerfolg für sich zu erzielen (Sembill et al. 2007).

Da E-Learning auch am Arbeitsplatz durchgeführt werden kann, können z. B. praxisrelevante Fragestellungen vor Ort (an Medizinprodukten) geübt, überprüft und wiederholt werden. Die Verbindung „Dienststelle als Lernort" kann die Diskrepanz von Theorie und Praxis minimieren (Goetze et al. 2002).

Die Entwicklung eines E-Learning-Kurses ist zeitaufwendig. Die Inhalte müssen didaktisch und methodisch gut aufbereitet und anhand praxisrelevanter Fragestellungen und Übungsbeispiele in ihrer Qualität gemessen werden. Sparpotenzial ergibt sich vordergründig in der nachfolgenden Einsparung von Unterrichtszeit, im Personalaufwand an Lehrenden und in der Zeit für die Vor- und Nachbereitung von Prüfungen, da ein erfolgreich durchgeführter E-Learning-Kurs bereits mit Zertifikat abschließt. Gegebenenfalls können die Mitarbeiter die Unterrichtseinheit auch in ihrer Dienstzeit auf der Wache absolvieren, womit keine zusätzlichen Zeit- und Raumressourcen benötigt werden (Kuhlmann et al. 2008).

Der E-Learning-Kurs muss so aufgebaut sein, dass die Inhalte und Arbeitsaufträge in den vorgegebenen Lernphasen der Kompetenz der Nutzer angepasst sind. Ist dies nicht gegeben, können Überforderung, Frustration und Ablehnung die Folge sein. Dies betrifft vor allem Lernende älterer Generationen, die im Handling der Computertechnologien u. U. noch nicht entsprechend geübt sind (Trede et al. 2009).

E-Learning unterscheidet sich grundsätzlich vom Unterricht im Kursraum, da es eigenständig am Computer, Smartphone, Tablett etc. durchgeführt wird. Die Lernenden müssen die Kompetenz besitzen, komplexe Aufgabenstellungen selbstständig zu lösen und sich das relevante Wissen eigenständig zu erarbeiten. Da diese Kompetenz auch in dem zunehmend komplexer werdenden beruflichen Alltag im Rettungsdienst gefordert ist, kann E-Learning kompetenzfördernd wirken (Kranz 2012).

Neben den bereits genannten Vorteilen von E-Learning bietet vor allem die Flexibilität dieser Lernform für den Rettungsdienst ein großes Potenzial. So könnten die Mitarbeiter beispielsweise Leerläufe in ihrer Arbeitszeit nutzen, um ihrer Fortbildungsverpflichtung nachzukommen. Da in diesem Lernsetting keine Kontrolle eines Lehrenden stattfindet, erfordert E-Learning ein besonderes Maß an Eigenverantwortung. Rettungsdienstmitarbeiter profitieren von dieser Herausforderung, der Stärkung der Eigenverantwortung auch in ihrem Tätigkeitsbereich.

5.3.1 Ist Sicherheitskultur erlernbar?

Ja! Die Wege und Werkzeuge, um im Team eine Sicherheitskultur zu schaffen, sind vielfältig. Diese Ausgangssituation ist prinzipiell gut, genügt aber nicht. Sicherheitskultur funktioniert nicht ohne das aktive Zutun jedes einzelnen Mitarbeiters. Kultur fängt im Fühlen, Denken und Handeln der Menschen an. Noch so viele gute Werkzeuge und exzellente Methoden können dieses Faktum nicht ersetzen. Dennoch sind Werkzeuge unabdingbar wichtig und notwendig, um den Mitarbeitern und Mitarbeiterinnen ein Instrumentarium in die Hand zu geben, sich lernend und damit „bildend" mit Sicherheit auseinanderzusetzen. Ressourcenknappheit sollte keine Ausrede sein. Sind Ressourcen knapp, müssen Wege und Werkzeuge gefunden werden, mit deren Hilfe mit geringen Mitteln höchste Qualität angestrebt, erzielt und gewährleistet werden kann. E-Learning ist dazu ein probates Mittel.

Fazit

- E-Learning ist ein Werkzeug, das aus der Perspektive der Ressourcenbindung flexibel einsetzbar ist.
- Die Qualität der Lerninhalte des E-Learnings misst sich unter anderem daran, wie gut Theorie und Praxis durch Lehraufgaben, Wiederholungsfragen und Zwischentests aufeinander abgestimmt sind. Weisen die Inhalte einen direkten Praxisbezug auf, können die Mitarbeiter einen Mehrwert für ihre Tätigkeit erkennen.
- E-Learning bietet den Vorteil, theoretische Inhalte z. B. durch vorgegebene Fallbeispiele methodisch aufzuarbeiten und den Lernerfolg durch verständnisorientierte Fragen unmittelbar zu überprüfen.
- Ist der „Funke" zur Notwendigkeit einer Sicherheitskultur erst einmal „übergesprungen", kann die gewonnene Motivation die treibende Kraft für viele Verbesserungsmaßnahmen im Rettungsdienst sein.
- Erst wenn jeder einzelne Mitarbeiter und jede einzelne Mitarbeiterin von der Wichtigkeit einer gelebten Sicherheitskultur überzeugt ist und sich im Team für die Minimierung von Risiken verantwortlich fühlt, ist ein wesentlicher Schritt zu Etablierung einer proaktiven Sicherheitskultur getan.
- Im Team gelebt, potenziert sich Sicherheitskultur um ein Vielfaches. Aus diesem Grund sind Teambildungsmaßnahmen und eine gelebte Sicherheitskultur von unschätzbarem Wert: für jeden einzelnen Mitarbeiter und für jeden unserer Patienten.

Literatur

Brühwiler B, Kahla-Witzsch HA (2016) (Prä-). Klinisches Risikomanagement mit System. In: Neumayr A, Baubin M, Schinnerl A (Hrsg) Risikomanagement in der prähospitalen Notfallmedizin. Springer, Berlin Heidelberg New York, pp 227–235

Goetze W, Gonon P, Gresele A et al. (2002) Der dritte Lernort – eine Einführung. HEP Verlag, Bern

Halmich M (2016) Recht im Einsatz – Klarstellung für ein sicheres Arbeitsumfeld und zur Risikominimierung. In: Neumayr A, Baubin M, Schinnerl A (Hrsg) Risikomanagement in der prähospitalen Notfallmedizin Springer, Berlin Heidelberg New York, pp 203–211

Kerres M, Witt C de (2004) Pragmatismus als theoretische Grundlage für die Konzeption von eLearnig. In: Meyer HO, Treichel D (Hrsg) Handlungsorientiertes Lernen und eLearning. Grundlagen und Beispiele. Oldenbourg Verlag, München, pp 1–15

Koppenberg J (2016) Der Faktor Mensch – Human Factors. In: Neumayr A, Baubin M, Schinnerl A (Hrsg) Risikomanagement in der prähospitalen Notfallmedizin Springer, Berlin Heidelberg New York, pp 15–20

Kranz K (2012) Blended learning. Virtuelle Lernplattformen für die kompetenzorientierte Berufsausbildung. Rettungsdienst 35: 20–26

Kuhlmann AM, Sauter W (2008) Innovative Lernsysteme. Springer, Berlin Heidelberg New York

Neumayr A, Fluckinger T, Karl A (2016) Einführung eines Risikomanagementsystems im Rettungsdienst Tirol. In: Neumayr A, Baubin M, Schinnerl A (Hrsg) Risikomanagement in der prähospitalen Notfallmedizin. Springer, Berlin Heidelberg New York, pp 243–253

Rall M (2016) Sicherheit trotz Fehler: Von der Schuldkultur zur proaktiven Sicherheitskultur. In: Neumayr A, Baubin M, Schinnerl A (Hrsg) Risikomanagement in der prähospitalen Notfallmedizin. Springer, Berlin Heidelberg New York, pp 7–14

Sembill D, Bamberg U, Wuttke E et al. (2007) Selbstorganisiertes Lernen in der beruflichen Bildung – Abgrenzungen, Befunde und Konsequenzen. Berufs- und Wirtschaftspädagogik Online, 13 (12)

Trede I, Regener H (2009) Kompetenz statt Notkompetenz: Welche Rolle spielt die Ausbildung? Rettungsdienst 32 (5): 414–420

Ummenhofer W, Lüthy M (2016) Visuelle Hilfen in der Notfallmedizin In: Neumayr A, Baubin M, Schinnerl A (Hrsg) Risikomanagement in der prähospitalen Notfallmedizin. Springer, Berlin Heidelberg New York, pp 91–101

CIRS Rettungsdienst Tirol: Ergebnisse und Trends aus einem Jahr Laufzeit

Agnes Neumayr, Andreas Karl und Jörg Waldner

6.1 Hintergrund – 66

6.2 CIRS und Sicherheitskultur im Rettungsdienst – 66

6.3 Zeitplan und Maßnahmen zur Umsetzung des CIRS Tirol – 67

6.4 12 Monate Laufzeit CIRS Tirol – erste Ergebnisse – 67

6.5 Ein ausgewähltes Fallbeispiel und Optimierungsmaßnahmen – 71
6.5.1 Ausbildung zum Rettungssanitäter – 71
6.5.2 Schwerpunktthema Fortbildung – 72

6.6 Erkenntnisse und Trends aus dem CIRS-Tirol nach einem Jahr Laufzeit – 72
6.6.1 Zu hohe und falsch kommunizierte Erwartungshaltungen an CIR-Systeme – 72
6.6.2 CIR-Systeme binden Personal- und Zeitressourcen: und dies auf Dauer – 72
6.6.3 CIRS als Alibi der Führungsebene – 73
6.6.4 Ein CIRS ist kein Ersatz für „arbeitsmoralbezogene" Probleme von Seiten der Mitarbeiter – 73
6.6.5 Das Echo aus sozialen Medien zur Intubationsgeräteunterlage IN-GE – 73
6.6.6 CIRS und der Mangel an Vergleichszahlen und Studien – 73

Literatur – 74

© Springer-Verlag GmbH Deutschland, ein Teil von Springer Nature 2018
A. Neumayr, M. Baubin, A. Schinnerl (Hrsg.), *Zukunftswerkstatt Rettungsdienst*,
https://doi.org/10.1007/978-3-662-56634-3_6

Mit 1.1.2017 hat der Rettungsdienst Tirol ein Critical Incident Reporting System (CIRS Tirol) implementiert. Dieses Beinahefehler- und Lernsystem ist ein Werkzeug zur Umsetzung der Risikomanagement-Strategie 2015–2018 der Rotes Kreuz Tirol gem. Rettungsdienst GmbH (RD GmbH). Begleitet wurde die Einführung durch die Integration des Themas Risikomanagement (RM) in die Rettungs- und Notfallsanitäterausbildung, ebenso in die jährlichen Fortbildungsstunden durch Präsenzveranstaltungen und einem E-Learning-Kurs RM. Bis 31.12.2017 wurden insgesamt 162 Fälle in das CIRS Tirol eingeben. Der Artikel gibt einen Überblick über die Projektabwicklung und verweist, anhand vorgestellter Verbesserungsmaßnahmen, auf die wichtigsten Schwerpunktthemen der eingegebenen CIRS-Fälle. Hervorgehoben und diskutiert werden die ersten Erkenntnisse und Trends aus einem Jahr Laufzeit CIRS Tirol.

6.1 Hintergrund

Die RD GmbH vereint als Dachorganisation insgesamt 16 Leistungserbringer (LEB) aus dem Roten Kreuz Tirol (RK), der Johanniter-Unfall-Hilfe, dem Malteser Hospitaldienst, dem Arbeiter-Samariter-Bund Tirol und dem Österreichischen Rettungsdienst. Insgesamt arbeiten im bodengebundenen Rettungsdienst 2550 Rettungssanitäter und 673 Notfallsanitäter ohne und mit unterschiedlichen Zusatzkompetenzen (Stand Dez. 2016). Das Verhältnis von Freiwilligen und Zivildienstleistenden zu hauptamtlichen Mitarbeitern beträgt 2:1. Betreut werden jährlich rund 320.000 Patientinnen und Patienten von 57 Rettungswachen und 13 Notarztstützpunkten aus.

Die Rettungsdienstmitarbeiter sind in Bezug auf die Personalhoheit dem jeweiligen Leistungserbringer unterstellt, nicht jedoch der Dachorganisation der RD GmbH. Will Letztere Tirol-weit innovative Projekte umsetzen, bildet die Einbindung aller LEB und deren Befürwortung bereits die erste große Herausforderung. Erfolgsgekrönt sind hierbei vor allem jene Projekte, die von einem oder mehreren der LEB selbst initiiert und forciert werden. So auch im Bereich Risikomanagement (RM). Ideengeber war hierfür die RK-Bezirksstelle Kufstein, die bereits nach der internationalen Norm ISO-zertifiziert war und im Bereich Risikomanagement ein eigenes CIRS aufgebaut hatte. Gemeinsam mit der Geschäftsführung der RD GmbH wurde diese Idee aufgegriffen, die Steuerungsgruppe RM ins Leben gerufen und die RM-Strategie 2015–2018 ausgearbeitet. Ein Schwerpunkt dieser Strategie war die Einführung des CIRS Tirol mit 1. Januar 2017.

6.2 CIRS und Sicherheitskultur im Rettungsdienst

Um Sicherheitskultur zu erzeugen, gibt es unterschiedliche Methoden und Werkzeuge. Eines davon ist das CIRS. Bei diesem werden anhand von realen Fällen aus der Praxis Beinahefehler und kritische Situationen aufgezeigt, anschließend durch geschulte Mitarbeiter anonymisiert, durch ein Expertenteam in Ausmaß und Dringlichkeit beurteilt und die Ergebnisse im Rahmen von vorgeschlagenen Optimierungsmaßnahmen allen Mitarbeitern zur Verfügung gestellt (Hohenstein u. Fleischmann 2016). Vor Einführung eines CIRS müssen von Seiten der Führungsebene die Anonymisierung der Fallbeispiele sowie die Sanktionsfreiheit für jeden einzelnen Mitarbeiter gewährleistet sein (Rall et al. 2014). Jedem Melder muss es freistehen, sich im CIRS zu deklarieren oder nicht. Um potenzielle Ängste und Befürchtungen abzubauen, ist dies besonders in der Anfangsphase der Implementierung eines CIRS wichtig.

> 70% aller Fehler in der medizinischen Versorgung beruhen auf "menschlichen Faktoren" (Rall 2016, Koppenberg 2016). Eine 2016 publizierte US-amerikanische Studie aus Baltimore von Daniel und Makary (2016) zeigt auf, dass jährlich innerklinisch etwa 250.000 Menschen an den Folgen medizinischer Irrtümer sterben, womit dies – bezogen auf die

Studienergebnisse – die dritthäufigste Todesursache nach Herzkrankheiten und Krebs war. Für die präklinische Notfallmedizin gibt es hierfür noch keine ausreichenden Studien (Hohenstein et al. 2011, 2013, St. Pierre et al. 2005).

6.3 Zeitplan und Maßnahmen zur Umsetzung des CIRS Tirol

Im ersten Schritt mussten alle 16 LEB für die Projektumsetzung gewonnen werden. Dazu wurde eine Informationskampagne zu Grundlagen des Risikomanagements, der Sicherheitskultur und dem CIRS bei allen Leitern Rettungsdienst (LRD) und den Geschäftsführern der 16 LEB gestartet. Von Seiten der RK-Landesakademie wurden die Schulungsunterlagen für die Ausbildung zum Rettungssanitäter und Notfallsanitäter um den Bereich RM und CIRS erweitert und in die laufenden Kurse integriert. Für alle bereits ausgebildeten Mitarbeiter im Rettungsdienst wurde im Rahmen der jährlich verpflichtenden 15 Fortbildungsstunden das Thema anhand eines dazu erstellten 2-stündigen E-Learning-Kurses oder als Präsenzveranstaltung angeboten (▶ Kap. 5).

Um RM auf Dauer zu institutionalisieren, benötigt es Ansprechpartner und entsprechende Ressourcen. Demzufolge wurde auf RD GmbH-Ebene ein RM-Beauftragter (RM-B) institutionalisiert, ebenso bei jedem Leistungserbringer. Diese RM-B treffen sich einmal pro Quartal und werden hinsichtlich der wichtigsten Themen im RM, die sich auch durch die Eingabe von Fallbeispielen ins CIRS Tirol ergeben, laufend geschult.

Zur Anonymisierung der eingegebenen Fälle wird im RD Tirol die von Rall et al. (2014) entwickelte Checkliste verwendet. Die anonymisierten Beinahefehler werden 14-tägig von einer etablierten Expertenrunde (Fachbereichsleiter, medizinischer Leiter, Geschäftsführung der RD GmbH) bearbeitet sowie Verbesserungsmaßnahmen vorgeschlagen. Die umgesetzten Verbesserungsmaßnahmen sind für alle Mitarbeiter im Intranet im Bereich RM ersichtlich. Wichtige Informationen werden in Newslettern publiziert.

Vor Implementierung des CIRS im Echtbetrieb erfolgte im Herbst 2016 eine dreimonatige Testphase. In dieser konnten alle RM-Beauftragten „üben", indem sie echte oder erfundene Fallbeispiele ins CIRS-Testsystem eingaben. Die CIRS-Eingabemaske wurde gemeinsam mit dem Steuerungsteam erarbeitet und in der Testphase, basierend auf den Anregungen aus der Praxis, adaptiert.

Seit 1. Januar 2017 ist das CIRS Tirol im Echtbetrieb. Über eine eigens dazu eingerichtete E-Mail-Adresse können ungeklärte Fragen direkt an den RM-Beauftragten der RD GmbH gerichtet werden.

> Sicherheitskultur zu implementieren bedeutet vor allem, das Tabu zu brechen, über Fehler offen zu reden. Die schwierigste mentale Verhaltensänderung liegt hierbei darin, nicht mehr sofort den Schuldigen zu suchen, sondern vielmehr zuallererst immer bei sich selbst und mit den anderen im Team zu überlegen, was man besser machen hätte können.

Dies verlangt von jedem einzelnen Mitarbeiter ein offenes Ansprechen von Fehlern, d. h. die Übernahme von Verantwortung, Mut und Teamfähigkeit, sowie Vorbilder in der Führungsebene, die dazu federführend vorangehen (Neumayr et al. 2016).

6.4 12 Monate Laufzeit CIRS Tirol – erste Ergebnisse

Das E-Learning-Tool CIRS Tirol sowie die über den Fortbildungskalender angebotenen Präsenzveranstaltungen absolvierten bis Dezember 2017 insgesamt 829 Personen. Im ersten Laufjahr wurden von allen LEB insgesamt 162 Fälle ins CIRS Tirol eingegeben. Davon mussten 7 Fälle ausgeschieden werden (◘ Abb. 6.1).

Für die jährliche Managementbewertung ist allerdings weniger die Quantität der CIRS-Fälle, sondern vielmehr deren Qualität von Bedeutung. Bereits ein einzelner CIRS-Fall kann ein

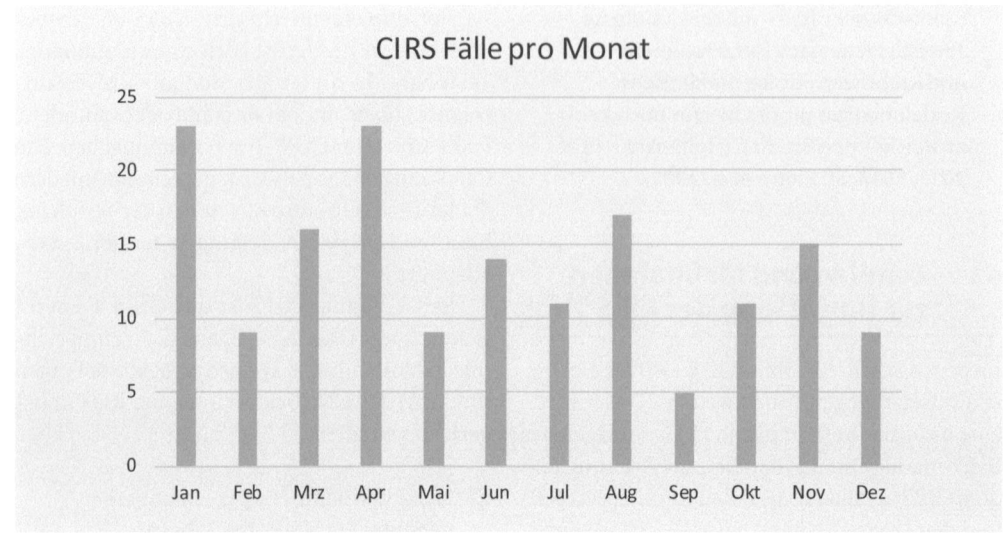

Abb. 6.1 CIRS Fälle pro Kalendermonat 2017

großes Risiko- und damit Verbesserungspotenzial aufzeigen. Retrospektiv zeigt die inhaltliche Auswertung der CIRS-Fälle im RD Tirol vor allem in drei Bereichen Verbesserungspotenzial:
- Kommunikation:
  - im Team,
  - zur Leitstelle,
  - zu den Behandlungseinrichtungen (Abb. 6.2);
- Ausbildung:
  - Qualifikation des Personals,
  - Transportrichtlinien,
  - Medikamente,
  - Gerätelehre (Abb. 6.3);
- Ausstattung:
  - Einsatzbekleidung,
  - defekte Geräte,
  - Medikamente,
  - Rettungsmittel (Abb. 6.4).

Die 2017 eingegangenen CIRS-Fälle zu den Nahtstellenpartnern Leitstelle (14) und Behandlungseinrichtungen (7) (Krankenhaus, niedergelassene Ärzte) betreffen vor allem Dispositionsrisiken und Risiken bei der Patientenübergabe (Informations- und Dokumentationsdefizite).

Alle CIRS-Fälle, welche den Systempartner Leitstelle Tirol betreffen, werden dieser anonymisiert übermittelt. Eine Optimierungsmaßnahme hierbei war z. B. die Überarbeitung des Anforderungsformulars von Seiten aller Tiroler Krankenhäuser für „dringende Blutkonserventransporte". Diese Maßnahme wurde gemeinsam mit der Blutbank der Tirol Kliniken durchgeführt, verbunden mit der Aufklärungsarbeit in allen Tiroler Krankenhäusern, dass nur dringende Blutkonserventransporte vom Rettungsdienst übernommen und mit Sondersignal gefahren werden dürfen.

Um die Risiken in Bezug auf Informations- und Kommunikationsdefizite bei der Patientenübergabe vom RD auf das Diplompflegepersonal zu reduzieren, wurde Tirol-weit bereits 2016, unabhängig vom CIRS, eine einheitliche Checkliste, das sogenannte ABS-Briefing eingeführt (▶ Kap. 9). Um dasselbe Problem bei der Übergabe zu den Pflegeheimen zu lösen (1 CIRS-Fall), wurde im November 2017 ein Nachfolgeprojekt mit der „ARGE Pflegeheime Tirol" und den Tiroler Krankenhäusern implementiert.

Der weitaus größte Bereich der CIRS Fälle betrifft jedoch Kommunikationsrisiken im Rettungs- und Notfallteam selbst (22). Um hier Verbesserungen zu schaffen, ist die Einführung von Methoden des Crew Ressource Managements (CRM) ein Mittel der Wahl. Um dies umzusetzen, werden aktuell Konzepte ausgearbeitet.

In der Kategorie Ausbildung war die hohe Anzahl an Risiken im Bereich der Bedienung

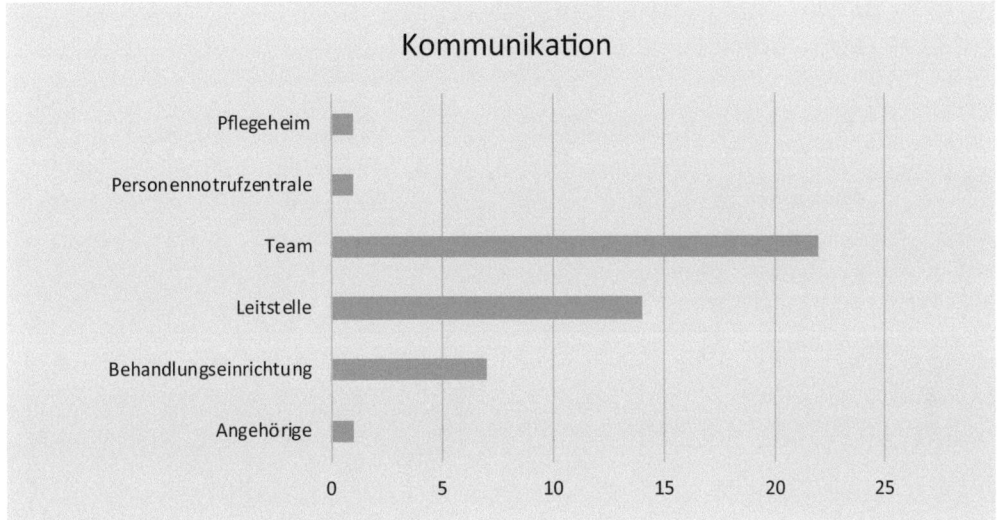

Abb. 6.2 CIRS-Fälle zum Bereich Kommunikation

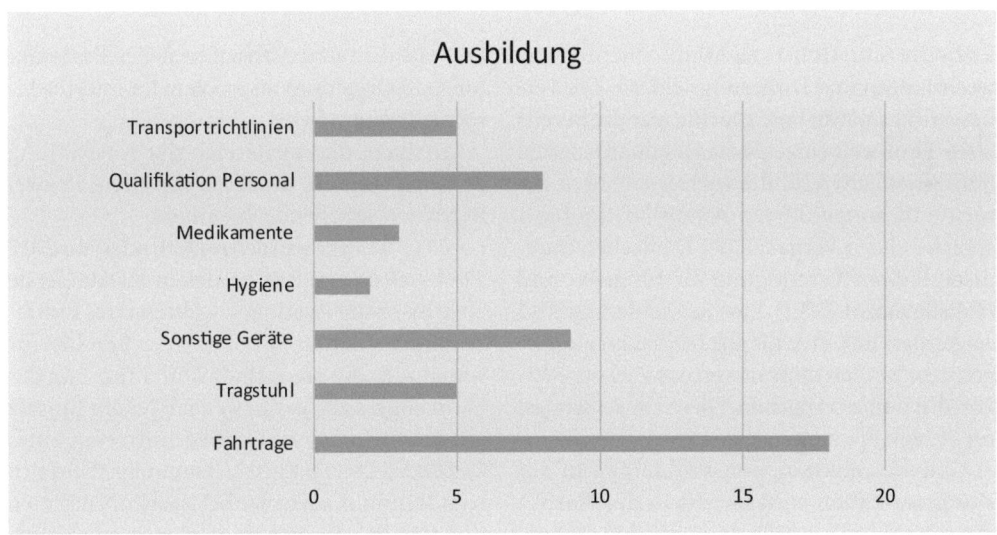

Abb. 6.3 CIRS-Fälle im Bereich Ausbildung

von Tragstuhl (5) und Fahrtrage (18) besonders überraschend. Der sofortige Vergleich mit den Fallzahlen an offiziell im Kalenderjahr 2016 gemeldeten Patientenverletzungen (15) durch den Rettungsdienst bestätigte die Dringlichkeit dieser CIRS-Fälle. Um hier schnell zu reagieren, wurde für das Ausbildungsjahr 2017/2018 eine verpflichtende 2-stündige Fortbildung für alle Rettungsdienstmitarbeiter eingeführt sowie das Thema in der Ausbildung zum Rettungssanitäter in Theorie und Praxis vertieft (▶ Abschn. 6.5).

Bei den 9 aufgezeigten Risiken zur Bedienung „sonstiger Geräte" führte vor allem eine gemeldete kritische Situation „zur fehlerhaften Vorbereitung aller Geräte zur Reanimation" zur Entwicklung der Intubations-Geräteunterlage (IN-GE) (▶ Kap. 20).

Die 3 Risiken, welche im Bereich „Medikamente" genannt wurden, beziehen sich auf

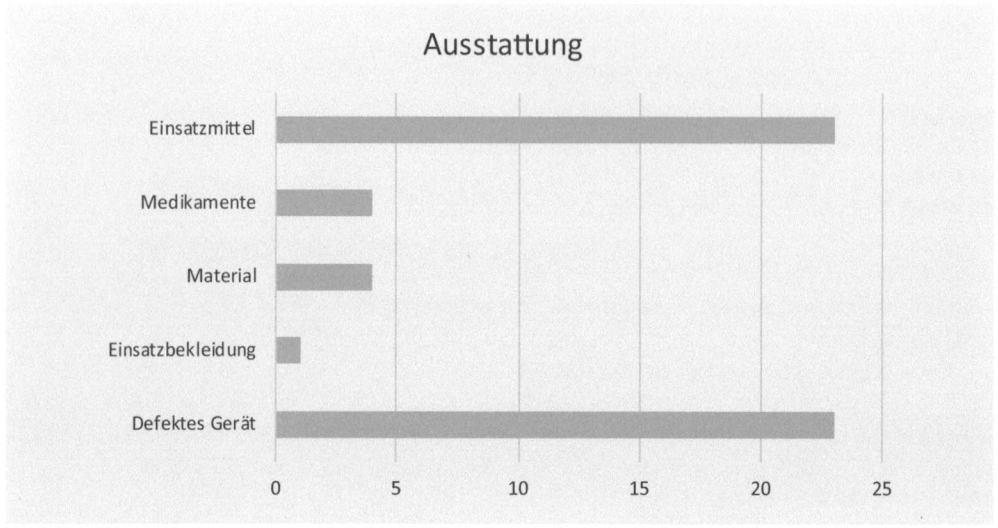

 Abb. 6.4 CIRS-Fälle im Bereich Ausstattung

kritische Situationen zu Medikamentenverwechslungen und Dosierungsfehlern. Die Verbesserungsmaßnahme hierfür war die bereits 2016 Tirol-weit eingeführten standardisierten Spritzenetiketten für die wichtigsten Medikamente im mitgeführten Ampullarium (entsprechend den Vorgaben der Deutschen Interdisziplinären Vereinigung für Intensiv- und Notfallmedizin, DIVI). Eine Reevaluierung 2017 zeigte, dass Etiketten für alle Medikamente vorgehalten werden müssen, um das Ziel der Risikoreduktion zu erreichen. Diese Umsetzung ist für 2018 in Planung.

Zur Vermeidung von Problemen in der Kommunikation wird bereits in der Ausbildung der Notfallsanitäter die Methode 4-Augen-Prinzip/Read-back-Verfahren geschult. Damit werden geschlossene Kommunikationsschleifen zwischen Notarzt und Notfallsanitäter bei der Medikamentenanwendung sichergestellt (s. Neumayr et al. 2016).

Jene 8 CIRS-Fälle, die sich auf die Qualifikation des Einsatzpersonals beziehen, benennen Risiken, bei denen weniger erfahrenes Personal am Rettungstransportwagen (RTW) eingesetzt wird. Dieses weniger erfahrene Personal betreut beim Transport den Patienten, wohingegen der besser ausgebildete Mitarbeiter als sicherer Einsatzfahrer hinter dem Steuer sitzt.

Diese Risiken verweisen auf ein generelles Struktur- und Organisationsproblem im österreichischen Rettungsdienst.

Risiken, die im Bereich der Ausstattung genannt wurden, brachten vor allem in zwei Bereichen auffallende Ergebnisse:

23 CIRS Fälle wurden im Kalenderjahr 2017 Tirol-weit eingegeben, bei denen defekte Geräte zu kritischen Situationen während des Einsatzes führen hätten können. Ursachen hierfür waren z. B. die mangelnde Durchführung des Fahrzeugchecks vor bzw. nach jedem Einsatz genauso wie das erstmalige Auftreten eines Gerätedefektes im Einsatz (Gummigriff löst sich vom Tragstuhl, Haarrisse bei Kabeln, Navigation und Car-PC [Bordcomputer] stürzen ab etc.). Die Schwierigkeit bei diesen CIRS-Fällen ist es, dass der Meldeweg für defekte Medizinprodukte (MP) primär nicht das CIRS sein sollte, da aufgrund der Anonymisierung die regionale Zuordenbarkeit nicht gegeben ist, sondern der für alle bereits standardisierte Prozess zur „Meldung defekter MP". Um hier Abhilfe zu schaffen, wurden die Vorgaben für MP Tirol-weit anhand einer für alle zugänglichen Online-Plattform, der „Medizinproduktegesetz-(MPG)-Wiki", standardisiert. Zudem wurden Fortbildungen für die MPG-Beauftragten zur Handhabung der Online-Plattform und zum einheitlichen

Kapitel 6 · CIRS Rettungsdienst Tirol: Ergebnisse und Trends aus einem Jahr Laufzeit

Meldeweg abgehalten sowie die Wirksamkeit der neuen Checklisten und Standards durch MPG-Audits, die von 07/2017–07/2018 bei allen LEB durchgeführt werden, überprüft.

Weitere 23 CIRS Fälle wurden zu Ausstattungsproblemen im Rettungsmittel selbst, z. B. unterschiedliche Standards zur Lagerung von Geräten und Medikamenten im Rettungsmittel bei den 16 LEB, zu Haltevorrichtungen oder zu Verteilungs- und Raumproblemen im Rettungsmittel gemeldet. Hierzu wurde Tirol-weit die Ausstattung aller Rettungsmittel (KTW, RTW, NEF) vereinheitlicht, auch die der RD-Partner, sodass nun jeder RD-Mitarbeiter, unabhängig davon, in welchem Rettungsmittel er fährt, immer dieselben Standards und Anordnungen vorfindet. Die Tirol-weite Einführung eines entsprechend adaptieren Checkwesens gewährleistet zudem die Einhaltung dieser Standards.

Ebenso wurde zusammen mit dem Hersteller ein Maßnahmenkatalog zur Adaption aller Rettungsmittel hinsichtlich der vorgeschlagenen Optimierungsmaßnahmen (Veränderung von Halterungen, Raumprobleme im Rettungsmittel etc.) erarbeitet und 2017 bei allen Rettungsmitteln umgesetzt.

> **Praxistipp**
>
> Will man die eingegebenen Fallbeispiele ins CIRS von Anfang an im Sinne von notwendigen „Optimierungs- und Lernfeldern" kategorisieren, ist es unabdingbar wichtig, dies anhand vorgegebener Kategorien zu tun, die vom Administrator bei jeder Fallbearbeitung zugeordnet werden. Für die Melder besteht zwar die Möglichkeit, „Faktoren anzukreuzen, die zum Ereignis beitrugen", wie z. B. Kommunikation, Ausbildung und Training, Ressourcen, Teamfaktoren etc. Da dies jedoch kein Pflichtfeld ist, wird entweder nichts angekreuzt, oder es erfolgen aufgrund der Möglichkeit von Mehrfachnennungen viele subjektiv-multikausale Zuordnungen, die eine standardisierte Auswertung erschweren.

6.5 Ein ausgewähltes Fallbeispiel und Optimierungsmaßnahmen

Bereits in den ersten Monaten CIRS-Laufzeit zeigte sich, dass überraschend viele Fallbeispiele zur Bedienung der Stryker-Fahrtrage und des Tragstuhls im CIRS Tirol gemeldet wurden (◘ Abb. 6.4).

Was ist passiert?

Verladen einer großen und schweren Person auf der Liege in das Rettungsmittel. Die zuvor ausgeklappte Verlängerung (Bedienelement mit rotem Hebel) wird zurückgeklappt, dabei der rote Hebel gedrückt und in der Folge das hintere Gestell der Liege entriegelt. Das weniger erfahrene Personal war hier der Meinung, dass der rote Hebel in diesem Fall gedrückt werden müsse, ihm war nicht bewusst, dass dieser Hebel zur Höhenverstellung dient. Die Liege fiel mit der angegurteten Person im hinteren Teil zu Boden und kippte zur Seite. Die Person wurde zurück in die Behandlungseinrichtung gebracht, beim Sturz zog sich diese Abschürfungen und Prellungen zu. Der Fall wurde umgehend an den Leiter Rettungsdienst gemeldet, welcher weitere Schritte einleitete.

Um hier schnellstmöglich Verbesserungsmaßnahmen einzuleiten, wurde gemeinsam mit der RD GmbH und der RK-Landesakademie das im Folgenden beschriebene Aus- und Fortbildungskonzept erarbeitet und für das Aus- und Fortbildungsjahr 2017/2018 implementiert. Diese 2-stündige Fortbildung ist verpflichtend zu besuchen. Kann der entsprechende Nachweis nicht vorgelegt werden verliert der Mitarbeiter die Tätigkeitsberechtigung im Rettungsdienst Tirol.

6.5.1 Ausbildung zum Rettungssanitäter

- Die vorgegebene Unterrichtseinheit zur „Gerätelehre und Sanitätstechnik – Einschulung auf der Fahrtrage Stryker M1" im Kurs für Rettungssanitäter wurde von 30 Minuten auf 75 Minuten erhöht,

jene zur „Einschulung Tragsessel" von 20 Minuten auf 40 Minuten.
- Das Einschulungskonzept zur Bedienung der Fahrtrage und des Tragsessels wurde inkl. Trainerleitfaden überarbeitet.
- Ein Factsheet (Handout) mit den wichtigsten technischen Daten und Bedienelementen wurde erstellt.
- Zu Übungszwecken wurden in der RK Akademie eine zusätzliche Fahrtrage, ein weiterer Tragsessel und zwei Tragetische zugekauft.
- In das Ausbildungsheft „Praktikum Rettungssanitäter" wurde der Punkt „Fahrtrage/Tragsessel" aufgenommen sowie ein Freistellungsbogen entworfen, der vom jeweiligen Praxisanleiter als Nachweisdokument unterschrieben werden muss.
- Für den ersten Praktikumstag wurde vorgegeben, dass jeder Zivildienstleistende nochmals mit der Fahrtrage und dem Tragsessel bei der jeweiligen Bezirksstelle üben sollte.
- Am Prüfungstag zum Rettungssanitäter wurde eine zusätzliche Wiederholungseinheit zur Bedienung der Fahrtrage und des Tragsessels (55 Minuten) in die Prüfungsvorbereitung integriert.

6.5.2 Schwerpunktthema Fortbildung

In die jährlich verpflichtende Fortbildung aller Rettungs- und Notfallsanitäter (15 Stunden) wurde für das Kalenderjahr 2017/2018 eine verpflichtende Präsenzveranstaltung mit 2 UE (100 Minuten Theorie und Praxis) „Sicherer Umgang mit Fahrtrage und Tragsessel" aufgenommen:
- Erstellung eines Trainerleitfadens, Verwendung des Factsheets,
- Erarbeitung von 6 Szenarien aus CIRS-Fällen, anhand derer das Zustandekommen und Vermeiden der beschriebenen Fehler erklärt wird,

- Entwicklung von spezifischen Aufgabenstellungen nach Krankheitsbildern zur z. B. fachgerechten Lagerung auf der Fahrtrage,
- Übungen zur hygienischen Aufbereitung von Fahrtrage und Tragsessel.

6.6 Erkenntnisse und Trends aus dem CIRS-Tirol nach einem Jahr Laufzeit

6.6.1 Zu hohe und falsch kommunizierte Erwartungshaltungen an CIR-Systeme

Gerade im Rettungs- und Notarztwesen, mit seinen vielen Systempartnern im extramuralen und innerklinischen Bereich, sind schnelle Lösungen für komplexe Problemstellungen oftmals nicht möglich. Dieses Faktum sollte bei Einführung eines CIRS und im Laufe der Umsetzung gut kommuniziert werden. Die Frustration darüber, dass auch das CIRS zu keinen schnelleren Optimierungsmaßnahmen führt, kann ansonsten einzelne Mitarbeiter und die Führungsebene „zermürben", womit auf Dauer jedes CIRS zum Scheitern verurteilt ist. Kein noch so gutes Expertenteam kann jeden einzelnen eingegebenen CIRS-Fall in schnellstmöglicher Zeit zur Zufriedenheit aller Systempartner lösen.

6.6.2 CIR-Systeme binden Personal- und Zeitressourcen: und dies auf Dauer

Eine der wichtigsten Zugeständnisse vor Einführung eines CIRS muss von Seiten der Führungsebene die Bereitstellung entsprechender Personal- und Zeitressourcen sein. Will man ein CIRS auf Dauer am Leben erhalten, bindet dies zwangsläufig Zeit- und Personalressourcen: Gerade im Hinblick auf die notwendige Umsetzung der vorgeschlagenen

Kapitel 6 · CIRS Rettungsdienst Tirol: Ergebnisse und Trends aus einem Jahr Laufzeit

Verbesserungsmaßnahmen sowie der laufenden Information der Mitarbeiter darüber (Newsletter, Fall des Monats etc.). Jede Führungsebene lügt sich selbst in die Tasche, wenn sie glaubt, ein CIRS könnte zuzüglich zur täglichen Arbeit umfassend bedient werden.

6.6.3 CIRS als Alibi der Führungsebene

Die Einführung eines CIRS ist nicht gleichzusetzen mit der Behauptung, man hätte nun alles für die Etablierung einer lebendigen Sicherheitskultur in der eigenen Organisation getan. Ein CIRS ist nur eine Methode von vielen, um Sicherheitsbewusstsein zu erzeugen. Die häufigsten, im CIRS Tirol genannten Risiken beziehen sich z. B. auf Kommunikationsdefizite im Team. Kein CIRS kompensiert Kommunikationsdefizite oder Teambildungsmaßnahmen. Vielmehr zeigt das CIRS auf, und dies ist wichtig, dass es ohne CRM, Simulations- sowie Kompetenztrainings nur einen kleinen Ausschnitt einer Sicherheitskultur repräsentiert.

6.6.4 Ein CIRS ist kein Ersatz für „arbeitsmoralbezogene" Probleme von Seiten der Mitarbeiter

Ein CIRS ersetzt aufgrund der Vorgabe der Anonymisierung der eingegebenen Fallbeispiele keine anderen Meldewege wie z. B. für defekte Medizinprodukte. Auch hier zeigt ein CIRS nur auf, dass die Organisation in diesem Bereich entweder ein strukturelles oder ein „arbeitsmoralbezogenes" Problem von Seiten der Mitarbeiter hat, das dringend gelöst werden muss. Das Eingeständnis, dass nicht nur immer die Anderen die Verursacher eines Risikos sind, kann im Sinne der Sicherheitskultur eine heilende Erfahrung sein, die durchaus auch durch ein CIRS „tendenziell" aufgezeigt werden kann.

6.6.5 Das Echo aus sozialen Medien zur Intubationsgeräteunterlage IN-GE

Die in Tirol umgesetzte CIRS-Maßnahme, die Intubationsgeräteunterlage IN-GE (www.in-ge.at), wurde via soziale Medien dargestellt und vom deutschsprachigen Publikum in unterschiedlichen Blogs „heiß" diskutiert (Facebook Österreichisches Rotes Kreuz, Stumpf & Kossendey Verlag Deutschland). Interessant und überraschend hierbei war, dass damit auch das Tabu der „name blame shame culture" gebrochen wurde: Häufig wurde die IN-GE nicht als Hilfsmittel zur Risikoreduktion, sondern als Zeichen der Inkompetenz der Rettungsdienstmitarbeiter diskutiert, die es so nicht geben dürfte. Fehler zugeben heißt in dieser Argumentation, „inkompetent zu sein" – und davor haben viele Angst.

Soziale Medien sind Instrumente, in denen die Verwender aufgrund der Anonymisierung keine Scheu zeigen, ihre Meinung offen kund zu tun. Damit werden sie auch zum Gradmesser einer mehr oder weniger etablierten Sicherheitskultur. In Bezug auf umgesetzte Risikomaßnahmen, mit denen ein Rettungsdienst ja nichts Anderes tut, als Sicherheitskultur zu leben, offenbaren sie demnach mehr Wahrheit über sich selbst, als möglicherweise erwünscht.

6.6.6 CIRS und der Mangel an Vergleichszahlen und Studien

Der Rettungsdienst Tirol hat nun erstmals nach einem Jahr Laufzeit eine regionale Auswertung der eingegebenen CIRS-Fälle durchgeführt. Limitiert ist diese Auswertung durch den Mangel an Vergleichszahlen zu anderen österreichischen Bundesländern oder angrenzenden deutschsprachigen Nachbarländern mit ähnlichen Vorgaben. So könnte z. B. die große Anzahl an Bedienungsfehlern bei der Fahrtrage im Vergleich mit und der Bestätigung von

Seiten anderer österreichischen Bundesländer auch darauf hinweisen, dass die theoretische und praktische Ausbildung zum Rettungssanitäter in Österreich, aufgrund der äußerst limitierten Zeitvorgaben, per se ein strukturelles Problem aufweist, das z. B. im Hinblick auf die gesamte Gerätelehre dringend überarbeitet resp. geändert werden müsste, um das Problem an seinen Wurzeln zu lösen.

Fazit

Ist mit dem CIRS Tirol die Sicherheitskultur im Rettungsdienst Tirol angekommen? Ja und Nein. Ja, da wir innerhalb eines Jahres einen enormen Motivationsschub bei vielen Mitarbeitern und der Führungsebene zur Notwendigkeit einer lebendigen Sicherheitskultur erzeugen konnten. Nein, weil es noch ein langer Weg sein wird, jeden einzelnen Mitarbeiter und Teile der Führungsebene davon zu überzeugen, dass die Eingabe eines Risikos im CIRS Tirol und die daraus resultierenden Optimierungsmaßnahmen noch nicht gleichzusetzen sind mit einer bereits etablierten und lebendigen „Sicherheitskultur". Letztere verlangt neben dem CIRS der beständigen Einführung neuer Methoden, von denen letztlich die Organisation, der Mitarbeiter und vor allem unsere Patientinnen und Patienten profitieren werden. Ob dies auf Dauer gelingen wird, hängt auch vom Zugeständnis der Führungsebene zur notwendigen und steten Bereitstellung entsprechender Ressourcen ab.

Literatur

Daniel M, Makary MA (2016) Medical error—the third leading cause of death in the US. BMJ 353: i2139. https://doi.org/10.1136/bmj.i2139

Hohenstein C, Fleischmann T (2016) Beispiele umgesetzter Maßnahmen aus CIRS. In: Neumayr A, Baubin M, Schinnerl A (Hrsg) Risikomanagement in der prähospitalen Notfallmedizin. Springer, Berlin Heidelberg New York, pp 69–76

Hohenstein C, Hempel D, Schultheis K et al. (2013) Critical incident reporting in emergency medicine: results of the prehospital reports. Emerg Med J (Epub ahead of print).

Hohenstein C, Rupp P, Fleischmann T (2011) Criti-cal incidents during prehospital cardiopulmona-ry resuscitation: what are the problems nobody wants to talk about? Eur J Emerg Med 18 (1): 38–40. https://doi.org/10.1097/MEJ.0b013e32833b1a61

Koppenberg J (2016) Der Faktor Mensch – Human Factors. In: Neumayr A, Baubin M, Schinnerl A (Hrsg) Risikomanagement in der prähospitalen Notfallmedizin. Springer, Berlin Heidelberg New York, pp

Neumayr A, Karl A, Schinnerl A (2016) (Hrsg) Risikomanagement in der prähospitalen Notfallmedizin. Springer, Berlin Heidelberg New York, pp 77–89

Rall M (2016) Von der Fehlerkultur zur Sicherheitskultur. In: Neumayr A, Baubin M, Schinnerl A (Hrsg) Risikomanagement in der prähospitalen Notfallmedizin. Springer, Berlin Heidelberg New York, pp 7–14

Rall M, Oberfrank S Op Hey F, Gaubatz A (2014) Die sichere Anonymisierung und De-Identifikation von CIRS-Fallberichten. Ein Beitrag zur Erhöhung der Sicherheit von Mitarbeitern und Organisationen beim Betrieb von Critical Incident Reporting Systemen. Institut für Patientensicherheit und Teamtraining InPASS, Reutlingen, 4: 1–6, ISBN 978-3-944715-00-1

St. Pierre M, Hofinger G, Buerschaper C (2005) Notfallmanagement. Human Factors in der Akutmedizin. Springer, Berlin Heidelberg New York

ABS-Briefing – die standardisierte Patientenübergabe

Benjamin Walder, Adolf Schinnerl und Agnes Neumayr

7.1 Die Nahtstellenproblematik – 76

7.2 Das Projekt „ABS-Briefing": Methode und Zeitplan – 77
7.2.1 Umsetzung des Projektes – 78
7.2.2 Evaluierungsergebnisse aus dem Gesamtprojekt – 80
7.2.3 Besonderheiten zur Implementierung des ABS-Briefings – 82

7.3 Erkenntnisse aus der Projektumsetzung: Ausblick für die Zukunft – 84

Literatur – 85

Das Projekt „ABS-Briefing – die standardisierte Patientenübergabe" wurde als Risikomanagementprojekt der Rotes Kreuz Tirol gem. Rettungsdienst GmbH (RD GmbH), des Teams des Ärztlichen Leiters Rettungsdienst des Landes Tirol (ÄLRD-Team) und der Tiroler Fondskrankenanstalten ins Leben gerufen. Den Ausgangspunkt bildete der Mangel an einer standardisierten Vorgehensweise für die Patientenübergabe von nicht notarztrelevanten Akutpatientinnen und -patienten vom Rettungsdienst an die Tiroler Krankenhäuser. In der vorab durchgeführten Umfrage bestätigten die Mitarbeiter aus Rettungsdienst und Pflege übereinstimmend den Wunsch nach einer standardisierten Patientenübergabe. Ziel dieses Projektes war es, ein einheitliches Übergabeschema für das Bundesland Tirol zu erarbeiten. Im Herbst 2016 konnte das sogenannte „ABS-Briefing" im Rettungsdienst Tirol, in 8 Fondskrankenanstalten sowie in einer privaten Krankenanstalt ausgerollt werden.

7.1 Die Nahtstellenproblematik

Die Nahtstelle Notaufnahme stellt für die Akutpatientinnen und -patienten das Bindeglied zwischen Rettungsdienst und Krankenhaus dar. An dieser Nahtstelle ist insbesondere die sichere Informationsweitergabe von zentraler Bedeutung. Zahlreiche Untersuchungen belegen, dass 70% aller Fehler in der medizinischen Versorgung auf die sogenannten „Human Factors", also auf „menschliche Faktoren", zurückzuführen sind (Rall 2016, Koppenberg 2016, St. Pierre u. Hofinger 2014). So können Informationen z. B. ungewollt nicht richtig weitergegeben oder unabsichtlich unvollständig übermittelt werden. Im ungünstigsten Fall führt dies zu einer Unterbrechung der Patientenversorgung oder beeinflusst unbeabsichtigt den weiteren Therapieverlauf (Güldner et al. 2011, Bayeff-Filloff 2013, Schmid 2016).

An der Nahtstelle Notaufnahme arbeiten unterschiedliche Systempartner bei der Übergabe zusammen: Rettungsdienstmitarbeiter, Pflegefachkräfte und prä- und innerklinische Notfallmediziner. Um die Übergabe optimal zu gestalten, muss folglich jede Perspektive der betroffenen Berufsgruppen mit einbezogen werden:

- Die „notfallmedizinische Perspektive" zeigt etwa, dass vor allem aufgrund der laufenden Entwicklung der prä- und innerklinischen Notfallmedizin (Forderung nach einer Fachausbildung für Notfallmediziner, laufende Steigerung der notfall- und rettungsdienstlichen Einsätze etc.) (Reifferscheid et al. 2015), von Seiten der betroffenen Ärztinnen und Ärzte unterschiedliche Anforderungen an die Patientenübergabe gestellt werden.
- Aus der „pflegerischen Perspektive" werden die Notfallpatienten nicht immer als willkommene Abwechslung, sondern manchmal auch als unangenehme Unterbrechung der Routinetätigkeit gesehen, vor allem dann, wenn Notaufnahmen zunehmend die Mangelversorgung im niedergelassenen Sektor kompensieren müssen (Morphet et al. 2015, Prückner et al. 2011).
- Aus der „rettungsdienstlichen Perspektive" ist die Patientenübergabe der Abschluss der eigentlichen Betreuungs- und Versorgungstätigkeit.
- Hingegen steht für die Akutpatienten, die als einzige den Gesamtprozess im Sinne des Patientenpfads vom Einsatzort über das Krankenhaus bis zur Entlassung erleben, die „ganzheitliche Perspektive" im Mittelpunkt, die sich vor allem am guten Zusammenspiel aller Systempartner misst. Die Patientenübergabe ist hierbei ein wesentlicher Dreh- und Angelpunkt, der die Kontinuität der Gesamtversorgung gewährleistet (Weinert 2010) (◘ Abb. 7.1).

Dem Prozess der Patientenübergabe wurde bislang von allen beteiligten Systempartnern wenig Beachtung geschenkt. Ziel dieses Projektes war es folglich, die Patientenübergabe in den Mittelpunkt zu stellen und anhand einer standardisierten Checkliste die reibungslose Übergabe aller patienten- und pflegerelevanten Informationen zu gewährleisten.

Kapitel 7 · ABS-Briefing – die standardisierte Patientenübergabe

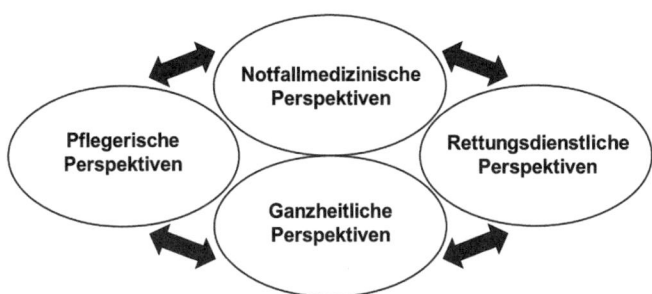

Abb. 7.1 Die „4 Perspektiven" an der Nahtstelle Patientenübergabe. (Eigene Darstellung in Anlehnung an Weinert 2010)

7.2 Das Projekt „ABS-Briefing": Methode und Zeitplan

Die Projekt- und Steuerungsgruppe „standardisierte Patientenübergabe" formierte sich im Herbst 2014 mit Vertretern aus der RD GmbH, dem ÄLRD-Team und der Pflegedirektorin des Bezirkskrankenhauses (BKH) Schwaz. Im ersten Schritt wurde die Ist-Situation der Patientenübergabe von nicht notarztrelevanten Akutpatientinnen und -patienten vom Rettungsdienst (RD) an das diplomierte Pflegepersonal evaluiert. Dazu ausgewertet wurde für 2014 die generelle Häufigkeit der Patientenübergaben im gesamten Bundesland Tirol für dieses Patientenkollektiv.

Darauf aufbauend erfolgte die Entwicklung eines Fragebogens für das diplomierte Fachpersonal der 3 beteiligten Pilotkrankenhäuser (Landeskrankenhaus Innsbruck, BKH Schwaz und BKH Reutte) sowie eines weiteren Fragebogens für die Rettungsdienstmitarbeiter der 5 assoziierten (Rettungsdienst-) Bezirke. Die Umfrage erfolgte im Frühjahr 2015. Die Ergebnisse wurden im Sommer 2015 allen Beteiligten präsentiert. Aufbauend auf die Ergebnisse entwickelte die Steuerungsgruppe die Checkliste zur standardisierten Patientenübergabe – das sogenannte „ABS-Briefing".

Zur Implementierung der Checkliste in den 8 Tiroler Fondskrankenanstalten, einer privaten Krankenanstalt und im Rettungsdienst Tirol wurde der Schulung aller Beteiligten bereits zu Beginn des Projektes ein großer Stellenwert zugesprochen. Beide Berufsgruppen sollten orts- und organisationsunabhängig die gleichen Schulungsinformationen erhalten. Aus diesem Grund wurden entsprechende Schulungsmaterialien wie ein Schulungsvideo, eine standardmäßige Schulungspräsentation, ein Trainerleitfaden sowie Unterlagen für Fortbildungen durch die Steuerungsgruppe erstellt und den Rettungsdienstorganisationen und Krankenhäusern zu Verfügung gestellt (Neumayr u. Walder 2016).

Die Implementierung des ABS-Briefings bei allen beteiligten Organisationen erfolgte stufenweise. Die Rettungsdienstbezirke Innsbruck-Stadt, Innsbruck-Land, Kufstein, Schwaz und Reutte sowie die BKH Schwaz, BKH Reutte und das Landeskrankenhaus (LKH) Innsbruck begannen im Januar 2016. Die Bezirkskrankenhäuser Kufstein, Lienz, St. Johann, das Krankenhaus Zams und das Sanatorium Kettenbrücke sowie die Rettungsdienstbezirke Kufstein, Kitzbühel, Lienz, Imst und Landeck starteten mit dem ABS-Briefing im Herbst 2016.

Zur Evaluierung des Gesamtprojekts, 6 Monate nach Ausrollung, wurde im Mai 2017 eine Online-Umfrage mit je einem Fragebogen für das Pflegepersonal und für die Rettungsdienstmitarbeiter bei allen beteiligten Krankenhäusern und beim Rettungsdienst Tirol durchgeführt. Die Ergebnisse dieser Umfragen wurden allen Systempartnern übermittelt und in einer Abschlussveranstaltung präsentiert (Abb. 7.2).

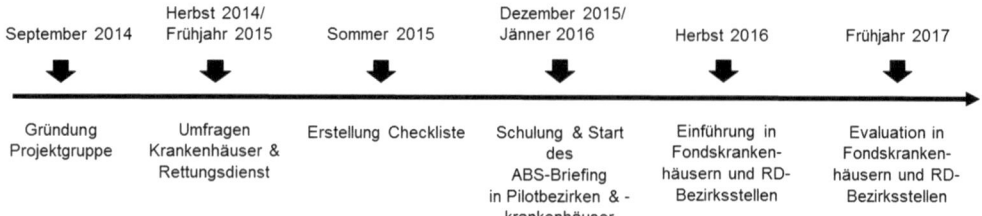

◘ Abb. 7.2   Zeitplan des Projekts „standardisierte Patientenübergabe"

7.2.1 Umsetzung des Projektes

Ergebnisse der ersten Umfrage: Ist-Analyse

Im Kalenderjahr 2014 wurden vom Rettungsdienst Tirol insgesamt 59.176 nicht notarztrelevante Akutpatientinnen und -patienten in die Notfallambulanzen der Tiroler Fondskrankenanstalten eingeliefert, 2016 waren dies bereits 70.969. Der qualifizierte Krankentransport sowie alle notarztbegleiteten Transporte sind von dieser Zahl ausgenommen. Durchschnittlich finden also täglich 194 Patientenübergaben statt, bei denen die Rettungsdienstmitarbeiter und das Krankenpflegepersonal die Hauptrolle bei der Übermittlung und dem Empfang von Informationen über den nicht notarztrelevanten Akutpatienten tragen (◘ Tab. 7.1).

Die Auswertung der ersten Umfrage 2016 aus den 3 Pilotkrankenhäusern und 5 RD-Bezirken, mit dem Fokus auf der Zufriedenheit mit der bisherigen Übergabesituation und der Frage nach den wichtigsten patienten- und pflegerelevanten Informationen ergab folgende Ergebnisse:

In den Notfallaufnahmen der 3 Krankenhäusern arbeiteten zum damaligen Zeitpunkt insgesamt 164 Pflegepersonen, von denen 55%

◘ Tab. 7.1   Gesamtanzahl nicht notarztrelevanter Akutpatienten 2016 im Rettungsdienst Tirol

Monat	Innsbruck	Schwaz	Reutte	Lienz	St. Johann	Kufstein	Hall	Zams	Gesamt
Jan.	2.329	674	339	382	666	869	662	864	6.785
Feb.	2.248	663	339	437	724	849	687	786	6.733
März	2.373	610	334	394	580	807	658	849	6.605
April	2.345	515	285	223	270	634	583	613	5.469
Mai	2.296	510	309	244	286	662	576	678	5.561
Juni	2.467	502	271	296	338	705	575	663	5817
Juli	2.532	553	319	333	352	756	633	732	6.210
Aug.	2.358	588	326	306	398	751	655	773	6.155
Sept.	2.242	563	323	250	310	668	592	642	5.590
Okt.	2.175	502	257	258	285	640	542	591	5.250
Nov.	2.185	453	261	261	234	523	519	566	5.002
Dez.	2.292	569	260	302	352	660	661	696	5.792
Gesamt	27.842	6.702	3.623	3.687	4.795	8.524	7.343	8.453	70.969

(n = 91) sich an der Umfrage beteiligten. Im Rettungsdienst hatten 1.671 Mitarbeiter die Möglichkeit, sich an der Umfrage zu beteiligen, 380 Fragebögen wurden übermittelt. Da es jedem Rettungsdienstmitarbeiter freigestellt war, für die unterschiedlichen Ambulanzen je einen Fragebogen auszufüllen, kann hier kein Rückschluss auf die Größe des Samples jener Rettungsdienstmitarbeiter gezogen werden, die einen Fragebogen ausgefüllt haben.

Bei den Ergebnissen ist auffallend, dass die Rettungsdienstmitarbeiter eine größere Unzufriedenheit mit der Patientenübergabe angeben (Schwaz 57%, Innsbruck 54%, Reutte 66%) als vergleichsweise das Pflegepersonal (Schwaz 15%, Innsbruck 28%, Reutte 45%) (◘ Tab. 7.2). Übereinstimmung herrscht hingegen darüber, dass in der Regel die Akutpatienten mehrheitlich dem diplomierten Pflegepersonal (Schwaz 73%, Reutte 41%, Innsbruck 69%) oder beiden, Arzt und Pflegepersonal (Schwaz 24%, Reutte 52%, Innsbruck 24%) übergeben werden. Zu einem hohen Prozentsatz erfolgte die Übergabe vom gesamten RD-Team oder vom höchstqualifizierten RD-Teammitglied (Schwaz 92%, Reutte 87%, Innsbruck 90%).

◘ Tab. 7.2 Reihung der pflege/patientenrelevanten Informationen nach Priorität, aus der Sicht des Pflegepersonals

Was sind für Sie pflege-/patientenrelevante Informationen?				
Krankenhaus	alle	Schwaz	Innsbruck	Reutte
Anzahl = n	78	26	41	11
Grund der Einweisung; aktuelle Symptome; Beginn der Symptome	100%	100%	100%	100%
Kann sich der Patient zuverlässig mitteilen (verwirrt, dement)?	84%	96%	76%	91%
Vitalparameter	76%	73%	72%	100%
Liegt eine infektiöse Erkrankung vor (tel. Voranmeldung notwendig)?	75%	81%	69%	91%
Grunderkrankungen	71%	73%	65%	100%
Ansprechpartner, Telefonnummer	70%	85%	63%	73%
Medikation (mündlich oder schriftlich)	69%	77%	61%	91%
Wohnsituation des Patienten (zu Hause/Betreuungseinrichtung)	60%	77%	54%	55%
Allergien (mündlich oder schriftlich)	58%	62%	52%	82%
Wer hat den Rettungsdienst verständigt?	53%	54%	56%	36%
Unfallhergang; genaue Zeitangabe und Angabe der Verletzungen	52%	54%	43%	91%
Wurde eine Blutverdünnung durchgeführt und wenn ja, welche?	52%	58%	43%	82%
Wurden Wertgegenstände, Wohnungsschlüssel mitgebracht?	51%	46%	54%	45%
War der Patient beim Unfall kurz bewusstlos (z. B. Commotio)?	49%	58%	37%	91%
Wurden Angehörige oder Sprengelmitarbeiter informiert?	35%	42%	30%	45%

Einigkeit herrscht auch darüber, dass die derzeitige Übergabe nach keinem standardisierten Schema abläuft (Schwaz 88%, Reutte 79%, Innsbruck 79%), dies aber wünschenswert wäre; des Weiteren darüber, dass die Übergabe selten dokumentiert ist (Schwaz 87%, Reutte 62%, Innsbruck 88%).

Bei der Frage nach den patienten- bzw. pflegerelevanten Informationen fällt vor allem die identische Prioritätensetzung von Rettungsdienst- und Pflegepersonal bei den 3 erstgereihten Punkten auf. ◘ Tab. 7.2 zeigt die Antworten von Seiten des Pflegepersonals.

Sowohl Mitarbeiter aus dem Rettungsdienst als auch aus der Pflege geben im Bereich der freien Textmeldungen an, dass sie sich neben dem strukturierten Übergabeverfahren ebenso ein Sanitäterprotokoll wünschen würden, indem die wichtigsten Informationen niedergeschrieben sind. Vereinzelt wird auch der Wunsch nach standardisierten Verfahrensanweisungen (SOPs) für die Patientenübergabe geäußert.

Entwicklung der Checkliste „ABS-Briefing – Die standardisierte Patientenübergabe"

Als nächster Projektschritt wurde anhand der genannten Ergebnisse die Checkliste erstellt, in der vor allem die patienten- und pflegerelevanten Informationen integriert wurden. Das „ABS-Briefing" gliedert sich in die drei Bereiche
- „**A**ufnahmeinformation",
- „**B**egleitinformation" und
- „**S**ozialanamnese".

Sobald die Rettungsdienstmitarbeiter mit einem nicht notarztrelevanten Akutpatienten die entsprechende Notaufnahme eines Tiroler Krankenhauses betreten, beginnen sie gemeinsam mit dem diensthabenden Pflegepersonal die Patientenübergabe.

Mit dem Punkt „Aufnahmeinformation" sollen vom Rettungsdienst die wichtigsten Informationen zum aktuellen Notfallgeschehen und dem derzeitigen Zustand des Patienten, wie z. B. Grund der Einweisung, Vitalparameter, Bewusstseinslage etc. übermittelt werden. Der Punkt „Begleitinformation" enthält weitere Informationen des Patienten wie Vorerkrankungen, Medikamente und allgemeine Informationen zum Abholort. Dem in der Umfrage vor allem vom diplomierten Pflegepersonal geäußerte Wunsch nach Informationen zum sozialen Umfeld des Patienten wurde im Punkt „Sozialanamnese" Rechnung getragen. In diesem Punkt werden Informationen zur Bezugsperson, zum informierten Personenkreis (Angehörige, Sprengel, Polizei etc.) und zu Wertgegenständen übergeben.

Die Checkliste „ABS-Briefing" wurde im handlichen A6-Format, also Jacken- bzw. Bereichskleidungsjacken tauglich, konzipiert. Auf der Rückseite der Checkliste befindet sich das ABCDE-Schema und das SAMPLE-Schema. Beide Schemata dienen dem Rettungssanitäter zur Beurteilung des Patientenzustands am Einsatzort (◘ Abb. 7.3).

Zur Sicherstellung der Dokumentation aller Informationen zum ABS-Briefing besteht im Rettungsdienst Tirol die Möglichkeit, das Sanitäterprotokoll im CarPC (Bordcomputer im Rettungsmittel) elektronisch auszufüllen und in der jeweiligen Notaufnahme auszudrucken.

Das Sanitäterprotokoll kann selbstverständlich auch als Gedankenstütze für das „ABS-Briefing" verwendet werden. Es verbleibt nach der standardisierten Patientenübergabe in den jeweiligen Krankenhäusern und dient dem diplomierten Pflegepersonal als Dokumentationsgrundlage. Fehlerquellen, z. B. bedingt durch eine unleserliche Handschrift, sind damit ausgeschaltet (◘ Abb. 7.4).

7.2.2 Evaluierungsergebnisse aus dem Gesamtprojekt

Im Mai 2017, nach Einführung der Checkliste im gesamten Bundesland Tirol, wurde eine Online-Umfrage im Rettungsdienst Tirol sowie in den Tiroler Fondskrankenanstalten zur Thematik „ABS-Briefing" durchgeführt. Die Mitarbeiter aus Rettungsdienst und Pflege wurden mit zwei verschiedenen Fragebögen (je einer für den Rettungsdienst und für die Pflege) zur aktuellen Situation in Bezug auf die Patientenübergabe befragt.

Kapitel 7 · ABS-Briefing – die standardisierte Patientenübergabe

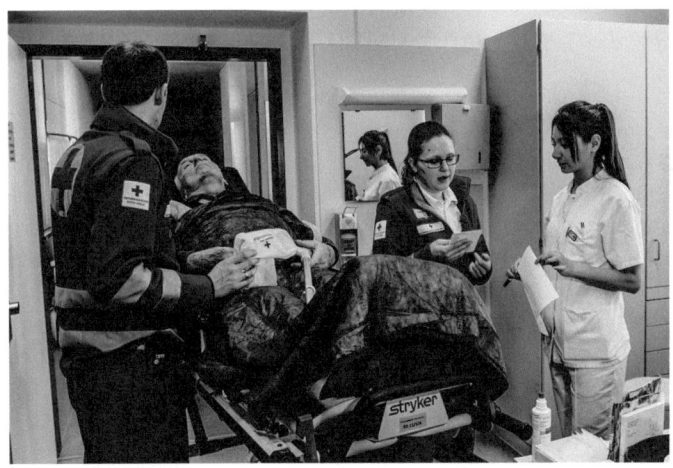

Abb. 7.3 Checkliste ABS-Briefing (Vorder- und Rückseite)

Abb. 7.4 Verwendung der Checkliste und des Sanitäterprotokolls bei der Übergabe

An der Onlineumfrage nahmen von 389 diplomierten Gesundheits- und Krankenpflegern aus den Notaufnahmen der Tiroler Fondskrankenanstalten 179 teil. Von insgesamt 2450 Mitarbeitern im Rettungsdienst Tirol wurden 476 Fragenbögen ausgefüllt. Die Umfrage wurde im Mai 2017 im Zeitraum von einem Monat durchgeführt.

Den Mitarbeitern aus Rettungsdienst und Pflege wurden verschiedene Fragen gestellt. Die 3 wichtigsten Fragen lauteten

- „Häufigkeit der Verwendung des ABS-Briefings?"
- „Wie zufrieden sind Sie mit der Patientenübergabe anhand des ABS-Briefing?"
- „Verbesserung der Patientenübergabe durch das ABS-Briefing?"

Auf die Frage nach der „Häufigkeit der Verwendung des ABS-Briefings?" (n = 179) gaben 12 Mitarbeiter aus der Pflege an, dass es „immer" durchgeführt wird, 118 beantworteten die Frage

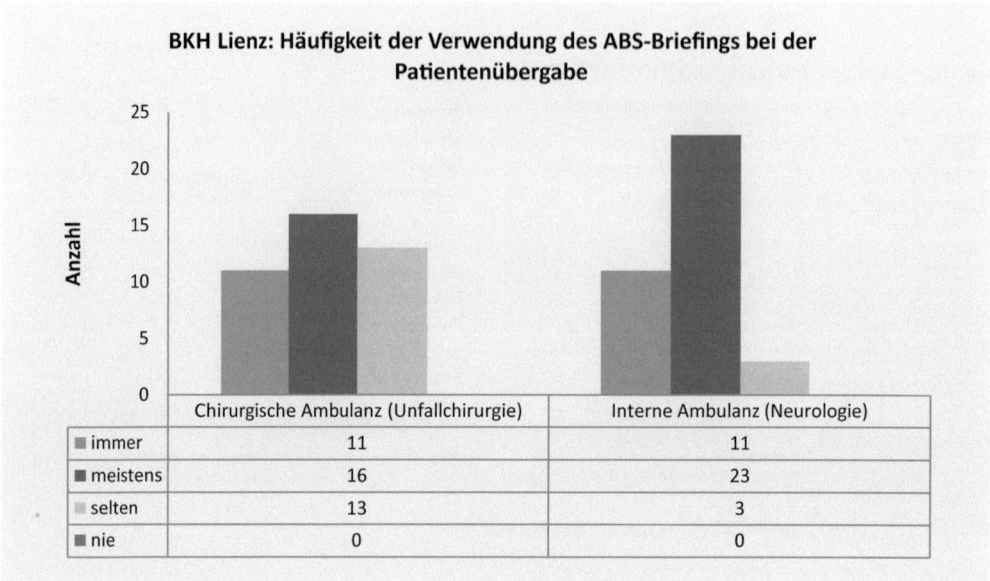

◘ Abb. 7.5 Häufigkeit der Verwendung des ABS-Briefings im Bezirkskrankenhaus Lienz

mit „meistens", 45 mit „selten" und 4 Teilnehmer mit „nie" (◘ Abb. 7.5). Der Rettungsdienst (n = 476) sah die Situation diesbezüglich etwas differenzierter, 58 Fragebögen wurden mit „immer", 211 mit „meistens", 152 mit „selten" und 55 mit „nie" beantwortet. Von Seiten der Pflege kann berichtet werden, dass 2/3 die Häufigkeit der Verwendung des ABS-Briefings im positiven Bereich sehen, von Seiten des Rettungsdienstes ist es eine geringe Mehrheit, wobei in der Umfrage regionale Unterschiede festgestellt werden konnten.

Die Frage „Wie zufrieden sind Sie mit der Patientenübergabe anhand des ABS-Briefings?" beantworteten Mitarbeiter aus der Pflege (n = 179) 30 mit „sehr zufrieden", 119 mit „zufrieden", 24 mit „weniger zufrieden" und 6 mit „unzufrieden". Von den Mitarbeitern aus dem Rettungsdienst (n = 476) antworteten 48 mit „sehr zufrieden", 276 mit „zufrieden", 112 mit „weniger zufrieden" und 40 mit „unzufrieden". Auch bei dem Ergebnis derselben Frage lässt sich eine positivere Wahrnehmung im Bereich des Pflegepersonals feststellen (◘ Abb. 7.6).

Interessante Ergebnisse brachte die Frage „Verbesserung der Patientenübergabe durch das ABS-Briefing?". Der Rettungsdienst (n = 476) kam zum Schluss, dass sich in 5 Krankenhäusern die Patientenübergabe durch die Einführung des ABS-Briefings verbessert hat. In 3 Krankenhäusern sahen die Mitarbeiter keine Verbesserung der Patientenübergabe nach Einführung des ABS-Briefings (◘ Abb. 7.6). Die Mitarbeiter aus der Pflege (n = 179) gaben an, dass sich in allen 8 Krankenhäusern die Patientenübergabe durch die Einführung des ABS-Briefings verbessert hat (◘ Abb. 7.7).

7.2.3 Besonderheiten zur Implementierung des ABS-Briefings

Neben der Bereitstellung des Schulungsmaterials und des Schulungsfilms war es jedem Krankenhaus und jedem Rettungsdienstbezirk freigestellt, die Schulung der eigenen Mitarbeiter nach jeweiligem Ermessensspielraum durchzuführen. Einige Initiativen sind hierbei besonders

Kapitel 7 · ABS-Briefing – die standardisierte Patientenübergabe

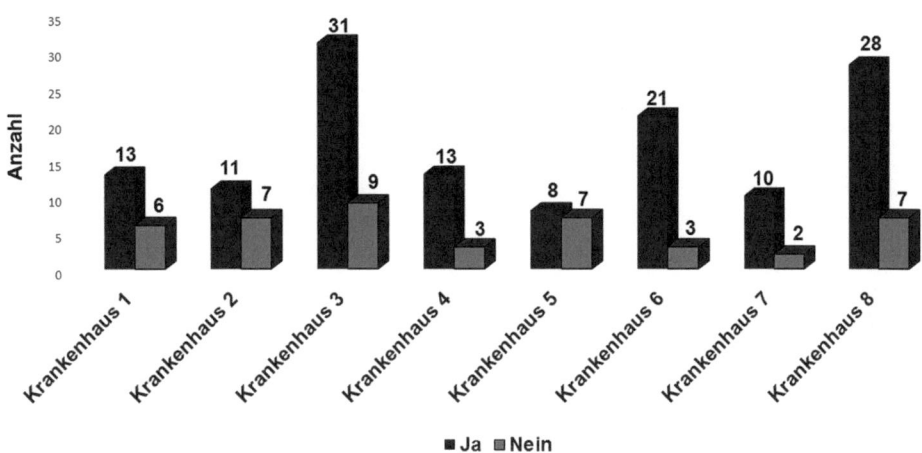

Abb. 7.6 Verbesserung der Patientenübergabe durch das ABS-Briefing im Tirol-weiten Vergleich. Die Sicht des Rettungsdienstes

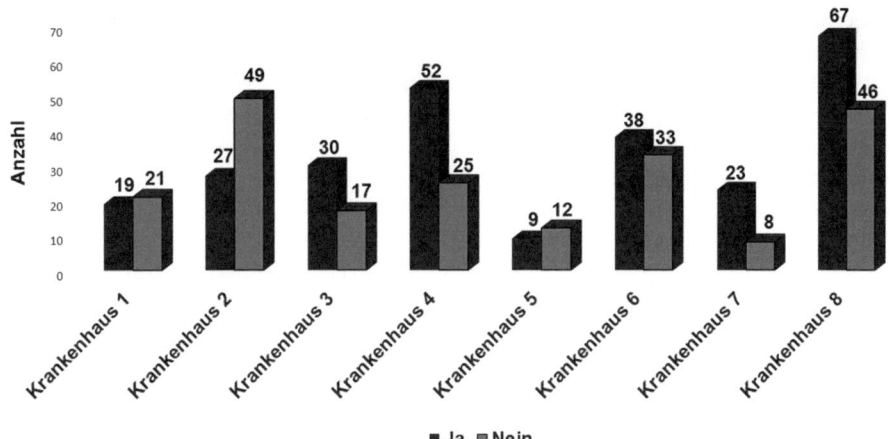

Abb. 7.7 Verbesserung der Patientenübergabe durch das ABS-Briefing im Tirol-weiten Vergleich. Die Sicht des Pflegepersonals

hervorzuheben. So führten beispielsweise die RD-Bezirke Landeck und Imst und das Krankenhaus Zams gemeinsame Schulungen zum ABS-Briefing durch.

Insgesamt nahmen 760 Mitarbeiter aus Rettungsdienst und Pflege an diesen Schulungen teil. Im Mittelpunkt standen der wechselseitige Austausch und die gezielte interprofessionelle Teambildung. Die dabei geübte flache Hierarchie zwischen beiden Berufsgruppen und die offene Feedbackkultur zur Patientenübergabe bewirkte neben dem Aspekt der Schulung auch die Intensivierung des gegenseitigen Kennenlernens und des Abbaus tradierter Vorurteile und

Meinungen. Erste Erfahrungen zeigen, dass sich die in den Kursen entstandenen persönlichen Beziehungen sehr positiv auf das professionelle Miteinander auswirken. Nicht zuletzt führte dieser Aspekt dazu, dass nun beide Berufsgruppen Praktika bei den jeweils anderen durchführen, um das wechselseitige Verständnis zu fördern.

Neben dem gegenseitigen Austausch wurde im Krankenhaus Zams eine standardisierte Verfahrensanweisung (SOP) von Seiten der Qualitätsmanagements und der Bereichsleitung Pflege eingeführt, die auch dem Rettungsdienst zur Verfügung gestellt wurde. Visualisiert wurde das ABS-Briefing zudem anhand von A3-Postern, die in allen Notfallambulanzen im Bereich der Übergaberäume angebracht wurden.

Auf Bundesebene ist es über den Bundesvorstand des österreichischen Roten Kreuzes gelungen, das ABS-Briefing in die Grundausbildung zum Rettungssanitäter zu integrieren. Die ohnehin anstehende reguläre Überarbeitung der Sanitätshilfemappe 2016 ermöglichte die Einbeziehung der „standardisierten Patientenübergabe" als eigenes Kapitel. Ebenso wurde das ABS-Briefing, inklusive entsprechendem Schulungsmaterial und dem Schulungsfilm (Link: https://aelrd-tirol.at/filme) allen Krankenpflegeschulen Tirols zur Verfügung gestellt und bei den Schuldirektorinnen und -direktoren mit eigenen Vorträgen beworben.

7.3 Erkenntnisse aus der Projektumsetzung: Ausblick für die Zukunft

Das „ABS-Briefing" konnte durch die intensive Zusammenarbeit von Rettungsdienst und Krankenpflegepersonal tirolweit und unter Mitwirkung aller Rettungsdienstpartner (Rotes Kreuz, Johanniter-Unfall-Hilfe, Malteser-Hospitaldienst, Arbeiter-Samariter-Bund Tirol, Österreichischer Rettungsdienst) innerhalb von 1,5 Jahren implementiert werden. Der große Erfolgsfaktor dieses Projekts liegt sicherlich in der über das gesamte Projekt vorherrschenden, intensiven Zusammenarbeit zwischen beiden Berufsgruppen, Rettungsdienst und Pflege.

Das Phänomen der tendenziell in beiden Umfragen positiveren Bewertung der Patientenübergabe von Seiten des Krankenpflegepersonals im Vergleich zur Beurteilung durch das Rettungsdienstpersonal ist nicht einfach zu erklären. Die Gründe hierfür sind vielschichtig. Sie variieren regional unterschiedlich und beziehen sich auf organisatorische, personale und strukturelle Probleme genauso wie auf allseits gewünschte aber mehr oder weniger gelebte, kommunikative und soziale Kompetenzen der handelnden Personen in beiden Berufsgruppen. Hervorzuheben ist, dass beide Berufsgruppen sich ein freundliches und höfliches Umgehen miteinander intensiv wünschen und den Aspekt des gegenseitigen aktiven Zuhörens als einen der wichtigsten Komponenten in der Beurteilung der Qualität einer guten Patientenübergabe in den Mittelpunkt stellen.

In der Roll-out-Phase des Projektes zeigte sich, dass ein zentraler Faktor einer positiven Umsetzung und Implementierung eines solchen Risikomanagement-Tools die exakte und zeitnahe Schulung der Mitarbeiter aus beiden Bereichen ist. Werden Mitarbeiter vor der Implementierung einer solchen Checkliste nicht entsprechend geschult, ist eine fehlende Wahrnehmung hinsichtlich des Nutzens und der Sinnhaftigkeit solcher Checklisten zu beobachten (Ummenhofer u. Lüthy 2016).

Umgekehrt führt die intensive und vor allem gemeinsame Schulung beider Berufsgruppen nicht nur im Sinne des Kennenlernens zur besseren Kommunikation miteinander, sondern vor allem auch zu einem besseren Verständnis für die Arbeitsabläufe in der jeweils anderen Berufsgruppe. Die Verabschiedung historisch einzementierter Hierarchien im Austausch mit dem gemeinsamen Handeln auf Augenhöhe im Rahmen der Patientenübergabe wird auf diese Weise leichter möglich und alltäglich.

Die Abschlussveranstaltung zum Projekt „standardisierte Patientenübergabe" im Landhaus Tirol, zu der alle beteiligten Entscheidungsträger aus der Pflege (Pflegedirektor/innen, Ambulanz- und Bereichsleitungen) sowie aus dem Rettungsdienst (Geschäftsführer, Leiter Rettungsdienst, Bezirksausbildungsreferenten, Lehrsanitäter) eingeladen waren, zielte neben einer anregenden Plenumsdiskussion mit Vertretern aus der Bundes- und Landespolitik auch auf die Anerkennung aller Projektmitwirkenden ab. Auf die Frage von Seiten der politischen Vertreter, ob es ggf. bereits Ideen zu innovativen Nachfolgeprojekten gäbe, war die wichtigste Antwort der Diskutanten, dass auch für die Übergabe im qualifizierten Krankentransport (Alten- und Pflegeheime, mobile Pflegedienste) sowie für die Übergabe notarztrelevanter Patienten ähnliche Checklisten wünschenswert wären.

Die sicherlich größte Anerkennung für dieses Projekt, und gleichzeitig die beste Motivation für die weitere Durchführung von innovativen Projekten im Rettungsdienst Tirol, erhielt die Steuerungsgruppe mit der Zuerkennung des „Austrian Patient Safety Award" 2017 in der Kategorie „Sektorenübergreifend", verliehen von der österreichischen Plattform für Patientensicherheit (https://www.plattformpatientensicherheit.at/de/patientensicherheit_apsa_2017_tirol_schwaz.htm).

> **Praxistipp**
>
> Die Sicherung der Nachhaltigkeit dieses Projekts liegt neben der Integration des ABS-Briefings in die österreichweite Ausbildung zum Rettungssanitäter (Sanitätshilfemappe) und in die Ausbildung des Pflegepersonals in den Krankenpflegeschulen Tirols vor allem bei jedem einzelnen Mitarbeiter selbst. Nur das individuelle und gemeinsame Bestehen auf der Verwendung des ABS-Briefings bei der Übergabe, sowohl von Seiten des Rettungsdienstes als auch von Seiten des Pflegefachpersonals, wird dieses Instrument auf Dauer am Leben erhalten. Aus der Perspektive der Patienten- und der Mitarbeitersicherheit ist dies allemal wünschenswert.

Fazit

Das „ABS-Briefing – Die standardisierte Patientenübergabe" ist ein einfaches, schnell schulbares und kostengünstiges Instrument, das dazu beitragen soll, einen strukturierten und vollständigen Informationsfluss an der Nahtstelle Notaufnahme vom Rettungsdienst an das Krankenpflegepersonal zu gewährleisten.

Mit der Einführung des ABS-Briefings im Rettungsdienst Tirol konnte ein erster Schritt zur Verbesserung der Übergabesituation von nicht notarztrelevanten Akutpatientinnen und -patienten an der Nahtstelle Notaufnahme erreicht werden. Für die Zukunft wird es wichtig sein, neue, aber auch bereits bestehende Mitarbeiter aus Rettungsdienst und Pflege intensiv zu schulen um ihnen damit die Wichtigkeit und die Bedeutung der Checkliste ABS-Briefing immer wieder ins Gedächtnis zu rufen. Die laufende Evaluierung der Ist-Situation Patientenübergabe ist für die Aufrechterhaltung der guten Qualität in der Patientenübergabe notwendig und wichtig. Neben dem vorgenommenen Projektziel, ein einheitliches Übergabeschema für das Bundesland Tirol zu implementieren, sind es vor allem die Verbesserung der Teambildung und Kommunikation zwischen Rettungsdienstmitarbeitern und Pflegefachkräften, die den Erfolg dieses Projekts im Alltag bestätigen.

Literatur

Bayeff-Filloff M (2013) Herausforderungen als Nahtstelle zur Präklinik. Aus der Perspektive des Ärztlichen Leiter Rettungsdienst (ÄLRD). In: Neumayr A, Baubin M, Schinnerl A (Hrsg) Qualitätsmanagement im prähospitalen Notfallwesen. Bestandsaufnahme, Ziele und Herausforderungen. Springer, Berlin Heidelberg New York, pp 211–217

Güldner S, Mang H, Popp S, Heuser D, Krause M, Christ M (2011) Gedanken zur Fehler- und Sicherheitskultur in deutschen Notaufnahmen. Notfall Rettungsmed 14 (5): 351–360

Koppenberg J (2016) Der Faktor Mensch – Human Factors. In: Neumayr A, Baubin M, Schinnerl A (Hrsg) Risikomanagement im prähospitalen Notfallwesen. Werkzeuge, Maßnahmen, Methoden. Springer, Berlin Heidelberg New York, pp 15–20.

Morphet J, Innes K, Griffiths DL, Crawford K, Williams A (2015) Resident transfers from aged care facilities to emergency departments: Can they be avoided? Emerg Med Australas 27 (5): 412–418

Neumayr A, Walder B (2016) Standardisierte Patientenübergabe – Ein Risikomanagement-Projekt des Tiroler Rettungsdienstes. In: Rettungsdienst Zeitschrift für präklinische Notfallmedizin. SK-Verlag, Paderborn, 24–28

Prückner S, Martin S, Kleinberger T, Madler C, Luiz T (2011) Logistische Aspekte in der Notfallmedizin beim alten Menschen. Notfall Rettungsmed 14: 197–201

Rall M (2016) Sicherheit trotz Fehler: Von der Schuldkultur zur proaktiven Sicherheitskultur. In: Neumayr A, Baubin M, Schinnerl A (Hrsg) Risikomanagement in der prähospitalen Notfallmedizin. Springer, Berlin Heidelberg New York, pp 8–14

Reifferscheid F, Marung H, Breuer G et al. (2015) Zusatzweiterbildungsordnung Notfallmedizin. Anästh Intensivmed 56: 699–767

Schmid K (2016) Risikomanagement in der interdisziplinären Notaufnahme des Zollernalb Klinikums. In: Neumayr A, Baubin M, Schinnerl A (Hrsg) Risikomanagement im prähospitalen Notfallwesen. Werkzeuge, Maßnahmen, Methoden. Springer, Berlin Heidelberg New York, pp 182–191

St. Pierre M, Hofinger G (2014) Human Factors und Patientensicherheit in der Akutmedizin, 3. Aufl. Springer Verlag, Berlin

Ummenhofer W, Lüthy M (2016) Visuelle Hilfen in der Notfallmedizin. SOPs, Algorithmen, Checklisten, Memocards, Krisen-Checklisten. In: Neumayr A, Baubin M, Schinnerl A (Hrsg) Risikomanagement im prähospitalen Notfallwesen. Werkzeuge, Maßnahmen, Methoden. Springer, Berlin Heidelberg New York, pp 92–101

Weinert S (2010) Die Patientenübergabe – Schnittstelle und Schwachstelle zwischen Rettungsdienst und Gesundheitseinrichtung. VDM Verlag, Saarbrücken, pp 7–8

Links

Schulungsfilm ABS-Briefing: https://aelrd-tirol.at/filme (Zugriff: 30.11.2017).

Plattform Patientensicherheit Österreich, Patient Safety Award 2017: https://www.plattformpatientensicherheit.at/de/patientensicherheit_apsa_2017_tirol_schwaz.htm (Zugriff: 30.11.2017).

Unternehmensweite Qualitätskontrolle der Desinfektionsleistung

Jens Parey, Anna-Lena Werle und Klaus Runggaldier

8.1 Ausgangssituation – 88

8.2 Verfahren – 88

8.3 Fragestellungen – 90

8.4 Ergebnisse – 90
8.4.1 1. Durchlauf – 90
8.4.2 2. Durchlauf – 91
8.4.3 3. Durchlauf – 91
8.4.4 Besondere Ergebnisse – 92

8.5 Akzeptanz – 93

8.6 Perspektiven – 94

Literatur – 95

Im Beitrag „Unternehmensweite Qualitätskontrolle der Desinfektionsleistung" wird ein aktuelles Projekt der Falck Rettungsdienst GmbH Deutschland zum Thema Hygiene vorgestellt, dessen Ziel es ist, die Hygiene im Rettungsdienst und Krankentransport an allen Standorten des Unternehmens nachweislich und nachhaltig zu verbessern. Der Beitrag zeigt sowohl den Untersuchungsalgorithmus und die Auswertung der ersten 3 Durchläufe als auch die eingehenden Fragestellungen und erste erkennbare Ergebnisse und hieraus hervorgegangene Problematiken auf.

8.1 Ausgangssituation

Qualitätsmanagement (QM) im Rettungsdienst ist häufig lediglich der Versuch, rechtliche Vorschriften einzuhalten. Mit Qualitätsmanagement im eigentlichen Sinne hat das wenig zu tun, da es hier um eine konsequente Verbesserung definierter Arbeitsabläufe geht, die einen reibungslosen, effektiven und effizienten Betrieb ermöglichen sollen (Runggaldier u. Flake 2013).

Sicherlich ist allein durch die zunehmende Einhaltung von Richtlinien und Gesetzen die Qualität im deutschen und europäischen Rettungsdienst in den letzten 20 Jahren deutlich gestiegen, aber die Leistung der Kernprozesse wird weiterhin nur in den seltensten Fällen überwacht und bewertet. Ein in der DIN EN ISO 9001 geforderter fortlaufender Verbesserungsprozess (DIN NQSZ 2015) ist somit häufig kaum nachweisbar.

Die Falck Rettungsdienst GmbH Deutschland betreibt hier einen anderen Ansatz und stellt im Rahmen des QM-Systems neben der formalen bundesweiten Matrixzertifizierung nach DIN EN ISO 9001:2015 (Internationale Norm für Qualitätsmanagementsysteme) und BS OHSAS 18001 (Britische Norm für Arbeits- und Gesundheitsschutz-Managementsysteme) immer wieder unterschiedliche Projekte und Prozesse der täglichen Arbeit in den Mittelpunkt der Betrachtung und Bewertung (Schmitt u. Runggaldier 2012). Beispiele dafür sind die bundesweite Einführung eines CIRS (Critical Incident Reporting System), ein neuer innovativer Ansatz zur Erhöhung der Mitarbeiterzufriedenheit (Werle et al. 2015) oder ein aktuelles Projekt zur Erhöhung der Fahrsicherheit und -ökonomie.

Das hier vorgestellte, aktuelle Hygiene-Projekt geht über den reinen Patientenschutz hinaus (Runggaldier u. Behrendt 2006) und trägt insbesondere zum Schutz der Mitarbeiter und von deren privatem Umfeld (Familie, Freunde etc.) bei (Schmitt u. Runggaldier 2010).

8.2 Verfahren

Im Herbst/Winter 2015 wurden erstmals bundesweit an insgesamt 80 verschiedenen Rettungsdienstfahrzeugen des RDV (Rettungsdienstverbund aller Tochtergesellschaften und Kooperationspartner der Falck Rettungsdienst GmbH Deutschland) Abklatschproben genommen und ausgewertet.

Das Verfahren lehnt sich an den Algorithmus einer internationalen, noch laufenden Forschungsarbeit aus Dänemark (Vikke 2016–2018, unveröff. PhD-Arbeit) an, in der die Rettungsmittel samt Besatzung an 10 verschiedenen, gut erreichbaren Stellen (4 patientennahe und 6 mitarbeiternahe Flächen) beprobt werden (◘ Abb. 8.1a-c).

- Patientennahe Flächen:
  - Reling/Handlauf der Trage,
  - Tragengurt (Patientenseite),
  - Blutdruckmanschette (Ellenbeuge innen) aus dem Notfallrucksack bzw. -koffer,
  - Patientennahe Fläche (in der Regel Lehne des Begleitersitzes oder Deckel des Vakuummatratzenfaches).
- Mitarbeiternahe Flächen:
  - Im Rettungstransportwagen (RTW): Defibrillatorbedienfeld; alternativ im Krankentransportwagen (KTW): Tragestuhlgriff oben
  - Deckenhandlauf
  - Rettungsdienstjacke am Bauchbereich
  - Rettungsdienstjacke am Handgelenk innen,

Kapitel 8 · Unternehmensweite Qualitätskontrolle der Desinfektionsleistung

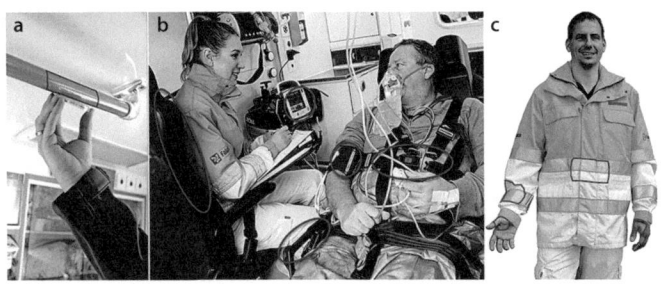

◘ **Abb. 8.1a–c** Patienten- und mitarbeiternahe Beprobungsorte: Deckenhandlauf, patientennahe Flächen, Rettungsdienstjacke am Bauchbereich und am Handgelenk innen, Mitarbeiterhand – Daumensattelgelenk Ober- und Unterseite

— Mitarbeiterhand – Daumensattelgelenk Oberseite,
— Mitarbeiterhand – Daumensattelgelenk Unterseite.

Auf eine Beprobung des Lenkrades, Schaltknaufs oder Touchscreens im Fahrerhaus wurde bewusst verzichtet, da hier eine Keimübertragung ausschließlich über die Mitarbeiterhände stattfindet.

Der erste Durchlauf an den zufällig ausgewählten 80 Fahrzeugen wurde mit der Auflage angekündigt, eine Grundreinigung maximal 24 Stunden vor der Beprobung durchzuführen, um einen Nachweis darüber zu erhalten, ob die vorgegebenen angewendeteten Hygienemaßnahmen grundsätzlich wirksam sind.

> **Die eingesetzten Desinfektionsmittel hinterlassen einen ca. 24 Stunden wirkenden, antibakteriellen Film, der eine Neuverkeimung reduzieren, im Idealfall gar verhindern soll.**

Um feststellen zu können, inwieweit die vorhandenen Desinfektionsmaßnahmen im Alltag greifen oder optimiert werden müssen, wurde der 2. Durchlauf 2 Monate später ohne jegliche Vorankündigung an den gleichen Rettungswachen durchgeführt, der 3. Durchlauf wiederum im direkten Anschluss, sodass sich mittlerweile ein regelmäßiges Beprobungsintervall von einem halben Jahr etabliert hat.

Die Mitarbeiterhände stellen bei der Bewertung einen Sonderbereich dar, da der Großteil aller Übertragungen über sie stattfindet. Die Proben wurden im ersten Durchlauf mitten im Alltag, also auch z. B. bei Reinigungsarbeiten genommen. Auf eine gesonderte Desinfektion während des 1. Durchlaufes wurde bewusst verzichtet, was sich in zum Teil sehr auffälligen Werten widerspiegelt. Beim 2. Durchlauf wurde die Möglichkeit zur Händedesinfektion in ca. 50% der Fälle angeboten, im dritten Durchlauf in über 80%.

Auch die Rettungsdienstjacken nehmen bei der Betrachtung eine Sonderrolle ein: Diese werden – trotz anderslautender Vorgaben – im Alltag auf den Rettungswachen flächendeckend nicht regelmäßig abgeworfen und gereinigt, sondern häufig nach dem subjektiven Empfinden der jeweiligen Mitarbeiter der Reinigung zugeführt. Entsprechend war davon auszugehen, dass zahlreiche beprobte Jacken extrem lange nicht gereinigt wurden und entsprechend eine besonders hohe Keimbelastung aufweisen.

Als größtes Problem der gesamten Untersuchung erwies sich die Definition einer Bewertungsgrundlage: Was ist gut und was ist schlecht. Was ist noch tolerierbar und was nicht mehr. In Ermangelung an neueren wissenschaftlichen Daten wurde eine internationale Arbeit aus dem Jahre 2003 zur Bewertung herangezogen (Dancer 2003). Diese definiert folgende Obergrenzen für eine Belastung mit sog. KBE (koloniebildenden Einheiten: gut auf den Trägerplatten sichtbare, differenzierbare Keimkolonien), welche sich nach 48 stündiger Bebrütung bilden:

- pathogene Keime: <1 KBE/cm²,
- ubiquitäre Keime: <5 KBE/cm²,
- <2,5 KBE/cm² nach strengerer britischer Kategorisierung.

Folgende Keime wurden als „pathogen" definiert:
- Staphylococcus aureus incl. MRSA (Methicillin-resistenter Staphylococcus aureus (Resistenz gegen starke Antibiotika) und MSSA (Methicillin-sensibler Staphylococcus aureus (Resistenz gegen schwächere Antibiotika);
- Enterobacteriaceae;
- Enterococcus;
- Acinetobacter;
- andere im Labor aufgefallene/entdeckte KBE (z. B. Schimmelpilze) (RKI 2015).

Die Proben wurden durch geschultes Personal mit Hilfe von Rodac-Platten genommen, die einen Agarnährboden von 24 cm² tragen. Die Analyse und Auswertung der Proben erfolgten durch das nach DIN EN ISO/IEC 17025 (Internationale Norm für allgemeine Anforderungen an die Kompetenz von Prüf- und Kalibrierlaboratorien) akkreditierte Medilys-Zentrallabor der Asklepios Kliniken Hamburg, deren Mitarbeiter uns auch beratend zur Seite standen und u. a. die Einweisung der Probennehmer in die Entnahmetechnik und korrekte Handhabung der Trägermedien durchgeführt haben.

8.3 Fragestellungen

Mit diesem Projekt sollten folgende Fragestellungen beantwortet werden:

Als erstes interessierte, ob unsere Methoden wirksam sind: Bringt eine Desinfektion unter den lokalen Bedingungen das gewünschte Ergebnis? Spannend war dabei auch die Frage, ob die aus den jeweiligen regionalen und lokalen Besonderheiten der Rettungsdienstsysteme und deren dortigen Vorgaben resultierenden unterschiedlichen Hygienekonzepte sowie verschiedenen Hygienehandbücher und -maßnahmen zu gleichwertigen Ergebnisse führen.

Auch weitere Rahmenbedingungen, wie beispielsweise die Stellplätze der Rettungsmittel in einer geschlossenen Fahrzeughalle, in einem Carport oder unter freiem Himmel erschienen interessant. So wird beispielsweise für einige Desinfektionsmittel die Wirksamkeit erst ab einer Oberflächentemperatur von 10°C garantiert – eine Temperatur, die an Frosttagen an Standorten, an denen die Rettungsmittel im Freien stehen, nicht unbedingt gewährleistet ist.

Eine weitere Frage war, ob im Alltag die Kontaktflächendesinfektion nach jedem Patiententransport zuverlässig durchgeführt wird und wie wirksam diese Maßnahme ist.

Dann stellte sich die Frage, wie stark oder „schlimm" die Verkeimung der Einsatzjacken ist, die, wie bereits erwähnt, in der Regel unregelmäßig oder sehr selten gereinigt werden.

Schließlich sollte die Frage geklärt werden, ob das Einsatzgebiet und/oder das Aufgabengebiet, z. B. „Landrettung" vs. „Stadtrettung" bzw. Notfallrettung vs. qualifizierter Krankentransport, Einfluss auf die Verkeimung haben bzw. ob es dort signifikante Unterschiede gibt. Hier gab es verschiedene Vermutungen, dass sich beispielsweise aufgrund des Faktors Zeit, Auslastung, anzuwendendes Hygienehandbuch, Planbarkeit, Erfahrung des Personals etc. die Ergebnisse unterscheiden würden.

8.4 Ergebnisse

8.4.1 1. Durchlauf

Unter Bezugnahme auf die Studienergebnisse und Standards von 2003 zeigt die Auswertung des ersten Durchlaufs, dass zu 96,9% (5 KBE/cm²) bzw. 94,7% (2,5 KBE/cm²) die beschriebenen optimalen Standards in Bezug auf die Patientenflächen eingehalten werden. Auch bei den Mitarbeiterflächen liegt die Einhaltung mit 97,5% bzw. 86,9% (98,4% bzw. 95,4% bei Ausgrenzung der Hände aus den Mitarbeiterflächen) sehr hoch.

Erfreulicherweise sind bei nur 5 von 800 Proben, d. h. nur bei 0,6% aller Proben,

Kapitel 8 · Unternehmensweite Qualitätskontrolle der Desinfektionsleistung

Gesamtergebnis: Erfüllung der Empfehlungen in %

Umsetzung der Standards	<5KBE/cm²			<2,5KBE/cm²		
	1. Probe	2. Probe	3. Probe	1. Probe	2. Probe	3. Probe
Patientennahe Flächen	96,9%	97,8%	99,4%	94,7%	94,5%	95,1%
Mitarbeiternahe Flächen	97,5%	94,6%	99,0%	86,9%	88,0%	90,8%
Mitarbeiternahe Flächen ohne Hände	98,4%	97,5%	99,1%	95,6%	95,3%	94,0%

◘ Abb. 8.2 Gesamtergebnis: Erfüllung der Empfehlungen pro Bereich in %

pathogene Keime nachgewiesen worden: Enterobacteriaceae an Hand und Deckenlauf, Acinetobacter an Hand und Rettungsdienstjacke, Aspergillus sp. am Defibrillator). Dabei wurde nur bei einer einzigen Probe (d. h. bei 0,1%) der tolerable Grenzwert von 1 KBE/cm² überschritten (1,5 KBE/cm² Acinetobacter an der Handunterseite). Darüber hinaus wurden bei einer weiteren Probe 1,7 KBE/cm² Staphylococcus aureus ohne Anhalt für Resistenzen an einer Handoberseite und bei 3 Proben <0,1 KBE/cm² Schimmelpilze (an Rettungsdienstjacke, Defibrillator und patientennaher Fläche) festgestellt (◘ Abb. 8.2).

Lediglich bei 4 Proben wurden pathogene Keime nachgewiesen: Enterococcus (2) und Klebsiella oxytoca an den Händen sowie Pseudomonas an einem Gurt – jeweils unterhalb des in der herangezogenen Studie aufgeführten tolerablen Maximalwertes von 1 KBE/cm².

Bei 12 Proben konnte Staphylococcus aureus nachgewiesen werden, davon 11-mal an Händen und Rettungsdienstjacken, allerdings in allen Fällen ohne jeglichen Anhalt für Resistenzen. Dazu konnten bei 3 Proben jeweils <0,1 KBE/cm² Schimmelpilze (an RD-Jacken [2] und Tragenreling) festgestellt werden.

8.4.2 2. Durchlauf

Der 2. Durchlauf erfolgte ohne Ankündigung an denselben Standorten direkt im Anschluss an die Auswertung des 1. Durchlaufes. Entsprechend konnten zwischenzeitlich keine aufwendigen Schulungsmaßnahmen durchgeführt werden. Allerdings erfolgte durch einen kurzen Artikel in der Mitarbeiterzeitschrift und die Thematisierung auf einigen Dienst- oder Betriebsversammlungen eine Information zu den Ergebnissen des 1. Durchlaufs und dadurch eine gewisse Sensibilisierung einiger Mitarbeiter. Insgesamt wurden aufgrund des zwischenzeitlichen Wachstums des Unternehmens 10 Fahrzeuge mehr, d. h. insgesamt 90 zufällig ausgewählte Fahrzeuge, in die Untersuchung einbezogen und beprobt.

Trotz der unangemeldeten Sammlung der Abklatschproben kommen die Ergebnisse erfreulicherweise nahe an die Ergebnisse des 1. Durchlaufes heran und übertreffen diese sogar zum Teil:

8.4.3 3. Durchlauf

Der 3. Durchlauf wurde unmittelbar nach Abschluss des 2. im September 2016 gestartet und ebenfalls ohne Ankündigung durchgeführt. Bei diesem Durchlauf wurden 87 Fahrzeuge beprobt.

Erfreulich ist die nachweisliche Verbesserung der Ergebnisse, die eine Einhaltung der optimalen Standards in über 99% aller Proben aufzeigen. Bei Ausgrenzung der Hände wird der strengere britische Standard in über 94% aller Proben erreicht (◘ Abb. 8.3).

Diesmal sind bei 8 von 870 Proben pathogene Keime nachgewiesen worden: Enterobacteriaceae und Acinetobacter lwoffii an einer nicht desinfizierten Hand, Acinetobacter pittii an einer Einsatzjacke; Aspergillus spp. an der Tragenreling (2), am Deckenlauf (2) und an einer patientennahen Fläche (1). Lediglich an der nicht desinfizierten Hand (d. h. bei 0,2%) wurde der tolerable Grenzwert von 1 KBE/cm² für pathogene Keime überschritten (1,5 KBE/cm² Enterobacteriaceae an der Handoberseite

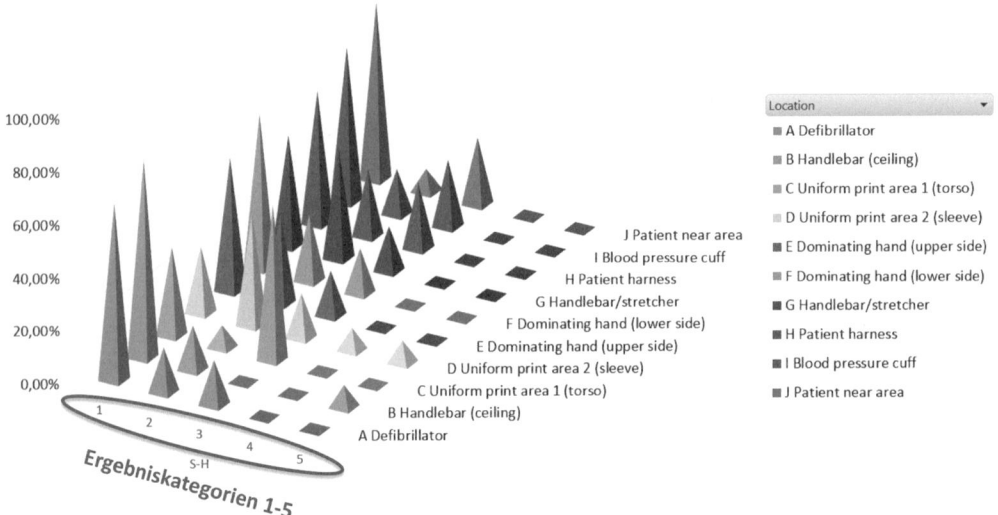

◘ Abb. 8.3 Aufteilung der Messungen nach Ergebniskategorien (exemplarisch für Schleswig-Holstein)

und 2,5 KBE Acinetobacter lwoffii an der Handunterseite).

Darüber hinaus wurde bei 17 Proben Staphylococcus aureus ohne Anhalt für Resistenzen gefunden (davon 15-mal an Jacken und Händen) sowie 6-mal Schimmelpilze (an Rettungsdienstjacke, Defibrillator (2), Blutdruckmanschette, Tragengurt und Deckenlauf) nachgewiesen.

In der Regel lag die Belastung bei <0,1 KBE/cm². 4 der Proben, bei denen Staphylococcus aureus nachgewiesen wurden, erreichten maximal 0,2 KBE/cm².

8.4.4 Besondere Ergebnisse

Die Vermutung, dass gerade die Rettungsdienstjacken stark keimbelastet sein könnten, bestätigten sich nur bedingt: Zwar bewegt sich zuletzt ein nicht kleiner Teil der Jacken im höheren Toleranzbereich (6,3% zwischen 2,5 und 5 KBE/cm²), aber nur 1,15% aller Rettungsdienstjacken überschreitet den empfohlenen Grenzwert von 5 KBE/cm².

Die erwartungsmäßig hohe Belastung der Hände liegt beim 2. Durchlauf in 11% der Fälle über dem empfohlenen Grenzwert von 5 KBE/cm² (15,5% >2,5 KBE/cm²). In weiteren 15,5% der Beprobungen wurde der strengere britische Standard überschritten.

Beim 3. Durchlauf, bei dem in über 80% der Fälle eine Händedesinfektion vor der Beprobung durchgeführt wurde, wird nur noch in 1,5% aller Beprobungen die kritische Grenze von 5 KBE/cm² überschritten (14,4% >2,5 KBE/cm²). Weitere 14,4% überschreiten die britische Vorgabe von 2,5 KBE/cm² (◘ Abb. 8.4, ◘ Abb. 8.5).

Wirklich überraschend waren die relativ starken Belastungen der Blutdruckmanschetten und der Tragenhandläufe, da gerade Letztere eine der am meisten desinfizierten Flächen darstellen sollten (nach jedem Einsatz!). Vermutungen, dass es sich hier um ein Problem mit bestimmten Tragentypen handeln könnte, deren Sicherheitsbügel beim Öffnen quasi in sich zusammenklappen, konnten sich nicht manifestieren.

Kapitel 8 · Unternehmensweite Qualitätskontrolle der Desinfektionsleistung

Gesamtergebnis: Überschreitung der Grenzwerte pro Untersuchungsfläche in %

Ergebnisse	>5KBE/cm²			>2,5KBE/cm²		
	1. Probe	2. Probe	3. Probe	1. Probe	2. Probe	3. Probe
Reling (Handlauf der Trage)	6,3%	1,1%	2,3%	10,0%	6,7%	5,8%
Tragegurt (Patientenseite)	0,0%	2,2%	0,0%	3,8%	4,4%	3,5%
Blutdruck-Manschette (Notfallkoffer bzw. –rucksack)	5,0%	2,2%	0,0%	5,0%	6,7%	5,8%
Patientennahe Fläche	1,3%	3,3%	0,0%	2,5%	4,4%	4,6%
Einsatzjacke (Ärmel und Bauchbereich)	2,5%	2,2%	1,2%	6,9%	5,6%	7,5%
Mitarbeiterhand Ober- und Unterseite	4,4%	11,1%	1,2%	30,6%	26,7%	15,5%
Defibrillator-Tastenfeld (RTW) alternativ: Tragestuhlgriff oben (KTW)	1,3%	3,3%	0,0%	1,3%	4,4%	6,9%
Decken-Handlauf	0,0%	2,2%	1,2%	2,5%	3,3%	2,3%

◘ Abb. 8.4 Gesamtergebnis: Überschreitung der Grenzwerte pro Untersuchungsfläche in %

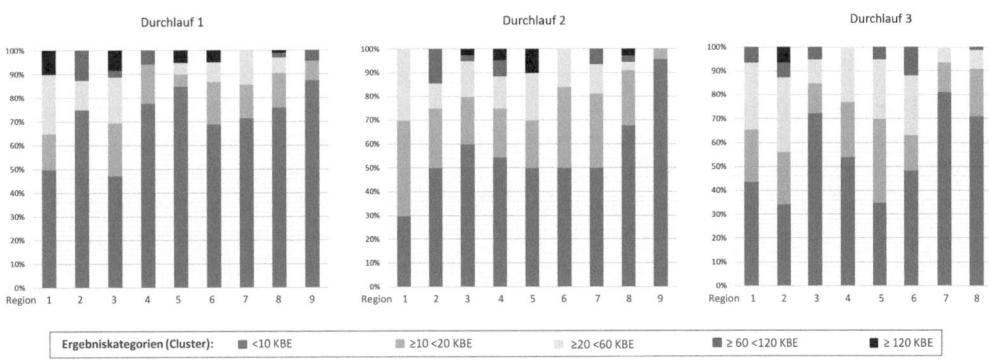

◘ Abb. 8.5 Verkeimung der Patientenflächen (geclustert pro Region) in %

Die Belastung der Blutdruckmanschetten aus den Notfallrucksäcken bzw. -koffern hingegen lässt sich mit dem gesteigerten Gebrauch der automatischen Blutdruckmessgeräte der Defibrillatoren erklären. Im Koffer oder Rucksack verpackt, wird die Reinigung mit größerer Wahrscheinlichkeit vergessen. Hinzu kommt das Fehlen eines Präparats für die kurzfristige Desinfektion von Textilien. Obwohl es nicht an allen beteiligten Wachen für jede Trage ein Ersatzgurtset gibt und sich einige Systeme nicht problemlos demontieren lassen, wurde überraschenderweise nur bei einem sehr geringen Anteil der beprobten Gurtsysteme der Grenzwert überschritten: 2,2% im 2., 0% im 3. Durchlauf.

8.5 Akzeptanz

Die Akzeptanz des Projektes ist bei den Mitarbeitern sehr hoch. Grundsätzlich besteht großes Interesse an der Methode, aber vielmehr noch an den Ergebnissen. Besonders beim 1. Durchlauf gab es vielerorts sogar Unverständnis darüber, dass die Beprobungen vorher angekündigt wurden. Nicht zuletzt mag die positive Haltung aber auch an den im Vorfeld getroffenen Absprachen mit den Betriebsräten gelegen haben, denen absolute Anonymität personenspezifischer Daten zugesichert wurde. Für den Fall einer außergewöhnlich hohen Verkeimung, insbesondere mit pathogenen Keimen, hätte der

Kontakt zum betroffenen Mitarbeiter dann auch über den jeweiligen Betriebsrat oder eine Vertrauensperson stattgefunden.

Wichtig bei diesem und auch vergleichbaren Projekten ist die Klarstellung, dass sie nicht zur Überwachung der Mitarbeiter oder Identifikation von „schwarzen Schafen" dienen, sondern im Interesse und zum Schutze aller Beteiligten – Mitarbeiter, Patienten, Angehörige, Personal, Kollegen, privates Umfeld und Familie – durchgeführt werden. Hier ist „Besserwerden" ein elementarer und erstrebenswerter Bestandteil der täglichen Arbeit und eigenen Sicherheit. Die im 2. und 3. Durchlauf erreichten Ergebnisse zeigen deutlich, dass bereits die bloße Durchführung eines solches Projektes und die Bereitstellung der Ergebnisse zu einer Sensibilisierung und einem veränderten Verhalten der Mitarbeiter führen.

8.6 Perspektiven

Insgesamt hat sich gezeigt, dass die gewählte Methode ein einfaches und systematisches Mittel ist, um valide und zuverlässige Daten und Informationen zur Keimbelastung bzw. zur Effizienz von Hygienemaßnahmen zu erhalten. Zusammenfassend lassen sich, bezogen auf die eingangs formulierten Fragen, folgende Ergebnisse feststellen:
- Die eingesetzten Desinfektionsmethoden sind grundsätzlich sehr wirksam – auch im Winter.
- Die in den 3 Durchläufen gemessenen Werte liegen im positiven Bereich der Normierungsstudie.

Spannend ist es, in weiteren Analysen herauszufinden, warum an einigen Standorten gleichmäßig gute Ergebnisse erzielt werden, während an anderen Standorten gleichmäßig weniger gute Ergebnisse zustande kommen. Hier ist sicherlich teilweise eine erneute Überprüfung der jeweiligen Hygienepläne notwendig, denn Unterschiede zwischen Ergebnissen der Kategorie 1 zu Kategorie 3 treten zu häufig auf, als dass man von einzelnen „Ausrutschern" ausgehen könnte.

Und einige Wachen haben gerade im 2. und 3., jeweils unangekündigten Durchlauf bewiesen, dass durchgehend fast sterile Werte erreichen werden können (Kategorie 1: <0,2 KBE/cm^2) – auch nach Kontaktflächendesinfektionen aufgrund eines Patiententransportes.

Die negativen Ausreißer an einigen Standorten bzw. an bestimmten Beprobungsstellen deuten auf die Validität der Messergebnisse hin und sollten nicht beunruhigen. Vielmehr sollten sie Ansporn sein, wirksame Maßnahmen zu ergreifen, um die Ergebnisse auch dort zu verbessern. Beispiele könnten angepasste Hygienepflichtunterweisungen und -fortbildungen sein, da hier durch das reine Aufzeigen der Schwachpunkte die Sensibilität deutlich erhöht werden kann. Ein neuer Weg wird in Potsdam-Mittelmark eingeschlagen, wo mittlerweile Einwegblutdruckmanschetten im Alltag eingesetzt werden, um das Problem der Textildesinfektion zu umgehen.

Beim Thema Einsatzjacken wird regional- und standortspezifisch untersucht werden müssen, wodurch eine höhere Verkeimung zustande kommt. Hier gibt es bezogen auf die Ergebnisse eine Art „verkehrte Welt": Im Bereich der konzessionierten Krankenbeförderung in Ballungsgebieten mit einem entsprechend hohen Einsatzaufkommen stellen sich die Werte momentan viel besser dar als erwartet, obwohl hier viel mehr Einsätze pro Schicht und auch Schichten insgesamt pro Mitarbeiter gefahren werden, als beispielsweise in der Notfallrettung im ländlichen Raum. Die meisten Jacken, die den Sollbereich der Keimbelastung überschritten haben, waren Jacken an Standorten der Notfallrettung mit weniger Einsätzen pro Schicht und weniger Schichten pro Mitarbeiter im Monat (◘ Abb. 8.5).

Insgesamt entwickeln sich aus den Ergebnissen auch erste Unterschiede zwischen den Einsatzgebieten: Es gibt offenbar diverse, sich gegenseitig beeinflussende Faktoren – Häufigkeit von Infektionseinsätzen und entsprechend anschließenden Desinfektionen, Erfahrung, Routine, Auslastung, Einsatzart, Vorplanung etc. –, die anders auf die Ergebnisse wirken als vermutet. Ein Vergleich der Hygienehandbücher wird hier der erste Schritt sein, um festzustellen, ob und wie sich die angewendeten Verfahren voneinander unterscheiden.

Als Letztes bleibt die Frage nach dem Umgang mit dem Thema Händedesinfektion. Hier haben schon erste Pflichtfortbildungen stattgefunden, die dieses Problem thematisieren, um letzten Endes die Mitarbeiter zu sensibilisieren, ihre Hände vor und nach jedem Patientenkontakt, aber auch nach Wacharbeiten sowie vor und nach dem Dienst zu desinfizieren.

Der 3. Durchgang zeigt, dass grundsätzlich bessere Werte erreicht werden können: Die Werte sind oberflächlich gesehen sehr viel besser als in den ersten beiden Durchläufen. Betrachten wir allerdings die Tatsache, dass in über 80% der Fälle eine Händedesinfektion durchgeführt wurde und trotzdem bei 15,5% aller Beprobungen Werte über 2,5 KBE nachgewiesen wurden, wird deutlich, dass hier kontinuierlich Schulungsbedarf besteht.

Fazit

Abschließend ist festzustellen, dass alle Ergebnisse helfen, das Thema Hygiene im Rettungsdienst weiter zu verbessern. Das Projekt hat trotz der bereits erfolgten Untersuchungsdurchläufe gerade erst begonnen. In den nächsten Durchläufen und dem diesbezüglichen kontinuierlichen Verbesserungsprozess sind weitere Optimierungen und zielführendere Qualitätsverbesserungen zu erwarten. Da sich im 2. Durchlauf gezeigt hat, dass die Fahrzeuge nach einer effektiven Reinigung auch problemlos Werte von weit unter 1 KBE/cm^2 ubiquitärer Keime erreichen können, wurde dieser Wert intern für die Zukunft als härterer Standard zur Bewertung avisiert. Der 3. Durchlauf bestätigt die Erfahrung aus dem 2. Durchlauf: Länger nicht grundgereinigte Fahrzeuge konnten z. T. ausschließlich durch gute Kontaktflächendesinfektion quasi sterile Untersuchungswerte erreichen. Die Quote der Überschreitungen der definierten Grenzwerte ist beeindruckend gesunken und kann sich besonders in Hinsicht auf die Quote der paxishogenen Belastung mit neuen internationalen Studien messen (Noh et al. 2011; Luksamijarulkul und Pipitsangjan 2015). Dafür ist der Anteil jener Proben gestiegen, die Werte im mittleren Bereich (0,8–2,5 KBE/cm^2) aufweisen, sodass wir uns von unserem neu gesteckten Ziel etwas entfernt haben: Werte <1 KBE/cm^2: 80,67% (2. Durchlauf) vs. 74,75% (3. Durchlauf). Uns in diesem Bereich erneut zu verbessern, darin liegt die Herausforderung der nächsten Jahre.

> Wünschenswert wäre, dass die Ergebnisse zur Qualitätskontrolle der Desinfektionsleistung der Falck Rettungsdienst GmbH Deutschland auch in Hinblick auf die Zusammenarbeit mit externen Partnern und Parteien helfen, die Vorgaben von Rettungsdienstträgern, Gesundheitsämtern usw. fachlich sachlich mit harten Zahlen, Daten, Fakten zu verifizieren, um so vorhandene Hygienekonzepte ggf. zu optimieren.

Literatur

Dancer SJ (2004) How do we assess hospital cleaning? A proposal for microbiological standards for surface hygiene in hospitals. J Hosp Infect 56: 10–15

DIN NQSZ (2015) DIN EN ISO 9001; Beuth, Berlin 2015, 49

Luksamijarulkul P, Pipitsangjan S (2015) Microbial Air Quality and Bacterial Surface Contamination. In Ambulances During Patient Services. Oman Med J 30 (2): 104–110

Noh H et al. (2011) Risk Stratification-based Surveillance of Bacterial Contamination. Metropolitan Ambulances. J Korean Med Sci 26: 124–130

RKI.de (2015) Informationen zu ausgewählten Erregern. http://www.rki.de/DE/Content/Infekt/Krankenhaushygiene/Erreger_ausgewaehlt/erreger_ausgewaehlt_inhalt.html?nn=2868974 (Abruf am 02.08.2017)

Runggaldier K, Behrendt H (2006) Der Patient im Mittelpunkt. Qualitätsmanagement in Klinik und Praxis 02: 33–39

Runggaldier K, Flake F (2013) Zertifizierte QM-Systeme: ISO, EFQM, KTQ, Audits und Kundenbefragungen. In: Neumayr A, Schinnerl A, Baubin M (Hrsg) Qualitätsmanagement in der prähospitalen Notfallmedizin. Springer, Wien, 55–63

Schmitt L, Runggaldier K (2013) Der Mitarbeiter im QM. In: Moecke H, Marung H, Oppermann S (Hrsg) Praxishandbuch Qualitäts- und Risikomanagement im Rettungsdienst, Berlin, 19–32

Schmitt L, Runggaldier K (2012) Der Weg ist das Ziel, nicht das Zertifikat. Rettungs-Magazin 05: 56–61

Schmitt L, Runggaldier K (2010) Gesundheitsschutz und betriebliches Gesundheitsmanagement: Eine vernachlässigte Aufgabe im Rettungsdienst. Rettungsdienst 01: 36–41

Vikke H (2016–2018). Hygiene in the prehospital setting – A study of bacterial contamination, personnel compliance and impact of various hygiene interventions in the emergency medical service. Unveröff. PhD-Arbeit. University of Southern Denmark, Department of Clinical Research.

Werle A, Parey J. Runggaldier K (2015) Mitarbeiterbefragung. Neuer Weg zur Verbesserung der Mitarbeiterzufriedenheit. Rettungsdienst 11: 1044–1049

Hygieneaudits im Rettungsdienst – ein Motor zur Qualitätsverbesserung

Martin Lidl und Agnes Neumayr

9.1 **Grundlagen und Schritte zur Umsetzung des Hygiene-Auditprojekts – 98**
9.1.1 Die Einführung einheitlicher Regelwerke: Online Plattform „HygieneWiki" – 98
9.1.2 Die Entwicklung einheitlicher Vorlage- und Nachweisdokumente – 99
9.1.3 Die Erstellung von Schulungsunterlagen, die Ausbildung interner Auditoren – 102
9.1.4 Informationskampagne: Ziele, Methode und Inhalte der internen Audits – 102
9.1.5 Überprüfung der Auditsystematik durch den ÄLRD – 102

9.2 **Erfahrungen und Best-Practice-Beispiele aus den Hygiene-Audits – 102**
9.2.1 Stellenbeschreibung Hygienebeauftragter – 103
9.2.2 Fahrzeugaufbereitung – 103
9.2.3 Umkleide- und Aufbereitungsbereich Hygiene – 104
9.2.4 Konzepte zur Reduktion von Dosierfehlern – 106
9.2.5 Dienstübergreifende Zusammenarbeit bei angewandten Hygienefragen – 106

9.3 **Evaluation des Gesamtergebnisses für das jährliche Management-Review – 106**

Literatur – 107

© Springer-Verlag GmbH Deutschland, ein Teil von Springer Nature 2018
A. Neumayr, M. Baubin, A. Schinnerl (Hrsg.), *Zukunftswerkstatt Rettungsdienst*,
https://doi.org/10.1007/978-3-662-56634-3_9

Die Rotes Kreuz Tirol gem. Rettungsdienst GmbH (RD GmbH) führte von 2016 bis 2017 erstmals interne Audits im Fachbereich Hygiene bei allen 16 Leistungserbringern (LEB) durch: Rotes Kreuz Tirol, Arbeiter Samariterbund, Johanniter-Unfall-Hilfe, Malteser Hospitaldienst und Österreichischer Rettungsdienst. Alle Auditdokumente wurden gemäß der internationalen Norm ISO 9001:2015 bzw. ISO 19011:2011 erstellt. Zuzüglich zur Überprüfung der Mindeststandards sollten besonders positive Vorgehensweisen als Best-Practice-Beispiele (Erfolgsmodelle) in die Auditberichte einfließen. Das gemeinsame Ziel war es, im Rettungsdienst Tirol eine positive Auditkultur zu etablieren, um darauf aufbauend die Auditsystematik auf weitere Fachgebiete auszudehnen.

9.1 Grundlagen und Schritte zur Umsetzung des Hygiene-Auditprojekts

Laut ISO 19011:2011 (Mindestanforderungen an Qualitätsmanagement-Systeme) bedeutet Audit eine „unabhängige und systematische Überprüfung qualitätsbezogener Tätigkeiten". Betrachtet man den lateinischen Ursprung des Wortes „audire", bedeutet dieser: „hören, vernehmen". Ein Audit im Sinne von „audire" ist somit ein Instrument, mit dessen Hilfe z. B. sanitätsdienstliche Tätigkeiten in ihrer Qualität überprüft, genauso wie Probleme gehört und Lösungsvorschläge eingebracht werden sollten.

Um diesen konstruktiven Zugang zu Audits im Rettungsdienst Tirol zu etablieren, wurde das Auditprojekt anhand folgender Kriterien und Schritte aufgebaut und umgesetzt:
- die Einführung eines einheitlichen Regelwerks im Fachbereich Hygiene: Hygieneplan,
- die Entwicklung einheitlicher Vorlage- und Nachweisdokumente für interne Audits: Jahresauditprogramm, Auditplan, Auditcheckliste, Auditbericht,
- die Erstellung von Schulungsunterlagen für interne Audits sowie die Schulung interner Auditorinnen und Auditoren,
- die Informationskampagne zu den Zielen, Methoden und Inhalten der internen Audits an alle Führungskräfte (Leiter Rettungsdienst, Bezirksgeschäftsführer) und Mitarbeiter,
- die Durchführung der internen Audits bei allen 16 Leistungserbringern (2016–2017),
- die Erstellung von Auditberichten; die Einbeziehung dieser in das jährliche Management-Review der RD GmbH,
- das Aufzeigen von Best-Practice-Beispielen zur Etablierung einer proaktiven Auditkultur,
- die Evaluierung der Auditberichte durch das Team des Ärztlichen Leiters Rettungsdienst des Landes Tirol (ÄLRD) und
- die Übermittlung der Evaluierungsergebnisse an den politischen Träger.

9.1.1 Die Einführung einheitlicher Regelwerke: Online Plattform „HygieneWiki"

Als Regelwerke für den Fachbereich Hygiene stehen das österreichische Sanitätergesetz, die Sanitäter Ausbildungsverordnung und interne Vorschriften zur Verfügung. Des Weiteren wurde im Rahmen der Auditstrategie ein Hygieneplan in Form einer webbasierten Hygiene-Wiki entwickelt und allen Mitarbeitern zugänglich gemacht. Aktuell ist dieses HygieneWiki mit 11 Kapiteln und dazu freigegebenen Dokumenten ausgestattet. Es beinhaltet sämtliche Verfahren im Bereich Hygiene, inklusive verbindliche Handlungsanweisungen in den Bereichen (Neumayr u. Lidl 2017, Wolf u. Tanzer 2012):
- Abfallversorgung,
- Diagnostik und Therapie,
- Fahrzeuge,
- Infektionstransport,
- Medizinprodukte und Ausrüstung,
- persönliche Hygiene,
- Reinigung und Desinfektion,

Kapitel 9 · Hygieneaudits im Rettungsdienst – ein Motor zur Qualitätsverbesserung

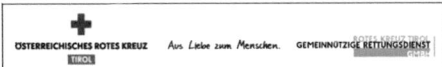

Organisationseinheit	Meth	AUG	SEP	OKT	NOV	DEZ	JÄN	FEB	MÄR	APR	MAI	JUN	JUL
Lienz	Pz							SA/WG					
Kitzbühel	Pz						WJ/NC						
Kufstein	Pz					WJ/ZM							
Schwaz	Pz									WJ/LE			
Wattens	Pz												SA/LE
Innsbruck Land	Pz									WJ/IA			
Innsbruck	Pz										WJ/LA		
Telfs	Pz				WJ/SB								
Imst	Pz				SA/LE								
Landeck	Pz		WJ/WG										
Reutte	Pz	SA /NC											
Hall	Pz										SA/SB		
Landesverband Tirol	Pz						SA/IA						
Samariterbund Tirol	Pz											WJ/WG	
Österr. Rettungsdienst	Pz												SA/ZM
Johanniter Unfallhilfe	Pz												SA/LA
Malteser Hospitaldienst	Pz					WJ/LA							

| Kurzzeichen | Hy |
| Name Fachbereich | Hygiene |

Auditmethode: Pd...Produkt | S...System
Pz...Prozess | FB...Funktion/Bereich

○ **Abb. 9.1**   Das Jahresauditprogramm im Rettungsdienst Tirol

- Rettungswache,
- Wäscheaufbereitung,
- Recht und Literatur,
- Hygienemanagement und
- Qualitätssicherung.

9.1.2 Die Entwicklung einheitlicher Vorlage- und Nachweisdokumente

Im nächsten Schritt wurden alle verpflichtenden Auditvorlage- und Nachweisdokumente erstellt: Jahresauditprogramm, Auditplan, Auditcheckliste, Auditbericht (Wiedenmann u. Tutschka 2011, Hellmich 2010).

Jahresauditprogramm

Im Jahresauditprogramm wird festgelegt, zu welchem Datum, in welcher Dienststelle oder bei welchem Rettungsdienstpartner auditiert wird. Das Jahresauditprogramm wird vom Qualitätsmanager der RD GmbH in Kooperation mit den Auditoren erarbeitet, über die Geschäftsführung freigegeben und vorab an alle Leiter Rettungsdienst (LRD) als Information übermittelt (○ Abb. 9.1).

Auditplan

Im Auditplan werden die Tagesordnungspunkte für jedes einzelne Audit anhand genauer Zeiteinheiten, Zuordnungen zu den auditierten Themenbereichen und zu Referenzkapitel z. B. im Hygieneplan bzw. der ISO-Norm 9001:2015 (Kapitel 4–8) vorgegeben. Festgelegt werden die Auditteilnehmer und die Auditoren. Der Auditplan muss einen Monat im Voraus, zusammen mit der Einladung zum Audit, der jeweiligen Bezirksstelle zugesandt werden (○ Abb. 9.2).

Auditcheckliste

Damit sich die Mitarbeiter und Führungskräfte gut auf das Audit vorbereiten können, wurde zudem vom Fachbereichsleiter Hygiene der RD GmbH ein Fragenkatalog ausgearbeitet,

AUDITPLAN

Unternehmen / Adresse	Norm/Regelwerk
Rotes Kreuz Tirol gem. Rettungsdienst GmbH Steinbockallee 13 6063 Rum Österreich	Sanitätergesetz (SanG) Sanitäter Ausbildungsverordnung (SanAV) Vorschriften ÖRK Hygieneplan RD-Tirol (HP)
	Auditart: Internes Audit

Auditoren:		Auditpartner (Bezirk): Auditbeauftragter / Name: Bezirksstelle Telfs	Audittermin: Datum: 22.11.2016 Uhrzeit: 9:00 Uhr
LM	Lidl Martin Fachbereichsleiter Hygiene, RD-Tirol		
WJ	Jörg Waldner Auditor RD-Tirol		
SB	Schedler Bertram Auditor RD-Tirol		

Zeit Von	bis	Prozess	Referenz-kapitel	Thema	Auditor	Ansprechpartner
0900	0915			Eröffnungsgespräch	LM, WJ, SB	Alle Auditteilnehmer
0915	0930	Führung		Regelung der Zuständigkeiten Interne Kommunikation	LM	Heiss Reinhard
0915	0930	QM-System		Möglichkeit für Feedback-meldungen Dokumentenlenkung	WJ, SB	Schweiger Siggi
0930	1000	Messung/Überwachung	HP 10 HP 5,6,7	Häufigkeit von Kontrollen im operativen Bereich Dokumentation Sichtprüfungen im Aufbereitungsprozess	LM, SB	Derflinger Florian Heiss Reinhard
0930	1000	Dienstleistung		Anrichten von Desinfektionslösung Maßnahmen zur Händehygiene Aufbereitungstätigkeiten im täglichen Dienstbetrieb	WJ	Schweiger Siggi
1000	1015	Ressource		Vorhaltung von Reinigungs- und Desinfektionsmittel Raum für Aufbereitung	WJ, SB	Derflinger Florian
1015	1025			Auditzusammenfassung	LM, WJ, SB	
1025	1035			Abschlussgespräch		Alle am Ergebnis Interessierten

Abb. 9.2 Auditplan

Kapitel 9 · Hygieneaudits im Rettungsdienst – ein Motor zur Qualitätsverbesserung

| Audit-Nummer: RDT 01/2016 | Hygiene | Formular **Auditcheckliste** |

2. Fragenkatalog zum Internen Audit Hygiene

Person: Wählen Sie ein Element aus.

lfd. Nr.	Anforderungen / Auditfragen	Person	Kapitel ISO 9001	Regelwerk	Beobachtungen / Abweichungen / Bemerkungen	-	+	E
	QM-System und Dokumentenlenkung		4					
1	Wie erfolgt die Verteilung von Rundschreiben und Informationen im Bereich Hygiene, welche Kommunikationswege werden verwendet?	LRD, HB		11.4				
2	An wen erfolgt die Verteilung von Rundschreiben und Informationen?	LRD, HB		11.4				
3	In welcher Form und wo werden Rundschreiben und Informationen auf der Dienststelle publiziert?	Alle		11.4				
4	Werden Rundschreiben und Wichtige Mitteilungen archiviert?	LRD, HB		11.4				
5	↳ Wenn ja, wie lange ist die Archivierungsdauer?	LRD, HB		11.4				
6	Wo hängt der Desinfektionsplan aus?	HB, MA		3.4				
7	Wo befinden sich die Checklisten zur Aufbereitung von Medizinprodukten?	HB, MA		5.2				
8	Wo werden Algorithmen (z.B. „Infektionsverdacht") und Arbeitsanweisungen (z.B. „Maßnahmenplan Infektionstransport") vorgehalten?	HB, MA		8.1				
9	Wo befindet sich die standardisierte Ablage für Dokumente im operativen Bereich der Hygiene?	Alle		11.4				

Abb. 9.3 Auditcheckliste

die sogenannte Auditcheckliste. Diese enthält 59 überprüfbare Prozesse und Handlungsanweisungen aus dem Bereich der organisatorischen und angewandten Hygiene. Die Checkliste wurde online allen Mitarbeitern zur Vorbereitung auf das Audit zur Verfügung gestellt. Die Fragen entsprechen den Auditkriterien der ISO 9001:2015 und nehmen Bezug zum jeweiligen Regelwerk, z. B. dem Hygieneplan.

Während der Audits werden anhand der Auditcheckliste die Beobachtungen, Abweichungen und die abschließende Bewertung dokumentiert. Jedes Audit wird durch Stichproben abgerundet. Im abschließenden Auditgespräch werden alle Beobachtungen und Bewertungen zusammengefasst und den Teilnehmern als Auditergebnis präsentiert (Abb. 9.3).

Auditbericht

Im Anschluss an das Audit muss von den Auditoren innerhalb eines Monats der Auditbericht anhand folgender Kriterien erstellt werden:
- Auditziel,
- Gesamteindruck,
- besonders positiv aufgefallene Best-Practice-Beispiele,
- identifizierte Verbesserungspotenziale/Empfehlungen,
- identifizierte kritische Abweichungen,
- verpflichtende Maßnahmen aus kritischen Abweichungen,
- nicht beigelegte Meinungsverschiedenheiten zwischen Auditor und überprüfter Organisation.

Der Auditbericht wird den Führungskräften der RD GmbH, der auditierten Dienststelle und dem ÄLRD zugesandt.

Der Fachbereichsleiter Hygiene der RD GmbH ist verpflichtet, eine Zusammenfassung der Ergebnisse aus allen Auditberichten im jährlichen Management Review an die Geschäftsführung der RD GmbH und dem ÄLRD-Team zu übermitteln. Vorab muss festgelegt werden, wie kritische Abweichungen definiert sind, sodass jeder Mitarbeiter weiß, was darunter zu verstehen ist, und, wie das entsprechende Vorgehen zur Behebung der Abweichung und dessen Überprüfung ablaufen wird.

9.1.3 Die Erstellung von Schulungsunterlagen, die Ausbildung interner Auditoren

Gemeinsam mit zwei QM-Managern und dem Fachbereichsleiter Hygiene der RD GmbH wurden die Schulungsunterlagen zur Ausbildung „interner Auditoren" erstellt. Diese sind im Intranet abrufbar und inkludieren folgende Themenbereiche (Kaden 2017):
- Definition, Ziele und Inhalte eines Audits,
- Auditarten und Methoden, Auditablauf,
- Aufgaben der Auditoren: Gesprächsführung, Beziehungsebenen, Fragetechniken, aktives Zuhören,
- Konfliktmanagement in kritischen Situationen,
- Vorgabe und Nachweisdokumente im Audit, Regelwerke und Normen,
- Rollenspiel zum internen Audit.

Nach internem Aufruf meldeten sich 10 Mitarbeiter aus dem Roten Kreuz, dem Malteser Hilfsdienst und der Johanniter-Unfall-Hilfe zur Ausbildung als interne Auditoren.

9.1.4 Informationskampagne: Ziele, Methode und Inhalte der internen Audits

Vorbehalte und Befürchtungen von Seiten der Führungskräfte bei den Leistungserbringern zur Einführung interner Audits konnten durch Informationsveranstaltungen reduziert werden. Dabei standen die Auditziele, die Methode und die Transparenz aller Auditinhalte sowie die Auditdokumente im Mittelpunkt. Um den konstruktiven und kollegialen Zugang zu internen Audits zu betonen, wurde es jedem LRD freigestellt, die jeweiligen Auditteilnehmer unter den Mitarbeitern auszuwählen. Ebenso war es dem LRD vorbehalten, nach eigenem Ermessen entweder die Mitarbeiter vom Dienst abzuziehen und damit „spontan" ins Audit zu schicken oder diese vorab zu informieren, um ihnen die Chance zu geben, sich entsprechend der Auditcheckliste vorzubereiten. Generell stehen im Intranet alle Auditdokumente jedem einzelnen Mitarbeiter zur Einsicht und Vorbereitung zur Verfügung.

Im 1. Auditjahr sollte bewusst auf einen strengen Prüfungscharakter verzichtet werden. Vielmehr stand das kollegiale Gespräch auf Augenhöhe im Zentrum. Die Audits fanden gemeinsam mit der Führungsebene sowie Mitarbeitern aus dem Hygienemanagement und dem Rettungsdienst statt. Die Dauer der Audits betrug etwa 3 Stunden.

9.1.5 Überprüfung der Auditsystematik durch den ÄLRD

Die Entwicklung und Umsetzung der gesamten Auditsystematik wird von der QM-Referentin des ÄLRD-Teams des Landes Tirol begleitet und überprüft. Der Evaluierungsbericht zum Gesamtprojekt umfasst kritische Abweichungen ebenso wie „Best-Practice-Beispiele" oder Optimierungsvorschläge der Mitarbeiter. Die Evaluierungsergebnisse werden im jährlichen Tätigkeitsbericht des ÄLRD an den politischen Träger übermittelt.

9.2 Erfahrungen und Best-Practice-Beispiele aus den Hygiene-Audits

Mit 31. Juli 2017 wurde das 1. Hygiene-Auditjahr erfolgreich abgeschlossen. Der kollegiale Zugang zu den Audits löste vorhandene Befürchtungen in allgemeines Wohlwollen auf. Das Feedback aller 16 Leistungserbringer war durchwegs positiv. Insgesamt wurden nur 2 kritische Normabweichungen festgestellt. Diese konnten anhand entsprechender Vorgaben gelöst werden.

Auffallend für alle Auditoren waren die vielen Best-Practice-Beispiele, die an den 16 überprüften Dienststellen vorgefunden wurden. Diese werden mit Abschluss des Auditjahres für alle Mitarbeiter im Rettungsdienst Tirol auf der Online-Plattform HygieneWiki dargestellt, sodass alle Leistungserbringer im Rettungsdienst Tirol davon profitieren können. Im Folgenden werden einige davon vorgestellt:

9.2.1 Stellenbeschreibung Hygienebeauftragter

Bereits beim 1. Audit wurde vom überprüften Leistungserbringer eine klar detaillierte Stellenbeschreibung für den lokalen Hygienebeauftragten vorgelegt, die das Leistungsprofil und entsprechende Kompetenzen nach internationalen rettungsdienstlichen Standards abbildet. Diese Leistungsbeschreibung umfasst folgende Aufgaben- und Themengebiete:

- Stellenziel,
- Aufgaben und Kompetenzen: unterteilt in
  - Hauptaufgaben (aktive Tätigkeiten, z. B. Überwachung und Durchführung von Desinfektionsaufgaben) und
  - Nebenaufgaben (z. B. bedarfsorientierte Beratungstätigkeiten) sowie
  - die Benennung als Ansprechperson für das Personal im Fachbereich Hygiene,
- Schnittstellen: zu internen und externen Organisationseinheiten,
- Organigramm: vorgesetztes und unterstelltes Personal (◘ Tab. 9.1),
- Vollmachten und Befugnisse,
- Stellenvertretung,
- Qualifikationen:
  - fachliche, persönliche und besondere Kenntnisse,
  - Ausbildungen und Fortbildungen.

Da es bislang noch keine einheitliche Stellenbeschreibung zum Hygienebeauftragten bei allen 16 Leistungserbringern im Rettungsdienst Tirol gab, wurde dieses Best-Practice-Beispiel als Grundlage genommen, um eine konsolidierte Fassung für ganz Tirol zu erarbeiten und allen Systempartnern zur Verfügung zu stellen.

9.2.2 Fahrzeugaufbereitung

Als Alternative zu den bestehenden Aufbereitungsvorgaben des Rettungsdienstes Tirol wurde in einer Bezirksstelle ein eigenes Planungsmodell für die regelmäßige Aufbereitung der Dienstfahrzeuge eingeführt. Dieses bildet die Reinigung und Desinfektion sowohl von Rettungsdienst- als auch von Vereinsfahrzeugen über den Zeitraum von einem Kalenderjahr ab. Die Durchführung der Aufbereitung erfolgt durch das diensthabende hauptamtliche Personal und durch Zivildienstleistende. Die Durchführungs- und Abnahmebestätigung wird vom Dienstführer (DF) anhand eines Formulars mittels Unterschrift bestätigt.

Neben den Fahrzeugen findet auch die Fahrzeuggarage Einbindung in die regelmäßige

◘ **Tab. 9.1** Organigramm: Hygienefachkräfte im Rettungsdienst Tirol

Organisationsebene	Stellenbeschreibung	Qualifikation
Rettungsdienst Tirol (RD GmbH)	Fachbereichsleiter Hygiene	Fachkraft für RD-Hygiene
Leistungserbringer (Organisation)	Hygienekoordinator, Stellvertreter	Hygienekoordinator
Rettungswache	Hygienebeauftragter	Hygienebeauftragter RD

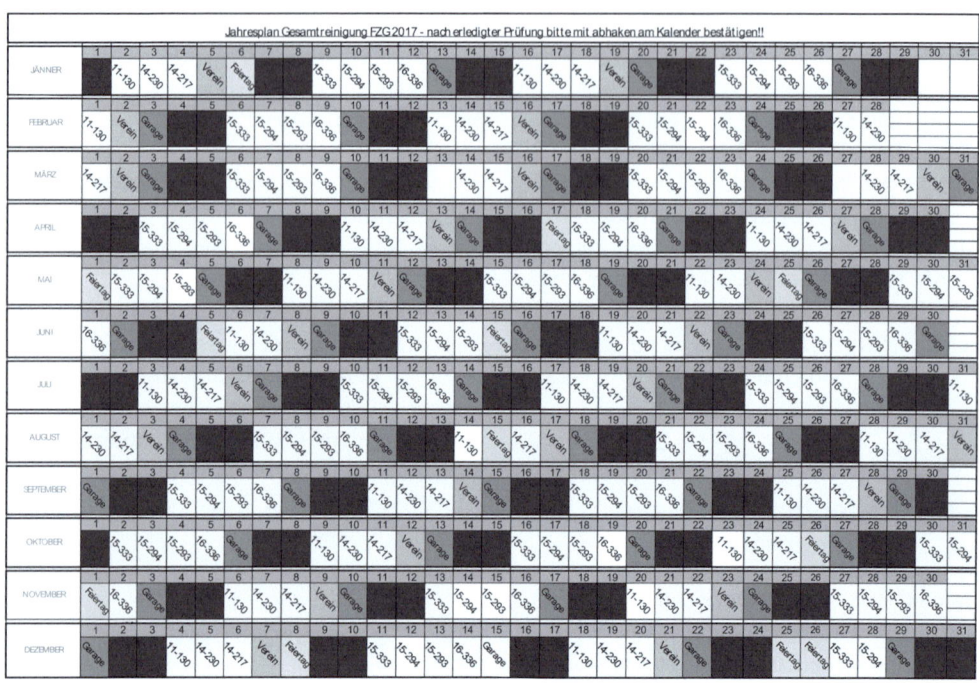

● **Abb. 9.4** Jahresplan 2017 zur Fahrzeugaufbereitung. (Bildrechte: ÖRK Bezirksstelle Telfs, mit freundlicher Genehmigung)

Reinigung. Der Umsetzungsgrad dieses Aufbereitungsmodells beträgt bei der derzeitigen Fahrzeug- und Personalvorhaltung durchschnittlich zwei Komplettaufbereitungen pro Monat. Dies übertrifft die geschätzte Compliance im Bereich Fahrzeugreinigung und Desinfektion in Tirol erheblich (● Abb. 9.4).

9.2.3 Umkleide- und Aufbereitungsbereich Hygiene

In einer neu errichteten Dienststelle wurde ein eigener Umkleidebereich realisiert, der den aktuellen technischen Standards bestens entspricht. Wege und Einrichtungen sind auf den Anwendungsbereich Rettungsdienst abgestimmt und ermöglichen eine klare Trennung zwischen Rein- und Unrein-Bereichen (● Abb. 9.5). Die Umkleidebereiche sind geschlechterspezifisch getrennt und verfügen über Spinde mit Trennwänden, um eine Kontamination der Privatbekleidung wirksam zu verhindern.

Aktuell ist die Wäscheaufbereitung im Rettungsdienst Tirol noch nicht einheitlich geregelt, die Dienstbekleidung wird durch das Personal zu Hause gewaschen. Dieses Vorzeigebeispiel ist folglich äußerst positiv zu bewerten.

Ebenfalls wurde im Wirkbereich der Fahrzeughalle ein großzügiger Raum zur Aufbereitung von Ausrüstungsgegenständen und zur Dekontamination des Personals eingerichtet. Eine farblich gekennzeichnete Trennung (Arbeitsflächen) von reinem und unreinem Bereich erleichtert dem Personal das Arbeiten und verhindert eine unnötige Keimverschleppung von unreinen in reine Arbeitsbereiche. Alle Oberflächen sind beständig gegenüber Flüssigkeiten und lassen sich leicht reinigen (● Abb. 9.5).

Kapitel 9 · Hygieneaudits im Rettungsdienst – ein Motor zur Qualitätsverbesserung

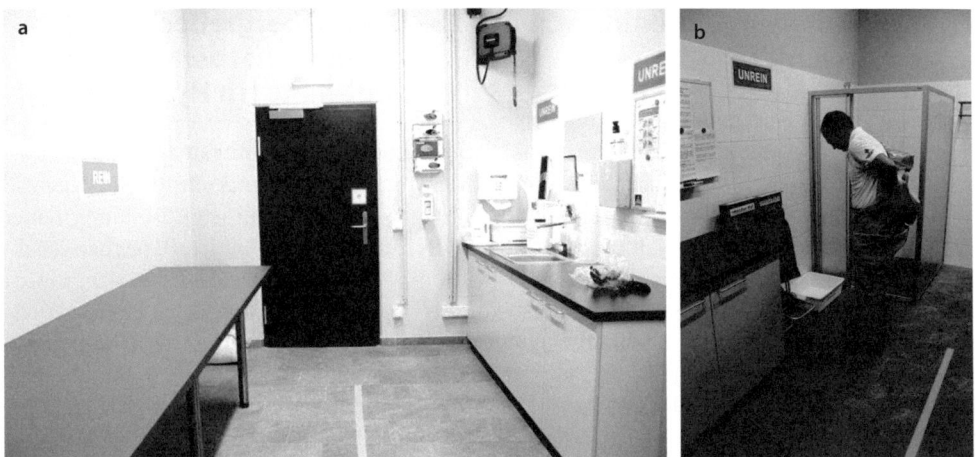

◘ Abb. 9.5a,b Räumliche Trennung von reinen und unreinen Bereichen. (Bildrechte: ÖRK Bezirksstelle Innsbruck Land, mit freundlicher Genehmigung)

Der Dekontaminationsbereich ist zusätzlich mit einer Dusche und einer Desinfektionswanne für Schuhwerk ausgestattet (◘ Abb. 9.6). Zudem wurde die Anlage auch für einen möglichen Zugang von Fremdpersonal konzipiert. Dies würde eine künftige Nutzung in Sinne einer „Desinfektionsstraße" für alle Systempartner im RD Tirol ermöglichen. Der 24/7-Zugang wird durch ein Dienstführersystem ermöglicht, welcher auch fachliche Unterstützung (in Kooperation mit dem lokalen Hygienebeauftragten) für das anwesende Dienstpersonal anbieten kann.

Ein besonderer strategischer Vorteil in Bezug auf die Disposition von Rettungsmitteln ergibt sich durch den zentral günstig gelegenen Standort dieser Dienststelle. Im Einzugsbereich von rund 15 Fahrminuten befinden sich 3 große Krankenanstalten, die regelmäßig Infektionspatienten transferieren. Im Fall einer Kontamination von Rettungsdienstfahrzeugen könnten diese die zentrale Desinfektionsstraße nutzen und somit zu einer erheblichen Verkürzung der Rüstzeiten beitragen, was sich wiederum auf die Gesamt-Compliance im Bereich Krankentransport positiv auswirken würde.

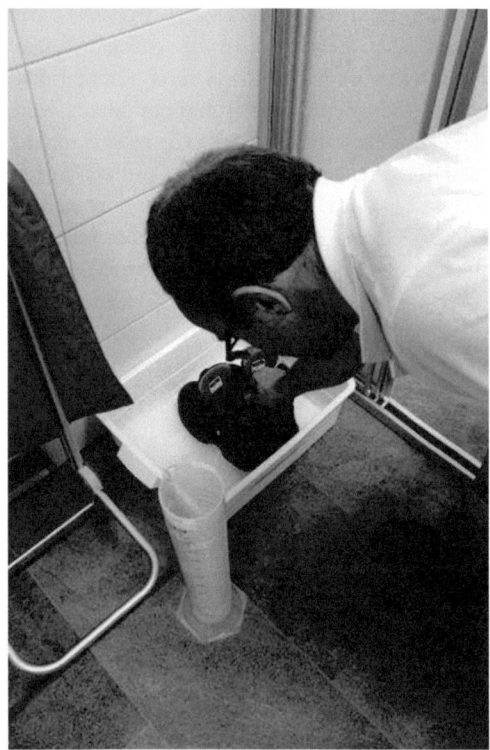

◘ Abb. 9.6 Desinfektionswanne für Schuhwerk. (Bildrechte: ÖRK Bezirksstelle Innsbruck Land, mit freundlicher Genehmigung)

9.2.4 Konzepte zur Reduktion von Dosierfehlern

Die Herstellung der Flächendesinfektionslösung wird bei fast allen Leistungserbringern durch das Rettungsdienstpersonal durchgeführt. Neben der Aufbereitung des Spendersystems (Mehrweg-Kunststoffeimer mit Schnellverschlussdeckel) wird die Desinfektionslösung mittels Desinfektionskonzentrat und Trinkwasser selbst hergestellt. Dieser Dosiervorgang geschieht überwiegend manuell mittels Messgefäß und birgt das Risiko der Über- bzw. Unterdosierung des wirksamen Konzentrats. Zur Verminderung dieses Risikofaktors wurden durch 2 Leistungserbringer unterschiedliche Lösungsansätze entwickelt.

- **Lösungsvariante 1: Versand von vordosierten Desinfektionspräparaten**

Diese Versandlösung beinhaltet ein bestellbares Paket, das vorbereitete Einwegspritzen (2 ×20 ml Desinfektionskonzentrat), ein Dokumentationsetikett und eine Vliestuchrolle beinhaltet. Dieses Paket wird an zentraler Stelle vorbereitet und an die Dienststelle auf Anforderung mittels Kurierdienst versandt. Das Personal der dezentralen Dienststelle stellt dann mittels Dosieranleitung die Desinfektionslösung im korrekten Mischverhältnis her. Die Vorteile dieses Verfahrens sind die zusätzliche Sicherheit in punkto Präparatverwechslungen sowie die Reduktion von Handlungsabläufen in der peripheren Lagerhaltung.

- **Lösungsvariante 2: Zentrale Herstellung von Desinfektionslösungen**

Eine Alternative zum Versand von Desinfektionspräparaten stellt die zentrale Vorbereitung des gesamten Tuchspendersystems dar. Hierbei wird durch einen eingeschränkten fachkundigen Personenkreis (z. B. Hygienebeauftragten, Dienststellenleiter) die Aufbereitung und Neubefüllung des Spendersystems gemäß den Herstellervorgaben durchgeführt. Das Personal entnimmt bei Bedarf gebrauchsfertige Tuchspender und deponiert den aufgebrauchten Spenderkübel an einem dafür vorhergesehenen Platz im unreinen Arbeitsbereich. Diese Lösung eliminiert Dosierfehler beinahe vollständig und bietet das höchste Maß an Anwendersicherheit.

9.2.5 Dienstübergreifende Zusammenarbeit bei angewandten Hygienefragen

Gerade bei Aufbereitungsmaßnahmen nach Infektionstransporten kommt es, aufgrund der verhältnismäßig kurzen Ausbildungsdauer der Rettungssanitäter in den Bereichen Infektiologie, Immunologie und der angewandten Hygiene, immer wieder zu Unsicherheiten. Diesem Umstand wurde Tirol-weit durch die Verdoppelung der Unterrichtseinheiten in allen Ausbildungsstufen (im Vergleich zur österreichischen Sanitäter-Ausbildungsverordnung) und einer jährlich verpflichtenden Hygienefortbildung für alle RD-Mitarbeiter Rechnung getragen.

Für die Bewältigung planmäßiger Hygieneaufgaben oder akuter Probleme werden in einer Bezirksstelle ehrenamtliche Dienstmannschaften zusätzlich und regelmäßig von hauptamtlichen Kolleginnen und Kollegen dienstübergreifend unterstützt. Ein 24/7 erreichbarer Journaldienst steht bei Fragen rund um die angewandte Hygiene beratend zu Verfügung. Ebenso können Aufbereitungsarbeiten problemlos an nachfolgende Dienstmannschaften weitergegeben werden. Das ehrenamtliche Personal profitiert dabei vom Knowhow des hauptberuflichen Mitarbeiters, der in der Regel auch eine höhere fachliche Qualifikation besitzt. Diese Art der Zusammenarbeit im Rettungsdienst Tirol stellt eine innovative Lösung zur Bewältigung praktischer Probleme dar, ohne die gegebene Personalstruktur grundlegend zu verändern.

9.3 Evaluation des Gesamtergebnisses für das jährliche Management-Review

> Eine wichtige Erkenntnis aus allen internen Audits war es, dass die Vorhaltung eines lokalen Hygienebeauftragten bei jedem Leistungserbringer als absolut notwendig für die einwandfreie Umsetzung der definierten Prozesse war und ist.

Die Vermittlung von entsprechendem Sachwissen zu praxisrelevanten tagesaktuellen Themen in Form von laufenden Aus- und Fortbildungen sowie eine direkte Ansprechperson im Fachbereich Hygiene der RD GmbH stellte sich als unabdingbar notwendig heraus.

Für die Abwicklung der Audits erwies sich die enge Zusammenarbeit zwischen den LRD der Leistungserbringer und den lokalen Hygienebeauftragten als äußerst positiv. In der Verantwortung der LRD liegt es, die Implementierung unterschiedlicher Vorgaben im Bereich Hygiene zu ermöglichen und umzusetzen. Beide Schlüsselstellen, der lokale Hygienebeauftragte und der LRD, müssen vom Fachbereich Hygiene der RD GmbH auch in Zukunft intensiv unterstützt werden, um Prozessoptimierungen voranzutreiben. Zur besseren Abarbeitung von Feedbackmeldungen wurde ein eigener Helpdesk in der RD GmbH für den Fachbereich Hygiene eingerichtet. Ebenso förderlich und auf positive Resonanz stießen die regelmäßigen Besprechungen zwischen der Fachbereichsleitung Hygiene der RD GmbH und den Leistungserbringern vor Ort.

In den Gesprächen mit den Auditpartnern wurde der Wunsch nach einer 24/7-Tage-Erreichbarkeit einer Ansprechperson im Fachbereich Hygiene in der RD GmbH geäußert. Geprüft wird hierfür die potenzielle Vorhaltung eines Journaldienstes in der RD GmbH zur Unterstützung des operativen Betriebes.

Das im Rettungsdienst Tirol vorgegebene Ziel der Hygieneaudits für 2016 war es, neben dem Überprüfen der Qualität rettungsdienstlicher Tätigkeiten regionale Best-Practice-Beispiele zu benennen und der Geschäftsführung der RD GmbH zu übermitteln. Audits sollten auf diese Weise zum Instrument der Wertschätzung besonders engagierter Teams oder Mitarbeiter respektive von deren innovativen Ideen werden.

Resümierend kann hierfür festgestellt werden: Die vielen Best-Practice-Beispiele im Bereich Hygiene lassen auf einen hohen Motivationsgrad der involvierten Personen schließen. Das Streben nach hoher Qualität bei den ausgeführten Hygienemaßnahmen und der Wettbewerb um die Best-Practice-Beispiele stehen im Vordergrund.

Fazit

Die Einführung der internen Auditsystematik im Rettungsdienst Tirol ist positiv gelungen. Gründe hierfür sind die professionelle Vorbereitung des fachbereichsspezifischen Regelwerks in Form der Online-Plattform HygieneWiki sowie der Schulungsunterlagen von Seiten des Fachbereichsleiters Hygiene, die gute Schulung der internen Auditorinnen und Auditoren, der offene Umgang mit den Auditdokumenten sowie die transparente Informationskampagne von Seiten der RD GmbH. Im Zentrum der internen Audits standen der kollegiale Umgang miteinander sowie das gegenseitige Lernen und Optimieren im gemeinsamen Auditgespräch. Interne Audits erfüllen auf diese Weise 3 wesentliche Kriterien von Qualitätsmanagement: Qualitätssicherung, Qualitätsverbesserung und Wertschätzung.

Literatur

Hellmich C (2010) Qualitätsmanagement und Zertifizierung im Rettungsdienst. Grundlagen – Techniken – Modelle – Umsetzung. Springer, Berlin Heidelberg New York

ISO 9001:2015 Mindestanforderungen an Qualitätsmanagementsysteme ISO 19011: 2011 Leitfaden für Audits

Kaden H (2017) „Es ist nie zu spät, sich und andere zu schützen": Hygiene als Lernprozess. Rettungsdienst 5 (49): 432–438

Neumayr A, Lidl M (2017) HygieneWiki: Die Online-Plattform der besonderen Art. Rettungsdienst 5 (40): 440–444

Wiedenmann M, Tutschka M (Hrsg) (2011) Hygiene im Rettungsdienst. Urban & Fischer, Berlin

Wolf A, Tanzer W (2012) Hygieneleitfaden für den Rettungsdienst. Das Handbuch für die tägliche Praxis, 4. Aufl. Verlagsgesellschaft Stumpf + Kossendey mbH, Edewecht

Organisations- und Personalentwicklung

Kapitel 10   HRpuls – die Softwareplattform zur Förderung
             der Mitarbeiterzufriedenheit – 111
             Jens Parey, Anna-Lena Werle und Klaus Runggaldier

Kapitel 11   Betriebliches Gesundheitsmanagement im
             Rettungsdienst – 123
             Marco Kerbs

Kapitel 12   sim911 – ein Simulationsprogramm optimiert
             das Rettungswesen – 135
             Adrian Stämpfli und Christoph Strauss

Kapitel 13   Balanced Scorecard: Kennzahlen zum
             Intensivtransport – 143
             Stefan Kager

HRpuls – die Softwareplattform zur Förderung der Mitarbeiterzufriedenheit

Jens Parey, Anna-Lena Werle und Klaus Runggaldier

10.1 Problemaufriss – 112

10.2 Projektziele und -ablauf – 113
10.2.1 Befragungsphase – 114
10.2.2 Ideenphase – 116
10.2.3 Projektphase – 116
10.2.4 Ergebnisse – 116

10.3 Maßnahmen und Konsequenzen – 117
10.3.1 Gesundheitstag – 118
10.3.2 Führungskräftetraining – 118
10.3.3 Einrichtung von Arbeitsgruppen an großen Wachen – 119

10.4 Aktuelle Projekte – 119

10.5 Perspektiven – 119

Literatur – 121

© Springer-Verlag GmbH Deutschland, ein Teil von Springer Nature 2018
A. Neumayr, M. Baubin, A. Schinnerl (Hrsg.), *Zukunftswerkstatt Rettungsdienst*,
https://doi.org/10.1007/978-3-662-56634-3_10

Im Bereich der Humandienstleistung stellt die Qualifikation und Zufriedenheit der Mitarbeiter den entscheidenden Erfolgsgaranten für die Arbeit am und für den Patienten dar. Doch ohne gemessene, standardisierte Zahlen, Daten, Fakten zur Mitarbeiterzufriedenheit lässt sich diese nicht nachweislich verbessern.

In diesem Beitrag stellt die Falck Unternehmensgruppe Deutschland ihre Erfahrungen und Ergebnisse mit einer neuen Art der Mitarbeiterbefragung dar: dem interaktiven und integrativen Online-Tool HRpuls, welches den Mitarbeitern jederzeit eine einfache Beteiligung mit wiederkehrenden Kurzbefragungen per Smartphone, Tablet oder PC bietet. Im Fokus dieses Projektes stehen die Entwicklungsbetrachtung der Mitarbeiterzufriedenheit anhand von Mess- und Vergleichswerten, die aktive Einbindung der Mitarbeiter bei Projekten und Maßnahmen zur Verbesserung der Zufriedenheit sowie die kontinuierlich gewährleistete Transparenz in Bezug auf Befragungsergebnisse und Projektfortschritte.

10.1 Problemaufriss

„Wussten Sie, dass jeder fünfte Mitarbeiter innerlich gekündigt hat und jeder Dritte nur ‚Dienst nach Vorschrift' macht?" Viele Mitarbeiter haben ein schlechtes Arbeitsverhältnis zur Führungskraft oder sind unzufrieden mit ihren Aufgaben, ihren Perspektiven sowie dem Arbeitsumfeld (vgl. Gallup Studie 2014).

Bedingt wird diese Unzufriedenheit nicht zuletzt durch die Dynamisierung und Intensivierung des Geschäftslebens. Laut einer Studie der Unternehmensberatung KMPG sind unter 1.400 Führungskräften 94 % der Meinung, dass sich die erfolgreiche Handhabung der im Arbeitsalltag steigenden Komplexität entscheidend auf die Entwicklung eines Unternehmens auswirkt (vgl. KMPG Studie 2011).

In einer komplexer werdenden Welt müssen Führungskräfte lernen, weniger als Einzelkämpfer zu agieren, ihre Mitarbeiter nicht als Befehlsempfänger, sondern als Mitstreiter wahrzunehmen, auf deren Meinungen und Ideen aktiv einzugehen und diese Tag für Tag aufs Neue für die gemeinsamen Ziele zu begeistern. Idealerweise werden motivierte Mitarbeiter so zu Fans des eigenen Unternehmens, identifizieren sich mit diesem und sind bereit, Leistungen zu erbringen, die über das Normalmaß hinausgehen. Dies sei der wichtigste Schritt, um den multidimensionalen Anforderungen gerecht zu werden und darüber hinaus Innovationen im eigenen Unternehmen schaffen zu können (vgl. Heidbrink et al. 2014, S. 3).

Aktuelle Zahlen zeigen deutschlandweit über 700 unbesetzte Stellen im Rettungsdienst (ohne Berücksichtigung der Berufsfeuerwehren) und das in Zeiten des demographischen Wandels, in denen der Bedarf an Fachkräften hoch ist und noch deutlich weiter steigen wird (Schumann 2013). Diese Tatsache zeigt die Notwendigkeit von Handlungsstrategien zur Mitarbeiterbindung im Rahmen einer Erhöhung der Mitarbeiterzufriedenheit in Unternehmen.

Die Falck-Unternehmensgruppe Deutschland geht seit Beginn des Jahres 2015 mit der interaktiven und integrativen Mitarbeiterbefragung einen konsequenten Schritt in diese Richtung. Falck versucht, durch gezielte Mitarbeiterbefragungen, ungeschönte zeitnahe Ergebnistransparenz sowie eine aktive Beteiligung der Mitarbeiter an Veränderungs- und Verbesserungsprozessen die Mitarbeiterzufriedenheit systematisch, standortbezogen und unternehmensweit nachhaltig zu steigern und zu verbessern.

Die Falck-Unternehmensgruppe ist Deutschlands größter privater Dienstleister im Bereich Rettungsdienst und Krankentransport. Seit dem Markteintritt 2010 mit heute über 2.500 Mitarbeitern an mehr als 60 Standorten verlief die Unternehmensentwicklung von Falck in Deutschland rasant. Gerade bezogen auf die Mitarbeiter bedingt diese Entwicklung auch

Probleme. So stammen diese u. a. aus unterschiedlichen Unternehmen (bei Unternehmenszukäufen) oder von unterschiedlichen Arbeitgebern (bei gewonnenen Ausschreibungen) und wurden hinsichtlich ihrer Zufriedenheit unterschiedlich sozialisiert. Entsprechend ist die Mitarbeiterzufriedenheit bei Falck in Deutschland aktuell je nach Herkunft, bisheriger Führung und Standort teilweise sehr unterschiedlich. Dies gilt es für den Unternehmensgrundsatz „We are one Falck" zu ändern.

10.2 Projektziele und -ablauf

Auf dem Weg zum langfristigen Ziel, einer der beliebtesten Arbeitgeber der Branche zu werden, stellen die Mitarbeiter der Falck-Unternehmensgruppe Deutschland das Kernstück jeglichen Handelns dar. Da lediglich zufriedene Mitarbeiter einen Beitrag zum zuvor genannten Ziel leisten können, galt es, in einem ersten Schritt den Ist-Zustand bzw. die Fakten der aktuellen Mitarbeiterzufriedenheit systematisch zu erfassen und ausgehend von diesen Ergebnissen konkrete zielgerichtete Maßnahmen einzuleiten, um die Probleme aktiv anzugehen und die Zufriedenheit zu verbessern.

Ziel des Projektes ist es, mit Hilfe einer innovativen onlinebasierten Softwareplattform (HRpuls), die Mitarbeiterzufriedenheit der gesamten Unternehmensgruppe zu messen sowie aus den Ergebnissen Aspekte für Verbesserungen bzw. Änderungen identifizieren und ableiten zu können, um dann gezielt (u. a. standort- oder bereichsbezogen) Maßnahmen zur Verbesserung der Zufriedenheit einleiten zu können.

Die Wahl für ein online-gestütztes Vorgehen gegenüber einer klassischen Mitarbeiterbefragung zahlt sich in vielerlei Hinsicht aus. So erfreut sich die Online-Befragung nicht nur einer hohen Akzeptanz und eines damit verbundenen ehrlicheren Antwortverhaltens der Mitarbeiter, sondern vereinfacht zudem die Erhebung sowie Auswertung von Daten und ermöglicht eine direkte Rückmeldung über Teilnahmequoten. Gerade diese bietet Projektverantwortlichen, Führungskräften und Befragten die Chance, gezielt zur weiteren Beteiligung zu motivieren (Domsch et al. 2013, S. 80 ff.; ◘ Abb. 10.1).

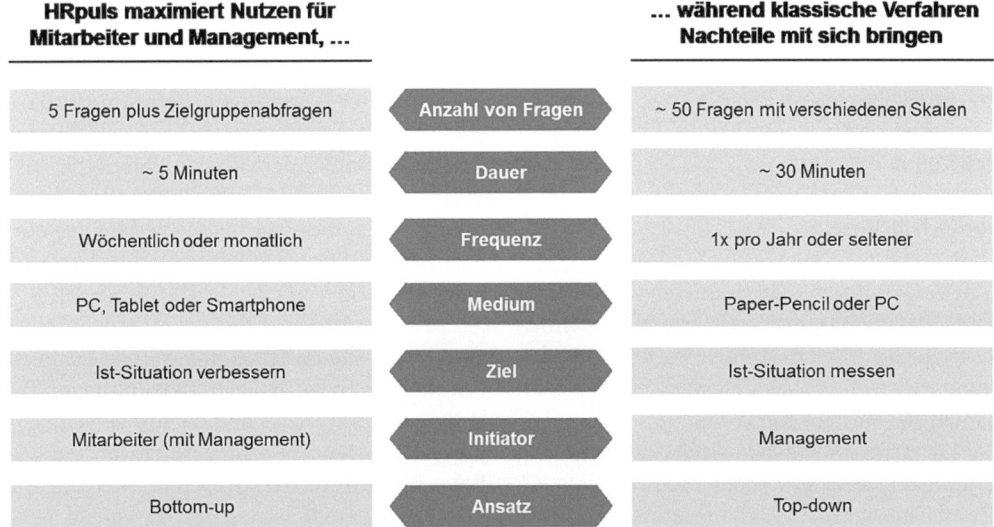

◘ Abb. 10.1 Vergleich zwischen klassischen Befragungsverfahren und HRpuls. (Quelle: HRpuls 2015)

Wesentliches Element bei dem hier gewählten zeitgemäßen, direkten, interaktiven und integrativen Weg der Erfassung, Auswertung und Verbesserung der Mitarbeiterzufriedenheit ist es, die Befragungsergebnisse allen Mitarbeitern ungefiltert zur Verfügung zu stellen sowie alle Mitarbeiter direkt in die Entwicklung und Umsetzung von Verbesserungen mit einzubeziehen. Die aktive Einbeziehung der Mitarbeiter stellt einen nicht zu vernachlässigenden Faktor im Hinblick auf die Veränderungsprozesse eines Unternehmens dar. Dieser steht im Einklang mit dem Bedürfnis der Mitarbeiter, eigene Ideen und Lösungen von Problemen einbringen zu wollen, und fördert die Eigenverantwortung als zusätzlichen Motivationsfaktor (vgl. Frey et al. 2002, S. 298).

Nach einer 11-monatigen Pilotphase wurde das bundesweite Projekt im Januar 2015 gestartet. Das Projekt ist zeitlich nicht befristet, sondern auf Dauer angelegt. Die dazu gewählte interaktive und integrative Form der Mitarbeiterbefragung soll Arbeitsalltag und Normalität werden. Es handelt sich entsprechend um ein rollierendes, kontinuierliches System: Innerhalb der ersten 2 Jahre findet eine Untersuchung der folgenden 8 Themenschwerpunkte statt:

- Work-Life-Balance,
- Vorgesetzter,
- Arbeitsklima,
- Aufgaben,
- Arbeitsplatz,
- Kommunikation,
- Arbeitsabläufe und
- Gehalt/Benefits.

Um Vergleichswerte zu generieren und die konkrete Veränderung der Mitarbeiterzufriedenheit tatsächlich messen zu können, startete die Befragung zu den identischen Themenkomplexen im Januar 2017 erneut von vorne.

Für den 1. sowie den bereits gestarteten 2. Durchlauf wurde pro Themenschwerpunkt ein Zeitfenster von 12 Wochen festgelegt. Dieses gliedert sich wiederum jeweils in 3 verschiedene Phasen:

- Befragung,
- Ideen und
- Projekte.

Die in ◘ Abb. 10.2 verdeutlichte Integration von Befragungs-, Vorschlags- und Umsetzungsphase erhöht die Beteiligung und Akzeptanz bei den Mitarbeitern zur gezielten Teilnahme und bringt systematische und kontinuierliche Ergebnisse.

> **Ablauf der Gesamtbefragung**
> Ein Themenschwerpunkt (z. B. Work-Life-Balance) durchläuft insgesamt 3 Phasen (≙ jeweils 1 Monat):
> - Befragungsphase,
> - Ideenphase,
> - Projektphase.
>
> Durch den Einsatz der Ideen- und Projektphase werden die Mitarbeiter aktiv in die Verbesserungs- und Veränderungsprozesse einbezogen.

10.2.1 Befragungsphase

Während der 4-wöchigen Befragungsphase eines Themenschwerpunktes ist es das Ziel, das Stimmungsbild innerhalb der Unternehmensgruppe zu ermitteln. Via PC, Tablet oder Smartphone haben die Mitarbeiter die Möglichkeit, jederzeit und überall an der jeweiligen Umfrage teilzunehmen.

Um den Aufwand des Einzelnen zu reduzieren und die Motivation zur Teilnahme zu erhöhen, werden bei der Befragungsphase lediglich 5 Fragen gestellt, die mit verschiedenen Kategorien in Bezug gesetzt werden. Die Bewertung umfasst 5 Stufen (= 5 Sterne bis 1 Stern). Bei jeder einzelnen Kategorie ist es

Kapitel 10 · HRpuls – die Softwareplattform zur Förderung der…

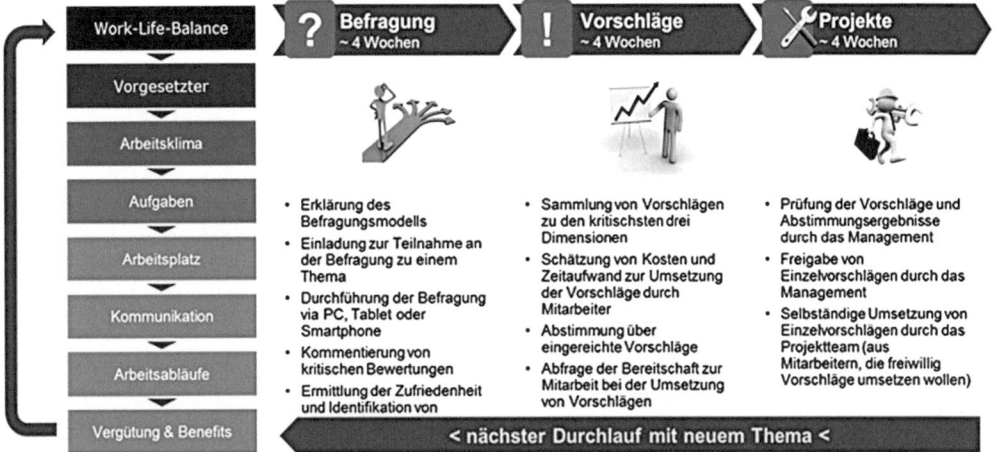

Abb. 10.2 Themenschwerpunkte und Ablauf innerhalb eines Themenschwerpunktes; Quelle: Eigene Darstellung in Anlehnung an HRpuls (2015)

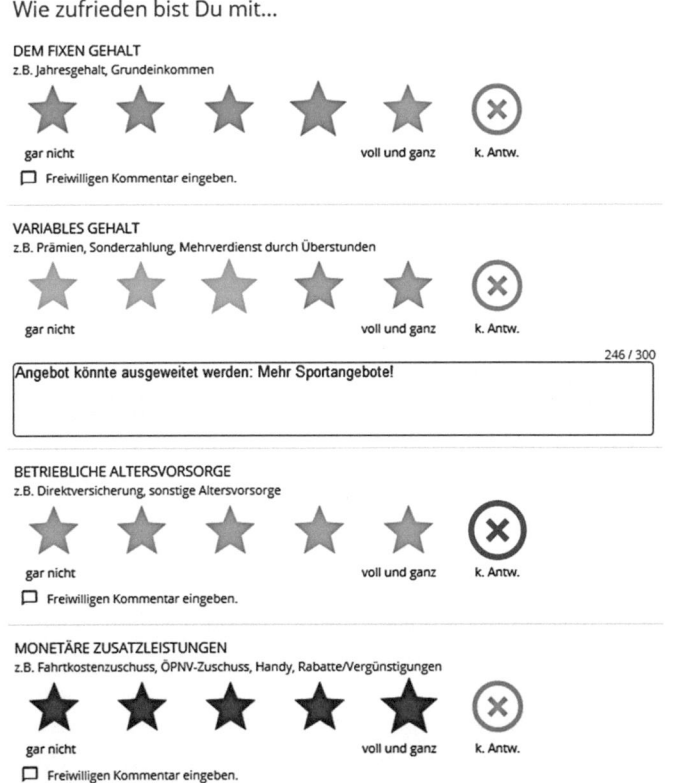

Abb. 10.3 Auszug aus der Befragung zum Themenschwerpunkt „Gehalt und Benefits"

möglich, einen Kommentar zur Ausführung abzugeben. Wird eine Kategorie mit weniger als 4 (von insgesamt 5) Sternen bewertet, ist ein Kommentar zur Begründung der Bewertung und ein Vorschlag zur Lösung oder Behebung abzugeben. Schließlich ist ein Mitarbeiter, der einen Themenbereich mit „durchschnittlich" (3 Sternen) bewertet, bereits nicht mehr zufrieden.

10.2.2 Ideenphase

Nach Abschluss der Befragungsphase zum jeweiligen Themenschwerpunkt schließt sich unmittelbar die 2. Phase (Ideenphase) an. Diese Phase hat zum Ziel, durch die Mitarbeiter eine Ideensammlung und -bewertung zu den 3 Kategorien zu erhalten, die bei der Befragungsphase (1. Phase) am schlechtesten abgeschnitten haben oder bewertet wurden.

Über die interaktive Online-Plattform haben alle Mitarbeiter jederzeit die Möglichkeit, bereits eingetragene Ideen einzusehen und diesen mit einem „Like" zuzustimmen. Gleichzeitig fragt ein Dialogfenster, ob der Mitarbeiter die Umsetzung der Idee unterstützen möchte. Bei Zustimmung zu einer Idee steigt diese im Ranking. Falls keiner der aufgeführten Vorschläge gefällt, können eigene Ideen im System eingegeben und mit einer Aufwandseinschätzung versehen werden.

10.2.3 Projektphase

In der 3. und letzten Phase (Projektphase), die bei jedem der 8 Themenkomplexe durchlaufen wird, beginnt die Bearbeitung ausgewählter Vorschläge aus der Ideenphase (2. Phase). Hierzu finden sich die Mitarbeiter in zuvor definierten Arbeitsgruppen zusammen und setzen Projekte eigenständig mit Unterstützung der Führungsebene um.

Transparenz über aktuelle Projekte besteht für alle Mitarbeiter wieder über die Online-Plattform, über die jederzeit von jedem Mitarbeiter einzusehen ist, welche Vorschläge von welchen Kollegen bearbeitet werden und in welchem Status sich der jeweilige Projektfortschritt befindet.

Zum Start der Mitarbeiterbefragung wurde festgelegt, das erfolgreichste Projekt innerhalb einer Kampagne mit einem Betrag von 500 € zu honorieren. Für die Umsetzung der besten Verbesserungsvorschläge, die von den Mitarbeitern genannt wurden, sollen pro Jahr zusätzlich 20.000 € zur Verfügung stehen. In die Entscheidung, für welche/n Vorschlag bzw. Vorschläge das Geld verwendet wird, werden die Mitarbeiter aktiv einbezogen.

Um einen kontinuierlichen Überblick über das Stimmungsbild der Mitarbeiter und den Stand der Befragung oder Ergebnisse zu bekommen, können die Führungskräfte, z. B. Geschäftsführer, Rettungswachenleiter usw. die Befragungsergebnisse oder Bearbeitungsstände jederzeit in Echtzeit einsehen und bei Bedarf auch Einfluss nehmen (z. B. zur Erhöhung der Beteiligungsquote o. Ä.).

10.2.4 Ergebnisse

Bei der Ergebniseinsicht und -auswertung besteht durch die Aktivierung von Filtern die Möglichkeit, verschiedene Auswertungen und Vergleiche auch in Bezug auf unterschiedliche Kriterien durchzuführen wie z. B.
- Funktionen (Rettungsassistenten/ Rettungssanitäter/Rettungshelfer etc.).
- Standorte (Rettungswachen, Bundesländer, Unternehmensbereiche etc.).
- Einsatzbereiche (Notfallrettung, Krankentransport etc.).

Anhand dieser Kriterien sowie durch das Hinzuziehen der von den Mitarbeitern dokumentierten Kritikpunkte besteht dann die Möglichkeit, Schwachstellen im Rettungsdienstalltag zu identifizieren.

Diese Filter können ebenso bei der Notenverteilung angewendet werden, welche durch die Berechnung von Standardabweichung, Antwortquote und Durchschnitt visualisiert wird. ◘ Abb. 10.4 verdeutlicht einen Ausschnitt aus den Befragungsergebnissen zur Kampagne „Work-Life Balance". In dieser Ansicht sind die Bewertungen je Kriterium und Standort farblich visualisiert.

Standort															Zeitraum
ASB Hamburg Niendorf	7	-43	3.68	3.68	3.86	3.29	4.00	3.57	4.52	0	2.85	3.69	0	0	3.17	04.01.2017 – 23.01.2017
FALCK Herten	1	-100	2.25	3.50	3.00	3.00	4.00	4.00	3.50	0			0	0	3.00	10.01.2017 – 10.01.2017
promedica Sachsenhausen	4	50	4.60	4.47	4.50	4.33	4.50	4.50	4.33	0	0		0	0	4.50	10.01.2017 – 31.01.2017
K&G Dortmund	2	0	3.85						4.25	4.00	3.00	3.00	0	0	3.50	10.01.2017 – 16.01.2017
GARD Hamburg Wandsbek	32	-34	3.08	3.71	3.90	3.60	3.82	3.50	3.91	2.44	2.20	3.14	0	0	3.16	10.01.2017 – 31.01.2017
FALCK SPN	4	0	2.59	3.47	3.75	3.75	3.75	2.33	4.27	2.00		1.67	0	0	4.00	09.01.2017 – 31.01.2017
FALCK SWS Plauen / Treuen / Elsterberg	8	25	3.04	3.69	3.88	3.75	3.50	3.63	4.03	2.27	1.73	3.50	0	0	4.13	06.01.2017 – 30.01.2017
promedica Bremerhaven	1	0	3.25						2.50	0	1.50	4.00	0	0	4.00	06.01.2017 – 06.01.2017
GARD Hamburg Harburg	9	-33	3.55	3.77	3.75	3.63	4.29	3.50	4.15	3.33	2.82	3.68	0	0	3.63	06.01.2017 – 31.01.2017
FALCK Gelsenkirchen / Oberhausen	8	-38	3.54	3.80	3.71	4.33	4.00	3.17	3.81	4.00	2.96	3.14	0	0	2.50	10.01.2017 – 31.01.2017
KBA Lübeck	5	-40	2.33	3.80	4.00	3.80	4.00	3.40	3.24	1.50	1.42	1.62	0	0	3.40	19.01.2017 – 31.01.2017
GARD Hamburg Rothenburgsort	5	-40	3.01	3.68	3.60	3.60	3.60	4.00	3.40	2.50	2.53	2.93	0	0	2.50	30.01.2017 – 31.01.2017

◘ **Abb. 10.4** Ausschnitt der Befragungsergebnisse zur Kampagne „Work-Life-Balance" nach Standorten. (Quelle: Ergebnisse aus der HRpuls-Umfrage bei der Falck Unternehmensgruppe 2017)

Aussagekräftige Ergebnisse zur tatsächlichen Verbesserung der Mitarbeiterzufriedenheit in Bezug auf die erwähnten 8 Themenschwerpunkte sind erstmals nach 2 Jahren vorhanden, wenn der 2. Durchlauf der Befragung wieder mit dem ersten Themenkomplex startet und die ersten Vergleichswerte zu den erhobenen Messwerten vorliegen. Für die ersten beiden Themenkomplexe „Work-Life-Balance" und „Arbeitsklima" liegen zu diesem Zeitpunkt bereits Vergleichsdaten vor (◘ Abb. 10.5). Zu den 6 bis dato noch ausstehenden Kampagnen werden die Vergleichswerte im Laufe der Jahre 2017/2018 ermittelt.

Unabhängig von diesen langfristig vorliegenden Vergleichswerten lagen bereits nach wenigen Wochen die vielfältigen, detaillierten und aussagekräftigen Ergebnisse zum Ist-Stand der Mitarbeiterzufriedenheit vor, auf deren Grundlage konkrete Maßnahmen zur Verbesserung der Zufriedenheit eingeleitet werden können.

Zum Vergleich der Mitarbeiterzufriedenheit an den einzelnen Standorten können mittels Filterfunktion Benchmarks zu den einzelnen Themenkomplexen angewendet werden. Die Ergebnisse eines einzelnen Standortes ermöglichen eine direkte Gegenüberstellung zu dem Standort, der jeweils am besten abgeschnitten hat, sowie zur Durchschnittsbewertung aller Standorte. Vergleiche zwischen Standorten können nicht nur für die Gesamtergebnisse aufgestellt werden, sondern auch zur Betrachtung der Einbringung von Vorschlägen in der Ideenphase oder zur Ermittlung der Beteiligung an Projekten.

Anhand der aufgezeigten Auswertungsmechanismen zur rettungswachenspezifischen Mitarbeiterzufriedenheit und Beteiligungsquote sowie der beschriebenen Kritik der Rettungsdienstmitarbeiter lässt sich ermitteln, für welche Bereiche/Standorte gezielte Handlungsstrategien abgeleitet werden müssen.

10.3 Maßnahmen und Konsequenzen

Es werden zahlreiche konkrete Verbesserungsvorschläge der Mitarbeiter aufgenommen und entsprechende Maßnahmen eingeleitet. Beispielhaft seien hier 3 umgesetzte sowie 2 aktuell

	Befragung 2014/2015		Befragung 2017/2018	
	Anzahl Sterne (von 5)	Zufriedenheit in %	Anzahl Sterne (von 5)	Zufriedenheit in %
Work-Life-Balance	2,47	49,40	3,15	63,00
Arbeitsklima	3,67	73,40	3,96	79,20
Führungskräfte	3,66	72,00		
Aufgaben	3,74	74,80		
Arbeitsplatz	3,57	71,40		
Kommunikation	3,70	74,00		
Arbeitsabläufe	3,64	72,80		
Gehalt & Benefits	3,37	67,40		

Umfrageergebnisse werden im Laufe der Jahre 2017/18 ermittelt!

◘ **Abb. 10.5** Gesamtbewertung aller Standorte zu den bisherigen Kampagnen und erste Vergleichsdaten aus dem 2. Durchlauf. (Quelle: eigene Darstellung)

noch laufende Projekte aufgeführt, die nun sogar flächendeckend im Unternehmen umgesetzt wurden:
- Gesundheitstag,
- Führungskräftetraining,
- Einrichtung von Arbeitsgruppen an großen Wachen,
- aktuelle Projekte.

10.3.1 Gesundheitstag

Ein wichtiger Wunsch der Mitarbeiter bei der Befragung zum Thema „Work-Life-Balance" war die Durchführung eines Gesundheitstages für die Mitarbeiter. Diesem Wunsch folgend, wurde bereits im 2. Quartal 2015 durch eine Gruppe von Mitarbeitern in Kooperation mit dem Institut für Betriebliche Gesundheitsförderung (BGF) sowie der Berufsgenossenschaft Gesundheitsdienst und Wohlfahrtspflege ein Konzept eines solchen Gesundheitstages entwickelt und dann an ausgewählten Pilotstandorten zur Umsetzung gebracht.

Dabei hatten Mitarbeiter die Möglichkeit, folgende Stationen zu durchlaufen:

Stationen auf dem Mitarbeiter-Gesundheitstag
- Messung von Blutzucker, Cholesterin, Blutdruck, Taillenumfang und Körperfett
- Individuelle Gesundheitsberatung
- Ergocoaching für Rettungsdienst und Verwaltung, z. B. richtige Sitzhaltung,
- Hebe- und Tragetraining oder Durchführung von Ausgleichsübungen
- Vorträge zu den Themen „Stress" und „Richtige Ernährung"
- Informationen zu weiteren Gesundheitsthemen

Das fertige Gesamtkonzept des Gesundheitstages wurde in der 2. Jahreshälfte 2015 auf weitere Standorte ausgerollt.

10.3.2 Führungskräftetraining

Führung findet nicht nur in der obersten Leitung statt, sondern an jeder Rettungswache. Bei der Befragung zum Themenkomplex „Führung" gab es am Ende einen eindeutigen und großen Wunsch vieler Mitarbeiter nach mehr Führungskompetenz vor Ort, da die Anforderungen an die Wachleitungen immer komplexer werden und hier ein Defizit der Mitarbeiter bemängelt wurde.

Entsprechend hat Falck mit Rettungswachenleitern ein dreistufiges Wachenleiter-Fortbildungsprogramm etabliert, das sich über 2 Jahre erstreckt und kompakt an mehreren Wochenenden stattfindet. Hier werden u. a. Unterrichtseinheiten zu den Themen Kommunikation, Motivation, Führung, Betreuung, Personalentwicklung und -beurteilung offeriert. Durch das Zusammenführen von Kollegen aus allen Unternehmensbereichen wird hier nicht nur der Blick über den eigenen Tellerrand ermöglicht, sondern auch ein breiter Erfahrungsaustausch. Alle jetzigen und zukünftigen Rettungswachenleiter und deren Stellvertreter sollen dieses Führungskräftetraining nun durchlaufen.

Zusätzlich hat sich die Geschäftsführung dafür entschieden, jährlich mit den Fachbereichsleitern ein extern betreutes Führungskräftetraining zu absolvieren. Durch die Kooperation mit festen Trainern ist ein sowohl inhaltlich sinnvoller als auch situativ passender thematischer Aufbau möglich.

10.3.3 Einrichtung von Arbeitsgruppen an großen Wachen

Neben dem Projekt „Führungskräftetraining" wurde beim Themenkomplex „Führung" auch der Vorschlag „Einrichtung von Arbeitsgruppen an großen Wachen" erarbeitet.

Die Falck-Unternehmensgruppe Deutschland verfügt über insgesamt rund 60 Rettungswachen, von denen eine Vielzahl die Beschäftigtenzahl von 50 Mitarbeitern überschreitet. Eine der Wachen von Falck gilt mit 60 Rettungsmitteln und über 150 Mitarbeitern sogar als größte Rettungswache Europas.

Ziel des Vorschlages „Einrichtung von Arbeitsgruppen an großen Wachen" ist es, durch die Bildung von verschiedenen Wachgruppen bzw. Wachabteilungen an besonders großen Standorten eine gewisse Gruppenzugehörigkeit und einen besseren Teamgeist in der sonst sehr verbreiteten Anonymität zu schaffen. Die Größe einer solchen Wachgruppe bzw. Wachabteilung liegt hierbei zwischen 30 und 40 Mitarbeitern, die von einem Wachabteilungsleiter geführt werden. Die Arbeit mit einheitlichen Schichtplänen sowie die geringere Leitungsspanne führen zu einer festen Bezugsgruppe mit gezielterer Kommunikation und sozialer Interaktion im Wachalltag.

Nach dem erfolgreichen Abschluss des Pilotprojektes an ausgewählten großen Hamburger Rettungswachen soll auch dieses neue Konzept auf die gesamte Unternehmensgruppe ausgeweitet werden.

10.4 Aktuelle Projekte

Zwei Projektvorschläge, die aus den Themenkomplexen „Gehalt & Benefits" (Dezember 2016) und „Work-Life-Balance" (März 2017) stammen, befinden sich aktuell in der Umsetzung.

Die angesprochenen Projekte seien nachstehend kurz erläutert:

- **Angebot von Dienstfahrrädern**

Im Rahmen des Themenkomplexes „Gehalt & Benefits" äußerte sich seitens vieler Mitarbeiter der Wunsch nach einem Angebot von Dienstfahrrädern (für den Mitarbeiter tritt durch Anwendung der 1%-Versteuerung ein deutlicher geldwerter Vorteil ein). Die zuständige Projektgruppe recherchierte nach passenden Anbietern und lud Vertreter in die Zentrale nach Hamburg ein, um sich die Vorteile für Arbeitgeber und -nehmer sowie die Umsetzungsmöglichkeiten im Unternehmen vollumfänglich und im persönlichen Gespräch erläutern zu lassen. Aktuell erarbeitet die Projektgruppe ein abschließendes Konzept als Vorlage für die Geschäftsführung.

- **Ausweitung des Konzeptes zur Mitarbeiterunterstützung**

2011 wurde am Standort Hamburg ein Mitarbeiterunterstützungsteam gegründet, welches sich aus Mitarbeitern unterschiedlicher Wachen und Abteilungen zusammensetzt. Nach belastenden Einsätzen oder in privaten Konfliktsituationen steht dieses Team auf ehrenamtlicher Basis Kolleginnen und Kollegen zur Seite und kann in besonders schwerwiegenden Situationen zusätzlich auf ein Netzwerk externer Spezialisten zurückgreifen. Dieses Konzept soll nun auf den gesamten Rettungsdienstverbund ausgeweitet werden, sodass an jeder Wache bzw. in jedem Wachbereich geschulte Ansprechpartner vorhanden sind und auf direktem Wege kontaktiert werden können.

10.5 Perspektiven

Auch wenn Falck sich erst seit gut zweieinhalb Jahren systematisch mit der Verbesserung der

Mitarbeiterzufriedenheit beschäftigt, die erste Wiederholung der Befragungen erst vor wenigen Monaten gestartet ist und somit bis dato lediglich zu 2 Themenkomplexen Vergleichswerte vorliegen, sind schon jetzt umfassende Ergebnisse und nachweisliche Verbesserungen mit dem Projekt erreicht worden (◘ Abb. 10.6).

Neben den bisher gemachten Ergebnissen und Maßnahmen zeigt sich zunehmend die Herausforderung – besonders für die Unternehmensleitung –, sich immer wieder und kontinuierlich mit neuen Ergebnissen und Vorschlägen auseinandersetzen zu müssen, um permanent am Thema Mitarbeiterzufriedenheit dranzubleiben.

Hinzu kommt eine für viele Mitarbeiter bislang häufig unbekannte und teilweise auch ungeahnte Transparenz, mit den Ergebnissen und den notwendigen Maßnahmen umzugehen. Hieraus resultiert eine Vielzahl an Dialogen und konstruktiven Auseinandersetzungen mit Problembereichen, die am Ende fast zwangsweise

Verbesserungen durch das Projekt

Vor dem Projekt	Nach dem Projekt*
• keine Zahlen, Daten, Fakten zur Mitarbeiterzufriedenheit	• gemessene, standardisierte Zahlen, Daten, Fakten zur Mitarbeiterzufriedenheit in der gesamten Unternehmensgruppe
• „gefühlte", „geschätzte" und „geglaubte" Erkenntnisse zur Mitarbeiterzufriedenheit	• Benchmarks zwischen den einzelnen Standorten/Funktionen/Unternehmen bzgl. der Mitarbeiterzufriedenheit und der Beteiligung an Projekten
• Keine gezielte und bedarfsgerechte Steuerung und Verbesserung möglich, stattdessen	
• „Meinungen" und „Einschätzungen", was zur Verbesserung der Mitarbeiterzufriedenheit getan werden müsste oder sollte	• Identifikation und Artikulation der größten „Baustellen" und Problembereiche aus Sicht der Mitarbeiter
• Unterschiedliche Umgangsweisen mit dem Thema Mitarbeiterzufriedenheit	• Konkrete Lösungs- und Verbesserungsvorschläge
	• Einleitung zielgerichteter Maßnahmen
• Fehlende Transparenz und Unsicherheit	• Verbesserung der Mitarbeiterzufriedenheit wird zum Dauerthema, da alle paar Wochen ein weiterer Themenkomplex erfragt und bearbeitet wird
	• Aktive Einbindung und Beteiligung der Mitarbeiter bei Projekten und Maßnahmen zur Verbesserung der Zufriedenheit
	• Messbarkeit der Mitarbeiterzufriedenheit ermöglicht erstmals auch Einbindung des Themas in die Zielvereinbarungen mit Führungskräften
* Achtung: Projekt läuft noch bzw. wird kontinuierlich laufen!	• ab 2017 (Beginn des 2. Befragungsdurchlaufs): Ermittlung von Vergleichswerten zu den im ersten Durchlauf erhobenen Messwerten zur Mitarbeiterzufriedenheit

◘ **Abb. 10.6** Verbesserungen durch das Projekt. (Quelle: Eigene Darstellung 2015)

zu Verbesserungen führen, in jedem Fall aber zu einer höheren Identifizierung mit den eingeleiteten Maßnahmen, weil diese durch die Mitarbeiter selbst getragen und nicht per „Order-Mufti" oder „Von-oben-Herab" angewiesen werden.

Forschungsprojekte zur Innovationsfähigkeit von Unternehmen haben gezeigt, dass die besten Ideen oftmals in den eigenen Mitarbeitern schlummern. Ob die Ideengeber ihre Vorschläge allerdings preisgeben, wird größtenteils durch die Unternehmenskultur und die Vertrauensbasis zur Führungskraft, aber auch zwischen den Mitarbeitern untereinander beeinflusst. So braucht es durchaus Mut, seine Ideen zu äußern. Gleichzeitig muss aber auch das Gefühl vermittelt werden, dass es sich lohnt, Veränderungen anzustoßen und somit die eigene Zeit und Kraft zu investieren (Schönherr 2012).

Auch bei der Falck Unternehmensgruppe stellt die kontinuierliche Motivation der Mitarbeiter zur aktiven Teilnahme an der Befragung einen nicht zu unterschätzenden Faktor dar. Zeigte sich im 1. Jahr (2015) zunächst eine deutliche Erhöhung der Beteiligungsquote von weniger als 10% aller Mitarbeiter bei der Befragung zum 1. Themenkomplex auf bundesweit über 30% bei den nachfolgenden Themenkomplexen und an vielen auch größeren Standorten teilweise sogar auf über 80–90%, so ebbte diese langsam von Phase zu Phase wieder ab. Die erste Euphorie sowie die Bereitschaft, etwas Neues auszuprobieren, waren gesättigt, bei einigen Außenstandorten entwickelte sich eine gewisse Gleichgültigkeit, da viele der vorgeschlagenen Projekte zunächst in den Ballungsgebieten getestet wurden und somit auf der Fläche die Ergebnisse kaum spürbar waren oder stark zeitverzögert ankamen. Um eine erneute Erhöhung der Beteiligungsquoten zu erreichen, aber vor allem, um dem Wunsch der Mitarbeiter nach mehr Information gerecht zu werden, wird seit Beginn des Jahres 2017 ein monatlicher Newsletter erstellt, welcher über aktuelle Projekte sowie deren Bearbeitungsstand, über anstehende Themenkomplexe, aber auch über Beteiligungsquoten informiert.

Fazit
Insgesamt gibt es noch sehr viel Schatten, und die Mitarbeiterzufriedenheit ist teilweise noch weit von dem entfernt, was wünschenswert ist, aber zahlreiche Probleme sind identifiziert und konkrete zielgerichtete Verbesserungsmaßnahmen eingeleitet.

> Nach wie vor zeigt sich die größte Herausforderung darin, Mitarbeiter für die Umsetzung von und die Verantwortungsübernahme bei Projekten zu sensibilisieren und zu gewinnen, damit nicht weiterhin viele wirklich interessante Ideen ins Leere laufen. Entsprechend sind wir sicher noch lange nicht die Besten, aber wir gehen mit dem Projekt gezielt voran und sprechen mit allen Beteiligten offen über die Probleme und lassen den Worten Taten folgen!

Literatur

Domsch M, Ladwig D (2013): Handbuch Mitarbeiterbefragung. 3. Aufl. Springer, Berlin Heidelberg New York

Frey S, Osterloh M (2002) Managing Motivation: Wie Sie die neue Motivationsforschung für Ihr Unternehmen nutzen können, 2. Aufl. Gabler Verlag bei Springer, Berlin Heidelberg New York

Gallup Studie (2014), http://bsw-total.de/wp-content/uploads/2015/03/Gallup-Studie.pdf (Abruf am 20.08.2015).

Heidbrink Dr. M, Heuschele F, Jenewein W (2014) Begeisterte Mitarbeiter: Wie Unternehmen ihre Mitarbeiter zu Fans machen, 1. Aufl. Schäffer-Poeschel Verlag, Stuttgart

KMPG Studie (2011): Confronting complexity, https://home.kpmg.com/ua/en/home/insights/2011/02/confronting-complexity.html (Abruf am 01. 08.2017)

Schönherr K (2012), Der Mitarbeiter als Ideenlieferant in Zeit Online. http://www.zeit.de/karriere/beruf/2012-02/innovationsmanagement-ideen-mitarbeiter (Abruf am 28. 08.2015)

Schumann H (2013) Fachkräftemangel im Rettungsdienst. retten! 2 (1): 68

Betriebliches Gesundheitsmanagement im Rettungsdienst

Marco Kerbs

11.1 Allgemeine Grundsätze zum betrieblichen Gesundheitsmanagement (BGM) – 124
11.1.1 Definition – 124
11.1.2 Rechtsgrundlagen – 124
11.1.3 Die 4 Säulen im betrieblichen Gesundheitsmanagement – 125

11.2 Projekt: Einführung des BGM im Rettungsdienst Teltow-Fläming – 126
11.2.1 Projektschritt: Diagnose (Herbst 2014) – 127
11.2.2 Projektschritt: Interventionsplanung (Frühjahr 2015). – 128
11.2.3 Projektschritt: Intervention – 128
11.2.4 Projektschritt: Evaluation – 130

Literatur – 132

© Springer-Verlag GmbH Deutschland, ein Teil von Springer Nature 2018
A. Neumayr, M. Baubin, A. Schinnerl (Hrsg.), *Zukunftswerkstatt Rettungsdienst*,
https://doi.org/10.1007/978-3-662-56634-3_11

Betriebliches Gesundheitsmanagement (BGM) erhält in der Unternehmenspolitik einen zunehmend höheren Stellenwert. Die Gesunderhaltung der Mitarbeiter ist nicht zuletzt aufgrund der demographischen Entwicklung und dem zunehmenden Fachkräftemangel ein erstrebtes Ziel jeder modernen Betriebswirtschaft. Obgleich sich Rettungsorganisationen tagtäglich mit der Versorgung erkrankter Menschen befassen, es gesetzliche Vorgaben zu Arbeitsschutz und betrieblicher Gesundheitsförderung gibt, ist das professionelle BGM noch kein fester Bestandteil ihrer Organisationsstrukturen. In diesem Beitrag werden die allgemeinen Grundsätze des BGM vorgestellt sowie die besonderen Bedingungen zur Einführung am Beispiel der Rettungsdienst Teltow-Fläming GmbH diskutiert. Seit 01.01.2013 ist diese als 100%ige Tochtergesellschaft des Landkreises (D, Brandenburg) mit dem Rettungsdienst beauftragt. Das Unternehmen hat ca. 220 Mitarbeiter und 9 im gesamten Landkreis verteilte Rettungswachen. Die Einsatzfahrzeuge sind 24 h/365 Tage im Jahr besetzt.

Die Einführung des BGM zählte zu den ersten Aufgaben des Unternehmens. Leitgedanke war dabei: „Gesunde Arbeit in einem gesunden Unternehmen" zu erreichen. Die Rettungsdienst Teltow-Fläming GmbH ist 100% über die Krankenkassen finanziert. Aktuell ist für das BGM kein Budget von Seiten dieser vorgesehen.

11.1 Allgemeine Grundsätze zum betrieblichen Gesundheitsmanagement (BGM)

11.1.1 Definition

Das betriebliche Gesundheitsmanagement (BGM) ist das „systematische und nachhaltige Bemühen um die gesundheitsförderliche Gestaltung von Strukturen und Prozessen und um die gesundheitsförderliche Befähigung der Beschäftigten" (Bertelsmann Stiftung/Hans-Böckler-Stiftung: Zukunftsfähige betriebliche Gesundheitspolitik. Vorschläge der Expertenkommission. Gütersloh 2004).

Traditionell besteht BGM aus 3 Säulen:
- dem Arbeits- und Gesundheitsschutz,
- dem betrieblichen Eingliederungsmanagement (BEM) und
- der betrieblichen Gesundheitsförderung (BGF) (Badura et al. 2010, Schmidt et al. 2015).

Im Rettungsdienst Teltow-Fläming wurde gezielt eine 4. Säule, das Personalmanagement hinzugefügt (Abb. 11.1).

11.1.2 Rechtsgrundlagen

In Deutschland regeln die Arbeitsschutzrahmenrichtlinie 1989/391 EWG, das Arbeitsschutzgesetz (ArbSchG) und zahlreiche Verordnungen die Pflichten des Arbeitgebers zur präventiven Gesundheitsvorsorge.

Den Rechtsrahmen für die betriebliche Gesundheitsförderung bildet das fünfte und neunte Sozialgesetzbuch (SGB V, IX). § 20 SGB V verpflichtet die Krankenkassen zur primären Prävention, zur Verbesserung des allgemeinen Gesundheitszustandes und zur Verminderung sozial bedingter Unterschiede. Im § 20a SGB V werden von den Krankenkassen Leistungen in der betrieblichen Gesundheitsförderung verlangt.

Die Verpflichtung des Arbeitgebers zum betrieblichen Eingliederungsmanagement wird im § 167 Abs. 2 SGB IX geregelt (Bundesministerium für Justiz und Verbraucherschutz: www.gesetze-im-internet.de).

International ruft die Weltgesundheitsorganisation (WHO) mit der „Ottawa-Charta zur Gesundheitsförderung" (1986) zum aktiven Handeln in der Gesundheitsförderung auf. Die Luxemburger Deklaration (1997) der

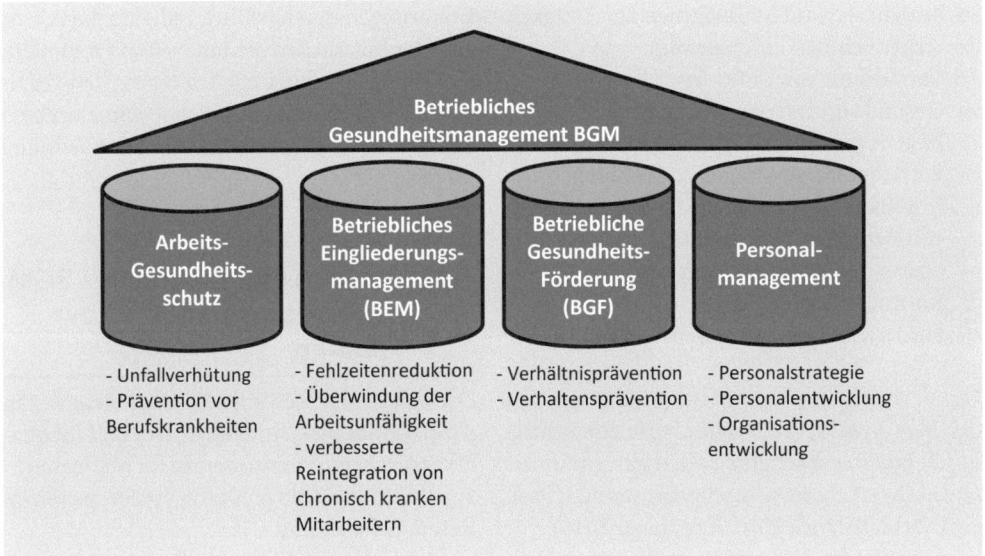

◘ Abb. 11.1   Die 4 Säulen des betrieblichen Gesundheitsmanagements (BGM)

Europäischen Union (EU) verpflichtet die Mitglieds- und Beitrittsländer der EU zur betrieblichen Gesundheitsförderung.

11.1.3 Die 4 Säulen im betrieblichen Gesundheitsmanagement

Säule 1: Arbeits- und Gesundheitsschutz

Ziel des Arbeits- und Gesundheitsschutzes ist vor allem, die Zahl der Arbeitsunfälle zu senken sowie die Gesundheit und das Wohlbefinden der Beschäftigten zu verbessern. Die hierfür gesetzlich vorgegebenen Maßnahmen werden in den Rettungsdienstunternehmen durch entsprechende Behörden resp. das Landesamt für Arbeitsschutz laufend kontrolliert, z. B. Betriebssicherheit, Lärm- und Vibrationsarbeitsschutz, Benutzung der persönlichen Schutzausrüstung (PSA), Lastenhandhabung, Bildschirmarbeit.

Säule 2: Betriebliches Eingliederungsmanagement (BEM)

Das betriebliche Eingliederungsmanagement zielt vor allem darauf ab, länger als 6 Wochen erkrankte Beschäftigte wieder an ihrem Arbeitsplatz einzugliedern, die Beschäftigungsfähigkeit zu erhalten und Frühverrentung oder Arbeitslosigkeit zu vermeiden (Giesert et al. 2013). Durch ein erfolgreiches BEM bleiben dem Unternehmen wichtige Fachkräfte erhalten und die Sozialkassen werden entlastet. Ziel des BEM ist u. a., den Herausforderungen des demographischen Wandels und der damit verbundenen Zunahme älterer Arbeitnehmer zu begegnen (Badura et al. 2012).

Säule 3: Betriebliche Gesundheitsförderung (BGF)

Die betriebliche Gesundheitsförderung besteht aus der Verhältnisprävention und der Verhaltensprävention (Kempf 2010).

Die Verhältnisprävention hat das Ziel, die Arbeitsbedingungen, das Betriebsklima und die Arbeitskultur zu verbessern, das Wir-Gefühl zu fördern oder Konflikte gemeinsam mit dem Betriebsrat und der Geschäftsführung zu lösen.

Sie bezieht sich auf Maßnahmen zur Tätigkeit der Arbeitnehmer. Beispiele sind:
- Vermeidung von Unter- bzw. Überforderung,
- Gesunde und wertschätzende Führungskultur,
- Betriebsvereinbarungen zu Mobbing, Konflikten, Maßnahmen der Vereinbarkeit von Beruf und Familie usw.,
- transparente Informations- und Kommunikationspolitik,
- Förderung eines guten Betriebsklimas.

Die Verhaltensprävention beschäftigt sich mit der Person selbst und gibt „Hilfe zur Selbsthilfe". Die Beschäftigten sollen zur gesunden und aktiven Lebensweise animiert werden (Beck et al. 2012, Balanck 2016, Kaiserauer 2016).

Beispiele für die Verhaltensprävention sind:
- Entspannungsangebote, Stressbewältigungskurse, Individualberatung,
- Zeitmanagementkurse, Bewegungsangebote,
- Konfliktmanagementkurse, Selbstmanagementkurse,
- Broschüren, Vorträge, Intranet.

Säule 4: Personalmanagement

Personalmanagement im Sinne der betrieblichen Gesundheitsförderung heißt für die Rettungsdienst Teltow-Fläming GmbH z. B. generations- und altersspezifische Potenziale der Mitarbeiter im Unternehmen zu berücksichtigen. Dazu werden Analysen zu den Altersstrukturen der Mitarbeiter in den Rettungswachen und deren Handlungsspielräume, Bedürfnisse und Erfahrungen durchgeführt. Individuelle Potenziale der Mitarbeiter, von innovativ bis routiniert, werden so berücksichtigt. Dies stärkt den Teamzusammenhalt und vermittelt jedem einzelnen Mitarbeiter Wertschätzung und Anerkennung (◘ Tab. 11.1).

11.2 Projekt: Einführung des BGM im Rettungsdienst Teltow-Fläming

Die Arbeit der Rettungsdienstmitarbeiter in der präklinischen Notfallmedizin und im qualifizierten Krankentransport ist für Maßnahmen zum BGM geradezu prädestiniert. Stressoren im Rettungsdienst sind z. B.
- das Heben und Tragen schwerer Lasten,
- die unregelmäßige und oftmals ungesunde Nahrungszufuhr,
- das Arbeiten unter Zeitdruck,
- das Fahren mit Sondersignal,
- wechselnde Teamzusammensetzungen,
- konflikt- und gewaltimmanente Einsatzsituationen,
- häufige Schlafunterbrechungen im Nachtdienst,
- die Konfrontation mit Leid und Tod oder mit verstörenden oder traumatisierenden Unfall- und Krankheitsbildern (Jäger und Schillings 2016).

Um BGM in einer Rettungsorganisation umzusetzen, müssen vorab die Zuständigkeiten und Aufgaben geregelt, ein Projektplan erstellt, die Ziele definiert und die Projektschritte vorgegeben werden. Im Laufe des Projekts müssen Analyseinstrumente, Zeit- und Arbeitsressourcen bereitgestellt, Maßnahmen umgesetzt und in ihrer Wirkung evaluiert werden.

Um dies zu bewerkstelligen, wurde in Anlehnung an den Plan-Do-Check-Act-Kreislauf (PDCA-Kreislauf) aus dem Qualitätsmanagement (Deming 1982, Runggaldier und Flake 2012) im Rettungsdienst Teltow-Fläming ein „4 Schritte-Projekt- und Zeitplan" erstellt: Diagnose – Interventionsplanung – Intervention – Evaluation (◘ Abb. 11.2).

◘ **Tab. 11.1** Altersgruppenspezifische Zuordnung der Arbeitspotenziale von Mitarbeitern

Alter	Altersbedingte Vorteile
bis 30 Jahre	innovativ, agil
bis 40 Jahre	innovativ, agil, gesetzter
bis 50 Jahre	innovativ, agil, gesetzter, Erfahrungen
bis 60 Jahre	gesetzter, viele Erfahrungen, Ruhepol
60+	sehr viel Erfahrungen, Ruhepol

Kapitel 11 · Betriebliches Gesundheitsmanagement im Rettungsdienst

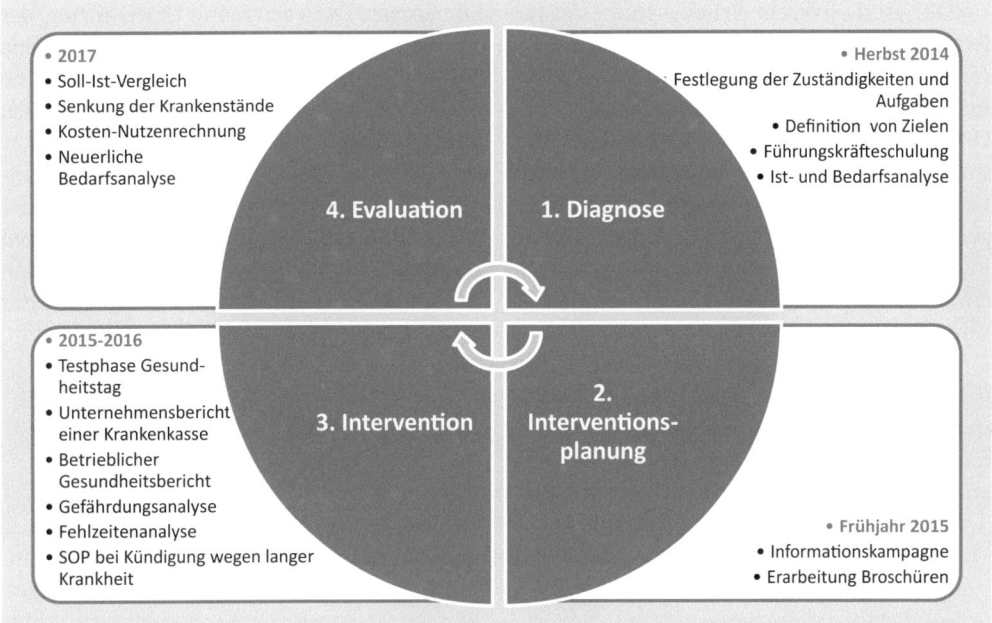

Abb. 11.2 Projektzeitplan 2014–2017: 4 Schritte zur Einführung des BGM). (Nach Marco Kerbs 2014: Projektarbeit „Einführung eines betrieblichen Gesundheitsmanagements in ein Rettungsdienstunternehmen")

Herausforderungen für Rettungsdienstunternehmen zur Einführung eines betrieblichen Gesundheitsmanagements (BGM)
Die besonderen Herausforderungen für Rettungsdienstunternehmen zur Einführung eines BGM sind oftmals:
- die dezentrale Lage der einzelnen Standorte,
- die dauerhafte Besetzung der Fahrzeuge,
- der unregelmäßige Dienstplan der Mitarbeiter und
- die fehlende Finanzierungsmöglichkeit des BGM, da Rettungsdienstunternehmen weder einen Gewinn erzielen dürfen, noch vorgegebene Ressourcen von Seiten der Krankenkassen dafür erhalten.

> Die Kunst besteht aktuell somit darin, in Frage kommende, externe Angebote ohne zusätzliche finanzielle Mittel zu nutzen und diese der Belegschaft anzubieten.

11.2.1 Projektschritt: Diagnose (Herbst 2014)

Die Festlegung von Zuständigkeiten, Aufgaben und Zielen

Zum „Beauftragten für BGM" wurde der Betriebsratsvorsitzende ernannt und ausgebildet. Ihm obliegt die organisatorische Leitung der Steuerungsgruppe.

Die „Steuerungsgruppe Gesundheit" ist das Steuerungsorgan für das Gesamtprojekt. Sie trifft sich monatlich im Gesundheitszirkel und besteht aus den folgenden Personen: BGM-Beauftragten, Personalleiter, operativer Rettungsdienstleiter, Arbeitsgruppenleiter „Arbeitsschutz", der Betriebsärztin, einer Mitarbeiterin der Bundesinitiative von Verdi „Gute Arbeit" und interessierten Beschäftigen aus zwei Rettungswachen. Zu ihren Aufgaben zählen die betriebliche Bedarfsermittlung, die Freigabe und Umsetzung vorgeschlagener Interventionen, die Kommunikation und Information aller Maßnahmen an die Mitarbeiter und die Evaluation der Ergebnisse.

Der „Arbeitskreis Arbeitsschutz" ist für Optimierungen im Bereich der Verhältnisprävention zuständig. Dazu gehören der Geschäftsführer sowie der Sicherheitsbeauftragte des Unternehmens und der jeweiligen Rettungswache, der Betriebsrat und die Betriebsärztin. Deren Aufgabe ist es, die Arbeitsbedingungen durch regelmäßige Gefährdungsanalysen, Begehungen der Rettungswachen sowie Kontrolle der implementierten Maßnahmen zu verbessern.

Die Bundesinitiative von Verdi „Gute Arbeit (https://innovation-gute-arbeit.verdi.de/)" unterstützte das Projekt von Anfang an der gemeinsamen Entwicklung eines Fragenkatalogs zur Mitarbeiterbefragung (s. unten).

Ziele des BGM-Projekts
- Schaffung menschengerechter Arbeitsbedingungen
- Stärkung der persönlichen Ressourcen der Mitarbeiter
- Schaffung eines hohen Leistungspotenzials durch Lebensqualität
- Wiedereingliederung nach Krankheit
- Förderung des Unternehmenserfolgs durch eine gesunde Organisation

Führungskräfteschulung

Führungskräfte nehmen eine Schlüsselrolle in der betrieblichen Gesundheitsförderung ein. Sie gestalten die Arbeitsbedingungen, ermöglichen die Weiterentwicklung der Mitarbeiter, zeigen neue Handlungsspielräume auf und prägen wesentlich das Arbeitsklima. Ein Mangel an Führungskompetenz kann Erkrankungen bei den Mitarbeitern verursachen. Zur Sensibilisierung der Führungskräfte wurden im Rettungsdienst Teltow-Fläming zu Beginn des Projekts deren spezielle Belastungen evaluiert und das Seminar „Stressbewältigung für Führungskräfte" abgehalten.

Ist- und laufende Bedarfsanalyse

Um eine hohe Akzeptanz bei den Mitarbeitern für das BGM zu erreichen, wurden diese von Anfang an in die Ermittlung der Ist- und Bedarfsanalyse einbezogen. Dazu wurde mit Unterstützung der Bundesinitiative von Verdi „gute Arbeit" eine Mitarbeiterbefragung im Anschluss an eine Wachenversammlung abgehalten. Im Rahmen eines Workshops beurteilten die Mitarbeiter ihre Arbeitstätigkeit und ihre Arbeitsbedingungen. Die aufgezeigten Probleme wurden auf einer Wandzeitung festgehalten und nach Wichtigkeit bewertet. In einem zweiten Workshop wurden Verbesserungsmaßnahmen erarbeitet und der Steuerungsgruppe übermittelt (◘ Tab. 11.2).

11.2.2 Projektschritt: Interventionsplanung (Frühjahr 2015).

Eine transparente Informations- und Kommunikationspolitik vor und während des gesamten Projekts ist ein wichtiger Erfolgsfaktor zur Einführung des BGM. Alle Kommunikationswege müssen genutzt, Termine gemeinsam abgesprochen und die Wunschthemen der Mitarbeiter berücksichtigt werden. Die zweite Phase der Projektumsetzung galt der Organisation einer Informationskampagne und der Erarbeitung von Informationsbroschüren. Alle Beschäftigten wurden per Betriebsratsinformation und im Zuge von Versammlungen in allen Rettungswachen über die Einführung des BGM informiert.

11.2.3 Projektschritt: Intervention

Folgende BGM-Maßnahmen, wurden von 2015–2016 im Rettungsdienst Teltow-Fläming umgesetzt:

Broschüre „Präventionsangebote der Krankenkasse"

Zur Erstellung dieser Broschüre wurden die Angebote aller 19 Krankenkassen, die im Rettungsdienst Teltow-Fläming vertreten sind, eingeholt. Die Broschüre enthält einen kurzen Überblick der gesetzlichen und freiwilligen Leistungen in den Bereichen Prävention und Gesundheitsvorsorge: Gesundheitskurse, Fit im Büro, Stressbewältigung, Hilfe bei Sucht,

Tab. 11.2 Befragungswandzeitung

	sehr wichtig	wichtig	weniger wichtig
Gute Arbeit – Die ver.di Initiative			
Gute Arbeit, das heißt für mich …			
ein unbefristetes Arbeitsverhältnis			
ein festes, verlässliches Einkommen			
leistungs- und erfolgsbezogene Entgeltbestandteile			
Aufstiegschancen			
Arbeit, die für die Gesellschaft nützlich ist			
dass gegenseitige Hilfe und kollegiale Zusammenarbeit gefördert wird			
dass mich meine Vorgesetzten umfassend unterstützen			
bei der Arbeit als Person respektvoll behandelt zu werden			
dass ich als Beschäftigte/r Rechte habe			
dass ich Einfluss auf meine Arbeitszeit habe			
dass ich meine Arbeit selbstständig planen und einteilen kann			
der Schutz meiner Gesundheit bei der Arbeit			
ausreichend Zeit, um meine Arbeit gut zu machen			
dass ich meine Fähigkeiten in der Arbeit entwickeln kann			
dass ich an betrieblicher Weiterbildung teilnehmen kann			

Ernährung usw. Sie ist im unternehmenseigenen Intranet auch als Online-Version mit den entsprechenden Verlinkungen zu den Angeboten der jeweiligen Krankenkasse abrufbar.

Broschüre „Kooperationspartner"

Die Beschäftigten wurden bereits 2014 gebeten, interessante Kooperationspartner wie Thermen, Fitnessclubs, Wellnessclubs, Masseure zu benennen. Viele Mitarbeiter folgten dem Aufruf. In Gesprächen mit den Kooperationspartnern konnten Sonderkonditionen und/oder Gutscheinaktionen (z. B. Gruppentarif in der Therme Luckenwalde, Rabattaktion auf Mitgliedspreise, kurze Kündigungsfrist bei Wellvitale Jüterbog) verhandelt werden. Mit einigen Kooperationspartnern wurde ein jährliches Treffen durchgeführt, um die Angebote zu bewerten bzw. ggf. Veränderungen vorzunehmen. Der Akzeptanz der Mitarbeiter zu den Angeboten war aufgrund ihrer Einbindung sehr hoch. 2017 musste das Projekt ruhend gestellt werden. Ein Korruptionsvorwurf wird aktuell geprüft.

Testphase zum Gesundheitstag mit Unterstützung einer Krankenkasse

Die Bereitschaft aller Krankenkassen, im Rahmen eines Gesundheitstages den Mitarbeitern unterschiedliche Angebote/Tests zur Verfügung zu stellen, war sehr hoch. Aufgrund der dezentralen Lage der Rettungswachen und des Schichtdienstes wäre die Realisierung des Gesundheitstages jedoch sehr aufwendig gewesen. Daher beschloss die Steuerungsgruppe, eine Testphase zur Akzeptanz der Angebote in einzelnen Rettungswachen durchzuführen. Der Lungenfunktionstest und die Handkraftmessung wurden daraufhin, mit Unterstützung einer Krankenkasse, in 7 von 9 Rettungswachen durchgeführt. Jeder Beschäftigte erhielt eine persönliche Bescheinigung der Ergebnisse und Maßnahmenvorschläge, ohne Weitergabe an Dritte.

Unternehmensbericht der Krankenkassen

Um die Anonymität der Mitarbeiter zu wahren, stellen Krankenkassen einen Unternehmensbericht erst ab einer Mitgliederzahl von 50 Mitarbeitern eines Unternehmens aus. Da eine der 19 Krankenkassen diese Bedingung erfüllt, wurde dem Rettungsdienst Teltow-Fläming 2016 erstmals ein Unternehmensbericht zur Verfügung gestellt. Anhand des Berichtes konnten ein besserer Branchenvergleich erstellt werden und der Nutzen des BGM für die Rettungsdienst Teltow-Fläming GmbH in Zahlen wiedergegeben werden.

Betrieblicher Gesundheitsbericht

Mit diesem werden der Geschäftsführung jährlich vom BGM-Beauftragten die potenziellen Verbesserungsmaßnahmen (z. B. bei Powerload-Systemen auf den Rettungswagen) vorgelegt sowie gemeinsam mit der Personalverwaltung die neuen Maßnahmen für die nächsten Jahre empfohlen.

Gefährdungsanalyse

Diese wurde von der Arbeitsgruppe „Arbeitsschutz" vorgenommen und dem BGM-Beauftragten zur Verfügung gestellt. Als Folge werden nun z. B. stichschutzsicherere Westen auf den Rettungswagen vorgehalten.

Fehlzeitenanalyse

Jede Rettungswache erstellt seit Einführung des BGM eine monatliche Krankenstandsanalyse und übermittelt diese an den BGM-Beauftragten. In der Vergangenheit wurden hierzu nur die Kennzahlen der Arbeitsunfähigkeitstage der Beschäftigten betrachtet. Aktuell treten auch jene Mitarbeiter in den Fokus der Analyse, die trotz Erkrankung am Arbeitsplatz erscheinen. Hier besteht die Gefahr, dass diese Mitarbeiter durch das „Verschleppen" der Krankheit mittel- oder langfristig stärker erkranken bzw. eine dauerhafte Gesundheitsschädigung droht oder dass sie andere Mitarbeiter anstecken und deren Leistungsfähigkeit beeinträchtigen.

Verfahrensanweisung bei Kündigung wegen langer Krankheit

Bei diesem Thema zeigte sich der positive Effekt der Personalunion von Betriebsratsvorsitzenden und BGM-Beauftragten im Rettungsdienst Teltow-Fläming. In einer Betriebsvereinbarung wurde vereinbart, dass während und bis 1 Jahr nach Beendigung des BEM-Verfahrens eine Kündigung wegen Krankheit ausgeschlossen ist. Zudem wird bei einem negativen Bescheid zur Wiedereingliederung der Betroffene nicht sofort gekündigt, sondern versucht, den Beschäftigten mit Hilfe eines Netzwerkes (Jobcenter und zuständige Krankenkasse, Rentenkasse) für eine neue Beschäftigung zu qualifizieren oder ihn geordnet in die Rente zu geleiten.

> In allen Fachbereichen (Hygiene, Fuhrpark, Medizinprodukte etc.) des Rettungsdienstes Teltow-Fläming wurden im Rahmen des BGM Arbeitsgruppen mit motivierten Mitarbeitern gebildet. Diese beschäftigen sich mit den neuesten technischen und wissenschaftlichen Entwicklungen in ihrem jeweiligen Bereich und empfehlen deren Umsetzung. Auf diese Weise gestalten die Mitarbeiter ihre Arbeitsbedingungen und ihr Arbeitsumfeld selbst und tragen die eingeforderten Veränderungsmaßnahmen in Eigenverantwortung mit.

11.2.4 Projektschritt: Evaluation

Seit 2017 ist das Projekt soweit implementiert, dass die 4. Phase, der Soll-Ist-Vergleich, erstmals durchgeführt werden kann. Evaluiert wird dabei, welche Maßnahmen bei den Mitarbeitern besonders positiv beurteilt werden, in welchen Bereichen sich das BGM zukünftig weiterentwickeln soll und welche Schritte im Rahmen einer Kosten-Nutzen-Analyse für das

Rettungsdienst-Management von besonderer Bedeutung sind.

Kosten-Nutzen-Analyse

Berechnet man den Nutzen des BGM aus betriebswirtschaftlicher Perspektive, so kann dazu der Return of Invest (ROI), d. h. die Berechnung der Relation zwischen den Kosten und dem ökonomischen Nutzen, herangezogen werden (Fachkraft für betriebliches Gesundheitsmanagement [IHK], 2014).

Der deutsche Bundesverband der Allgemeine Ortskrankenkasse (AOK) veröffentlichte 2007 eine Studie zum „Wirtschaftlichen Nutzen von Betrieblicher Gesundheitsförderung aus der Sicht von Unternehmen" (Sockoll et al. 2008). Untersucht wurde, inwieweit sich die für das BGM verwendeten Ausgaben amortisieren. Für die beteiligten Unternehmen aus dem Gesundheitswesen wurde ein ROI (Kosten-Nutzen-Relation) von 1:4 festgestellt. Viele Krankenkassen stellen aktuell Software-Tools zur Berechnung des ROI kostenlos zur Verfügung.

Beispielrechnung zur Berechnung des Return of Invest

In Deutschland fehlen statistisch betrachtet je 100 Mitarbeiter eines Unternehmens täglich durchschnittlich 4,7 Mitarbeiter. Bei einem angenommenen Monatsbruttolohn von € 3.000 pro Mitarbeiter entstehen dem Unternehmen monatlich krankheits- bzw. fehlzeitenbedingte Kosten von € 14.100. Hochgerechnet auf ein Jahr wären dies € 169.200, die dem Unternehmen als Kosten anfallen. Mit der Senkung des Krankenstandes um nur 1% könnte das Unternehmen € 36.000 einsparen.

Die Kosten bei der Einführung des BGM im Rettungsdienst beziehen sich vor allem auf die Ausbildung und Beauftragung einer internen Fachkraft zur Ein- und laufenden Durchführung des BGM, also Kosten zur Personal- und Arbeitszeitressource. Des Weiteren sind jene Maßnahmen und Mittel zu finanzieren, die zur Umsetzung des BGM benötigt werden.

Die Kosten zur Einführung des BGM für „Klein- und Mittelbetriebe" können nach dem „500-Euro-Paragraph", § 3, 34 EstG = € 500,– pro Mitarbeiter und Jahr steuerfrei, sowie der Freigrenze für Sachbezüge, €44,- pro Mitarbeiter und Monat, berechnet werden.

„Nicht gewinnorientierte" Unternehmen wie Rettungsdienste, die von Dritten finanziert werden, haben es schwer, BGM einzuführen. Deshalb müssen vorerst alle Möglichkeiten genutzt werden, Angebote der Krankenkassen und der verschiedenen Kooperationspartner auch ohne zusätzliche finanzielle Mittel für die Beschäftigten einzuholen. Viele Angebote von ortsansässigen Krankenkassen können leider, aufgrund des unregelmäßigen Dienstplanes und der dezentralen Lage der Rettungswachen, nicht optimal genutzt werden. Erweiterte Angebote, z. B. die Beitragsübernahme für Fitnessstudios vom Arbeitgeber, sind ohne zusätzliche für das BGM zur Verfügung gestellte Mittel von Rettungsdienstunternehmen nicht zu finanzieren.

Aus betriebswirtschaftlicher Perspektive sind folglich Verhandlungen der Unternehmensführungen mit den Finanzgebern (Krankenkassen) zur Implementierung des BGM unabdingbar. Grundlage hierfür können die Auswertungen der Mitarbeiterbefragungen, Ergebnisse aus Kennzahlen- und Gefährdungsanalysen der Unternehmen sowie Resultate der Gesundheitsberichte des BGM-Beauftragten sein.

Gesetze und Verordnungen zur Umsetzung des BGM im Rettungsdienst sind insofern zu konkretisieren, als dass die Verpflichtung der Krankenkassen zur Finanzierung des BGM entsprechend verankert werden sollte (§ 20a SGB V).

Soll-Ist-Vergleich

Folgende Ergebnisse wurden von Seiten der Mitarbeiter und der Geschäftsführung als besonders positiv beurteilt:
- Die gute Informationsübermittlung und Einbeziehung der Mitarbeiter in alle Projektschritte: Dieser Weg soll 2018 durch eine neuerliche Mitarbeiter- und Führungskräftebefragung in Zusammenarbeit mit der Bundesinitiative von Verdi „gesunde Arbeit" fortgesetzt werden.
- Die Mitarbeiterbeteiligung in den 7 Rettungswachen zu den

Lungenfunktionstests und der Handkraftmessung lag bei 79%. Aufgrund dieses Erfolgs wird diese Maßnahme in den noch verbleibenden 2 Rettungswachen fortgesetzt. Für 2018 ist ein Gesundheitstag angedacht und eine Weiterführung und Ausweitung des Seminars „Stressbewältigung" geplant.
- Die Einführung der „Verfahrensanweisung bei Kündigung wegen langer Krankheit" führte zur 100%igen Annahme der Erstgespräche, zu denen die Beschäftigten nun ohne Befürchtungen kommen können. Ein weiterer Erfolg des Projekts.
- Anhand der Fehlzeitenanalysen und entsprechender Optimierungsmaßnahmen konnten die Krankenstände von 7,9% (2014) auf 3,9% (2016) gesenkt werden. Damit sind die Kosten für die Personal- und Arbeitszeitressource des Beauftragten für BGM zur Einführung des BGM im Rettungsdienst Teltow-Fläming gedeckt.
- Das Betriebs- und Arbeitsklima hat sich wesentlich verbessert. Neue Mitarbeiter bewerben sich mit der Begründung, vom ausgezeichneten BGM gehört zu haben. BGM wurde und wird zum Markenzeichen des Rettungsdienst Teltow-Fläming.

> Um den Nutzen des BGM für ein konkretes Rettungsdienstunternehmen zu ermitteln, muss dieser anhand klarer Zielvorgaben, definierter Kennzahlen und deren Auswertung evaluiert werden. Die Fehlzeitenanalyse der Rettungsdienst Teltow-Fläming GmbH ist hierfür ein Beispiel. Mit den Ergebnissen und entsprechenden Verbesserungsmaßnahmen konnten die Krankenstände innerhalb von 3 Jahren von 7,9% (2014) auf 3,9% gesenkt werden.

Für die nächsten 3 Jahre (2018–2021) hat sich die Steuerungsgruppe BGM folgende Aufgaben gesetzt:

- Entwicklung eines Informations- und Evaluierungssystems zur kontinuierlichen Optimierung des BGM unter Berücksichtigung des Datenschutzes und der Freiwilligkeit.
- Ausbau der externen Partnerschaften (Unternehmen, Krankenkassen) und Förderung der Mitwirkung in bestehenden rettungsdienstlichen BGM-Netzwerken in Deutschland.
- Suche nach weiteren Finanzierungsmöglichkeiten in der Gesundheitsförderung.
- Evaluierung der psychischen Belastungen im Rettungsdienst.

Fazit

In der Rettungsdienst Teltow-Fläming GmbH steht im Rahmen der Einführung des BGM der Gesundheitsschutz der Beschäftigten im Mittelpunkt. Ziel war es, die Mitarbeiter aufgrund des „gesunden" Arbeitsumfelds bestmöglich und langfristig an das Unternehmen zu binden. Durch die Erfolge aus dem BGM sollte sich das Unternehmen von anderen Rettungsdiensten abheben und damit das Interesse externer Fachkräfte wecken, in diesem Unternehmen zu arbeiten. Die Erfolge seit Einführung des BGM bestätigen dies.

Literatur

Badura B, Walter U, Hehlmann T (2010) Betriebliche Gesundheitspolitik. Der Weg zur gesunden Organisation. Springer-Verlag, Berlin, Heidelberg, New York

Badura B, Ducki A, Schröder H, Klose J, Meyer M (2012) (Hrsg) Fehlzeiten-Report 2012. Zahlen, Daten, Analysen aus allen Branchen der Wirtschaft. Gesundheit in der flexiblen Arbeitswelt: Chancen nutzen – Risiken minimieren. Springer, Berlin Heidelberg New York

Balanck JC (2016) Fitness von Einsatzkräften im Rettungsdienst: Wie stellt man dies fest? Rettungsdienst 39 (4): 26–31

Beck D, Richter G, Ertl M, Morschhäuser M (2012) Gefährdungsbeurteilungen bei psychischen Belastungen in Deutschland. Springer, Berlin Heidelberg New York, pp 115–119

Bundesministerium der Justiz und für Verbraucherschutz. Fünftes und neuntes Sozialgesetzbuch (SGB V, IX). www.gesetze-im-internet.de

Deming WE (1982) Out of the Crisis; Massachusetts Institute of Technology, Cambridge, 88
Giesert M, Reiter D, Reuter T (2013) Neue Wege im betrieblichen Eingliederungsmanagement – Arbeits- und Beschäftigungsfähigkeit wiederherstellen, erhalten und fördern. Ein Handlungsleitfaden für Unternehmen, betriebliche Interessensvertretungen und Beschäftigte. DGB Bildungswerk, Düsseldorf
Jäger C, Schillings J (2016) Prävention und Gesundheitsförderung im Rettungsdienst: Wie bleibt man länger fit im Job? Rettungsdienst 39 (4): 39–43
Kaiserauer E (2016) Vom Krankenträger zum Mobilisator: Kinästhetik im Krankentransport und Rettungsdienst. Rettungsdienst 39 (4): 32–38
Kempf HD (Hrsg) (2010) Die neue Rückenschule. Das Praxisbuch. Springer, Berlin Heidelberg New York
Runggaldier K, Flake F (2013) Zertifzierte QM-Systeme: ISO, EFQM, KTQ, Audits und Kundenbefragungen. In: Neumayr A, Schinnerl A, Baubin M (Hrsg) Qualitätsmanagement in der prähospitalen Notfallmedizin. Springer, Wien
Schmidt C, Bauer J, Schmidt K, Bauer M (2015) (Hrsg) Betriebliches Gesundheitsmanagement im Krankenhaus: Strukturen, Prozesse und das Arbeiten im Team gesundheitsfördernd gestalten. Medizinisch Wissenschaftliche Verlagsgesellschaft mbH & Co KG, Berlin
Sockoll I, Kramer I, Bödeker W (2008) Wirksamkeit und Nutzen betrieblicher Gesundheitsförderung und Prävention. Zusammenstellung der wissenschaftlichen Evidenz 2000 bis 2006. Iga.Report 13. Initiative Gesundheit und Arbeit (www.iga-info.de)
Fachkraft für betriebliches Gesundheitsmanagement (IHK) (2014) Lektion 1–8, VNR-Verlag für die Deutsche Wirtschaft AG, Bonn, Warschau, Bukarest, Moskau, London, Manchester, Madrid, Johannesburg, Paris

sim911 – ein Simulationsprogramm optimiert das Rettungswesen

Adrian Stämpfli und Christoph Strauss

12.1 Ausgangslage und Herausforderung: Hilfsfristerreichung – 136
12.1.1 Vorgaben Hilfsfristerreichung – 136
12.1.2 Relikte historisch gewachsener Strukturen – 136
12.1.3 Wachsender finanzieller Druck – 136

12.2 Der Simulator sim911: Mit Simulationen auf der Basis von historischen Daten können Maßnahmen wie Stützpunktverschiebungen bewertet werden – 137
12.2.1 Simulationsmodell von sim911 – 138
12.2.2 Begriffe und Definitionen gemeinsam erarbeitet – 138

12.3 Anwendung: sim911 optimierte Rettungsdienste in 13 Schweizer Kantonen – 139
12.3.1 Veränderung der Gebietszuordnung – 139
12.3.2 Stützpunkte optimieren – 139
12.3.3 Dienstpläne optimieren – 140
12.3.4 Überstunden vermeiden – 140
12.3.5 Auslastung erhöhen – 140

12.4 Ablauf eines Simulationsprojekts – 140
12.4.1 Beispiel Rettung St. Gallen: Dispositionsstrategie umgestellt und Stützpunktnetzwerk komplett neu aufgebaut – 141

12.5 Weitere Projekte – 141

Literatur – 142

© Springer-Verlag GmbH Deutschland, ein Teil von Springer Nature 2018
A. Neumayr, M. Baubin, A. Schinnerl (Hrsg.), *Zukunftswerkstatt Rettungsdienst*,
https://doi.org/10.1007/978-3-662-56634-3_12

Verbesserte Hilfsfristen, Optimierung der Stützpunkte, weniger Überstunden – aus mehreren Forschungs- und Entwicklungsprojekten ist ein leistungsstarkes Simulationsprogramm entstanden: sim911 (Stämpfli u. Strauss 2016). Auf Basis von historischen Einsatzdaten und mit Hilfe eines Routenplaners simuliert sim911 den operativen Ablauf der Rettungsdiensteinsätze und erlaubt es so, Stützpunktverschiebungen und andere Maßnahmen zu simulieren und zu bewerten. sim911 wurde zusammen mit Partnern aus Rettungsdiensten, Notrufzentralen und Kantonsverwaltungen entwickelt und bereits mehrfach angewendet.

12.1 Ausgangslage und Herausforderung: Hilfsfristerreichung

> Hilfsfristerreichung – historisch gewachsene Strukturen und finanzieller Druck erschweren die Aufgabe des Rettungswesens

Das Schweizer Rettungswesen besteht aus ca. 20 Sanitätsnotrufzentralen und rund 100 Rettungsdiensten. Die Sanitätsnotrufzentralen bearbeiten jährlich mehr als 580.000 medizinische Notrufe, woraus sich um die 460.000 Einsätze für die Rettungsdienste ergeben. Jede Sanitätsnotrufzentrale disponiert im Normalfall die Einsätze mehrerer Rettungsdienste.

Die Aufgabe des Rettungswesens ist es einerseits, alle resultierenden Einsätze professionell und effizient zu bearbeiten. Andererseits verfolgt es das strategische Ziel, seine Ressourcen und Einsatzmittel sowie die hinterlegten Dienstpläne räumlich und zeitlich so zu verteilen, dass sie bestmöglich zu den auftretenden Ereignissen passen.

Diese Aufgaben sind komplex und werden durch die folgenden wichtigen Nebenbedingungen zusätzlich erschwert:

12.1.1 Vorgaben Hilfsfristerreichung

Bei Notfallereignissen muss es schnell gehen. Nach den Richtlinien zur Anerkennung von Rettungsdiensten des schweizerischen Interverbands für Rettungswesen (IVR) soll bei mindestens 90% der Notfallereignisse ein Einsatzmittel spätestens 15 Minuten nach Alarmeingang beim Rettungsdienst am Einsatzort sein. Laut IVR ist aus notfallmedizinischen Gründen auf eine Hilfsfrist von 10 Minuten hinzuarbeiten (Anselmi et al. 2010). Viele Kantone sind daher bestrebt, ihre Vorgaben an die Rettungsdienste zu verschärfen und den Richtlinien des IVR anzupassen. Diese erhöhten Anforderungen gelten dabei häufig nicht nur über die gesamte Organisationseinheit, sondern auch in ländlichen, dünn besiedelten Randgebieten, welche zudem häufig eine schwierige Topographie aufweisen.

12.1.2 Relikte historisch gewachsener Strukturen

Die Schweizer Rettungsdienste waren lange in die Spitalstrukturen eingebunden. Bis auf wenige Ausnahmen war die Rettung stets Aufgabe der lokalen Spitäler. Die Stützpunkte befinden sich daher häufig direkt bei den Spitälern, und die Organisation der Rettungsdienste ist meist noch sehr kleinräumig. Die von vielen Rettungsdienstleitern gewünschten Stützpunktverschiebungen sind politisch heikel und finanziell aufwendig umzusetzen.

12.1.3 Wachsender finanzieller Druck

Aufgrund ihrer Einbindung in die Spitalstrukturen verfügten die Rettungsdienste über keine eigenen Budgets. Mit der zunehmenden Herauslösung in eigene Profitcenter steigt der finanzielle Druck auf die Rettungsdienste. Zwar nimmt so die Kostentransparenz zu, und die Rettungsdienste werden vergleichbarer, die Spitäler vergeben die finanziell lukrativen Sekundärtransporte jedoch zunehmend an private Anbieter, welche in diesen Markt drängen. Da viele Rettungsdienste die Primärrettung mit den Sekundärtransporten quersubventionieren, erhöht sich der Druck auf die Rettungsdienste zusätzlich.

Kapitel 12 · sim911 – ein Simulationsprogramm optimiert das Rettungswesen

> Die Ausgangslage und die Herausforderungen für die Rettungsdienste sind in Deutschland (s. Fischer et al. 2016, SQR-BW 2015 und Lohs 2016, Niehues 2012), Österreich (Heschl et al. 2013) und der Schweiz ähnlich. Ein Simulationsprogramm für das Rettungswesen wie sim911 hilft, in dieser Situation Orientierung zu schaffen sowie Lösungswege und deren Konsequenzen quantitativ aufzuzeigen.

> Dank der lückenlosen Erfassung der Einsätze, der automatischen Erfassung von Zeitstempeln und der automatischen Geokodierung hat sich die Datenlage in den Rettungsdiensten und Sanitätsnotrufzentralen deutlich verbessert. Damit lässt sich der zeitliche und örtliche Ablauf der Rettungsdiensteinsätze nachvollziehen und damit auch simulieren. Genau dies leistet sim911.

12.2 Der Simulator sim911: Mit Simulationen auf der Basis von historischen Daten können Maßnahmen wie Stützpunktverschiebungen bewertet werden

Die Idee einer simulationsbasierten Optimierung operationaler Prozesse im Rettungswesen ist nicht neu und geht auf die späten 1960-er Jahre zurück. Einen sehr guten Überblick über die Entwicklung und den aktuellen Stand bietet der Artikel von Aringhieri et al. (2017). Im Gegensatz zu allen uns bekannten veröffentlichten Simulatoren, die auf analytischen Modellen beruhen, basiert unser Programm auf einer regelbasierten Diskreten-Ereignis-Simulation. Dies hat den Vorteil, dass das Programm leicht an konkrete neue und im Prinzip beliebig komplexe Situationen angepasst werden kann. Eine Eigenschaft, die bei den analytischen Modellen schwieriger umsetzbar ist (Aringhieri et al. 2017, Abschnitt 6.2.).

Die auftretenden Ereignisse in der deterministischen Diskrete-Ereignis-Simulation sind die Alarmzeitpunkte der Einsätze. Sie werden unverändert aus den historischen Einsatzdaten übernommen und in derselben Reihenfolge simuliert, wie sie in der Realität aufgetreten sind. Mithilfe der Dispositionsstrategie wird das beste verfügbare Einsatzmittel gesucht. Danach wird das verwendete Einsatzmittel bis zum Ende des Einsatzes reserviert, sodass es erst nach Beendigung des Einsatzes wieder zur Verfügung steht (◘ Abb. 12.4). Zudem wird die Fahrzeit zum Einsatzort neu gerechnet.

Auf diese Weise errechnet der Simulator verschiedene Szenarien (◘ Abb. 12.2). Jedes Szenario beschreibt eine historische oder eine simulierte Datengrundlage eindeutig. Das Szenario beinhaltet jeweils alle relevanten Informationen, also die Lage der Stützpunkte, die Dienstpläne, die Einsatzdaten, die Dispositionsstrategie und immer auch eine Referenz auf die verwendete Version des Simulators, sodass das Szenario reproduzierbar ist.

Für jedes Szenario berechnet sim911 relevante Kennzahlen und Grafiken. Dargestellt werden diese in räumlich (z. B. einer Karte wie

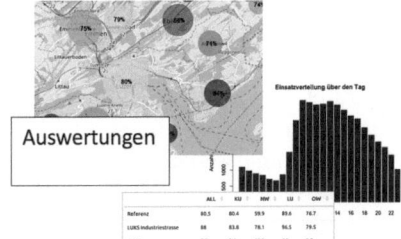

◘ Abb. 12.1   sim911 – Funktionsdiagramm

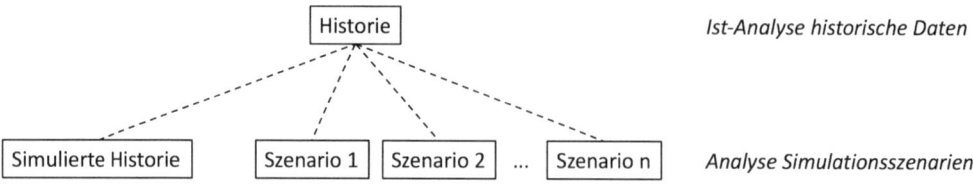

Abb. 12.2 Szenarien in sim911

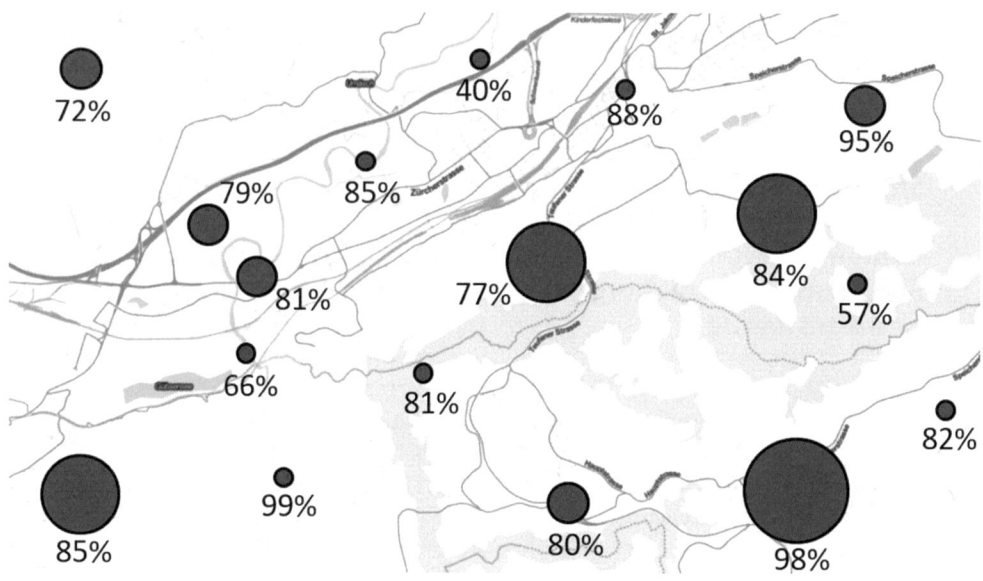

Abb. 12.3 Kartendarstellung in sim911

Abb. 12.3) und zeitlich (z. B. einem Säulendiagramm) expliziten Auswertungen. Damit können Maßnahmen wie etwa die Verschiebung von Stützpunkten und deren Einfluss auf die Erreichung der Hilfsfrist simuliert und bewertet werden.

12.2.1 Simulationsmodell von sim911

Das sim911 zugrundeliegende Modell hat den entscheidenden Vorteil, dass es verschiedene für das Rettungswesen relevante Fragestellungen untersuchen kann. Als Input (Abb. 12.1) dienen historische Einsatzdaten und eine Dispositionsstrategie, welche als unveränderliche externe Gegebenheiten ins Modell einfließen. Stützpunkte und Dienstpläne fließen als veränderliche Stellhebel ein. Das erlaubt Berechnungen für jede Kombination von unveränderlichen externen Gegebenheiten und veränderlichen Stellhebeln.

12.2.2 Begriffe und Definitionen gemeinsam erarbeitet

Die Definition aller Variablen und des Regelwerkes innerhalb sim911 geschah von Beginn an zusammen mit verschiedenen Stakeholdern aus dem Rettungswesen. Leiter der Rettungsdienste, Leiter der Sanitätsnotrufzentralen und auch des IVR wurden eingebunden. Die Ergebnisse sind in zwei Dokumenten festgehalten. Das „Glossar" definiert alle für die Simulation relevanten Begriffe. Das „Glossar

– Darstellungen und Kennzahlen in sim911" definiert alle in der Simulation verwendeten Kennzahlen und deren Darstellungen. Diese Arbeiten fließen in die überarbeitete IVR-Terminologie mit ein, welche in den nächsten Jahren veröffentlicht wird.

◘ Abb. 12.4 zeigt den Ablauf eines Ereignisses, welches zu 2 Einsätzen führt. Darin sind die für sim911 wichtigsten Begriffe ersichtlich. Mit dem Aufgebot eines Einsatzmittels, also dem Alarmzeitpunkt, beginnt für den aufgebotenen Rettungsdienst der Einsatz. Nach dem Ausrücken und der Fahrt zum Einsatzort ist die Hilfsfrist beendet. Ausgewertet wird die Hilfsfrist auf dem Ereignis. Im Falle eines Ereignisses mit mehreren Einsätzen gemäß ◘ Abb. 12.4 werden demnach alle zugeordneten Einsätze betrachtet. Die Hilfsfrist bezeichnet dann die Differenz zwischen dem frühesten Alarmzeitpunkt und dem frühesten Eintreffen am Einsatzort eines beteiligten Einsatzmittels.

12.3 Anwendung: sim911 optimierte Rettungsdienste in 13 Schweizer Kantonen

sim911 kam in den vergangenen Jahren in Rettungsdiensten, Notrufzentralen und Verwaltungen von 13 Schweizer Kantonen zum Einsatz. Dabei wurden die folgenden Anwendungsfälle simuliert:

12.3.1 Veränderung der Gebietszuordnung

Gebietsgrenzen, beispielsweise zwischen zwei benachbarten Notrufzentralen, lassen sich mit sim911 auflösen. Die Disposition nach der nächsten freien Einsatzmittelstrategie über größere Gebiete hinweg bietet erfahrungsgemäß ein signifikantes Verbesserungspotenzial gegenüber kleinräumigen Dispositionen, wo Zuständigkeiten entscheidender sind als eine schnelle Verfügbarkeit.

12.3.2 Stützpunkte optimieren

Die Stützpunkte müssen so gewählt werden, dass die auftretenden Einsätze bestmöglich erreicht werden. sim911 simuliert die Hilfsfristerreichung für eine bestimmte Liste von Stützpunkten, Dienstplänen, Einsatzdaten und Dispositionsstrategien. Auch Stützpunkte, welche nur temporär besetzt sind, lassen sich mit sim911 simulieren. Zusätzlich kann sim911 mit einer unbegrenzten Anzahl von Einsatzmitteln je Stützpunkt eine obere Schranke für die

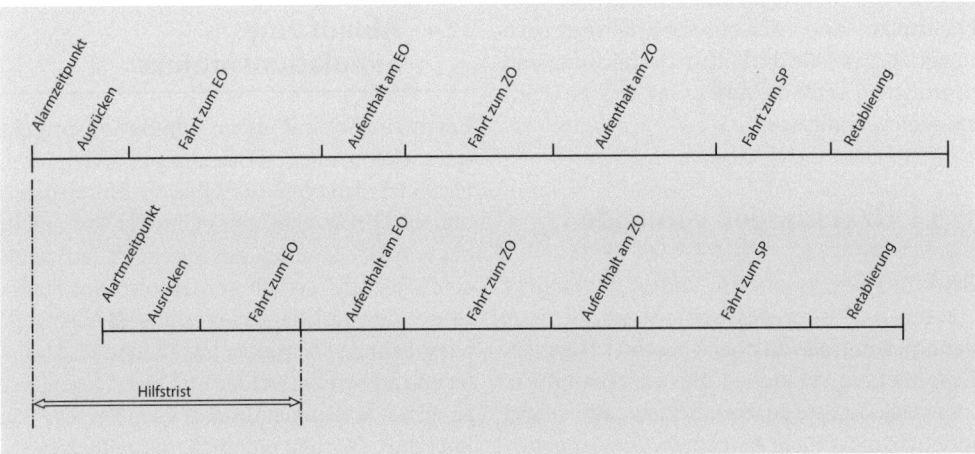

◘ Abb. 12.4 Zusammenhang Einsatz und Ereignis nach Definition des IVR

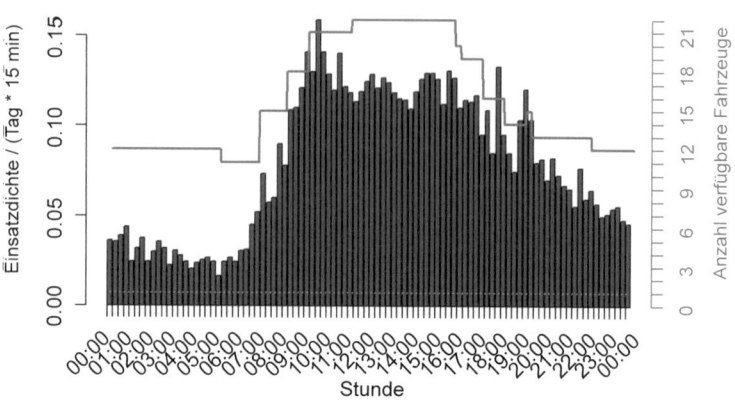

◘ Abb. 12.5 Einsatzdichte versus Dienstplan

Hilfsfristerreichung angeben. So kann gezeigt werden, dass die Hilfsfristerreichung mit den gewählten Stützpunkten beispielsweise in Randregionen nie den gewünschten Wert erreichen kann.

12.3.3 Dienstpläne optimieren

Dienstpläne sind einfacher zu verändern als Stützpunkte. Für viele Rettungsdienste sind sie deshalb ein interessanter Hebel. Der Vergleich der Einsatzdichte mit den bestehenden Dienstplänen (◘ Abb. 12.5) ist ein guter Indikator, ob die Dienstpläne gut gewählt sind. Falls nicht, zeigen sich „Lücken". Das sind Tageszeiten, in denen z. B. viele Einsätze stattfinden, aber wenig Einsatzmittel im Dienst sind. Durch verbesserte Dienstpläne lassen sich unserer Erfahrung nach in geringem Maße die Hilfsfristerreichung und in größerem Maße die Auslastung und die Überstunden beeinflussen.

12.3.4 Überstunden vermeiden

Bei Einsätzen, welche am Ende einer Schicht starten und über das Schichtende hinaus dauern, kommt es zu unerwünschter Überzeit. Disponenten versuchen dies zu verhindern, indem sie Dienste kurz vor Schichtende, sofern möglich, nicht mehr einplanen. Dies ist natürlich nicht immer möglich und die Überzeit nicht immer vermeidbar. sim911 kann simulieren, wie sich die Veränderung der Dienstpläne auf die unvermeidbare Überzeit auswirkt.

12.3.5 Auslastung erhöhen

Um den Rettungsdienst rentabel betreiben zu können, ist es nötig, die Auslastung möglichst hoch zu halten. Stimmen die Dienstpläne besser mit dem Auftreten von Einsätzen überein, lässt sich die Auslastung lokal erhöhen. Damit lässt sich beispielsweise simulieren, ob sich Verlegungstransporte, welche bisher durch andere Rettungsdienste gefahren wurden, auch mit den eigenen Ressourcen bewältigen ließen.

12.4 Ablauf eines Simulationsprojekts

Bevor sim911 mit einem Simulationsprojekt starten kann, müssen Daten importiert werden. Dabei werden typischerweise die Einsatzdaten und die Dienstzeiten eines Jahres erfasst und in das Format des Simulators überführt. Jetzt kann eine „Historie" erstellt werden, also eine Statistik des zugrundeliegenden Jahres (◘ Abb. 12.2). Diese kann in Form einer Ist-Analyse ausgewertet und aufbereitet werden und bietet gegenüber gängigen Statistiken oftmals viele Vorteile wie interaktive Karten, räumlich und zeitlich explizite Auswertungen etc.

Auf Basis der Historie berechnet sim911 zuerst die simulierte Historie. Hierzu wird die Historie mit den historischen Einsatzdaten, Dienstplänen und Stützpunkten simuliert. Effekte, welche das Modell nicht abbildet, wie beispielsweise Ungenauigkeiten in der Nachbildung der Dispositionsstrategie, deren manuelle Veränderungen oder auch Effekte durch die Interaktion mit benachbarten Rettungsdiensten, werden herausgerechnet.

> In der Analyse der Simulationsszenarien dient die simulierte Historie als Referenzszenario. Maßnahmen zur Beeinflussung von Kennzahlen werden an der Erreichung der entsprechenden Kennzahl in der simulierten Historie gemessen.
> Die Veränderung der relevanten Kennzahlen zwischen einem Szenario und der simulierten Historie sind demnach direkt auf diese Handlungsoption zurückzuführen.

12.4.1 Beispiel Rettung St. Gallen: Dispositionsstrategie umgestellt und Stützpunktnetzwerk komplett neu aufgebaut

Die Rettung St. Gallen gehört zu den größten rettungsdienstlichen Organisationen in der Schweiz. Sie entstand 2014 durch die Zusammenlegung der Rettungsdienste der 3 Spitalverbunde Kantonsspital St. Gallen, Rheintal-Werdenberg-Sarganserland und Fürstenland-Toggenburg.

Per 2015 hat sich der Leistungsauftrag der Regierung an den Rettungsdienst verschärft: Neu müssen die Rettungsteams in 90% der dringenden Einsätze innerhalb von 15 Minuten vor Ort sein. Diese Verbesserung der Hilfsfrist kann die Rettung St. Gallen erreichen – mit Hilfe von sim911 und daraus abgeleiteten Maßnahmen.

Eine massive Verbesserung ergab sich durch die Zusammenlegung der Rettungsdienste der 3 Spitalverbunde Kantonsspital St. Gallen, Fürstenland-Toggenburg und Rheintal-Werdenberg-Sarganserland per Anfang 2014 zur Rettung St. Gallen. Dies ermöglichte die gesamtheitliche Einsatzplanung. Mit der neuen Dispositionsstrategie alarmiert die kantonale Notrufzentrale den nächsten verfügbaren Rettungswagen – unabhängig von dessen Heimatstützpunkt.

Um aber die vorgegebenen 90% Hilfsfristerreichung in allen Regionen gewährleisten oder übertreffen zu können, war eine Optimierung der Stützpunkte unumgänglich. Die Rettung St. Gallen spielte in sim911 verschiedene Szenarien durch und fällte schließlich die Entscheidung, das Stützpunktnetz komplett neu aufzubauen. Von 12 Standorten blieb lediglich derjenige am Kantonsspital St. Gallen unverändert. Die meisten Rettungsdienste waren zuvor bei einem Spital stationiert, was gerade in den Regionen zu lange Anfahrtszeiten an die Einsatzorte bedeutete.

> Durch die Optimierung der Stützpunkte konnte die Hilfsfrist insgesamt von 85 auf 90% verbessert werden, wie sim911 bereits im Jahr 2012 aufzeigte und Erfahrungen aus der Praxis belegen.

12.5 Weitere Projekte

In einem Projekt mit dem Kantonsspital Luzern half sim911 die Dienstzeiten anzupassen und so Überstunden zu vermeiden. Kam morgens oder abends gegen Ende der Dienstschicht noch ein Notruf herein, leistete das diensthabende Team zum Teil viele Überstunden. Die Simulationen zeigten, dass dies mit einem gestaffelten Arbeitsbeginn vermieden werden kann. Die neuen Dienstpläne wurden zum Beginn des Jahres 2017 eingeführt. Ein Monitoring in der zweiten Hälfte dieses Jahres soll zeigen, ob die gewünschten Effekte erreicht werden konnten.

In einem anderen Projekt mit der Gesundheits- und Fürsorgedirektion Bern kam sim911 auf Kantonsebene zum Einsatz. Dabei wurden die Einsätze mehrerer Rettungsdienste in einem Projekt simuliert: Insgesamt waren es 8 Rettungsdienste, die von 3 Notrufzentralen disponiert werden. sim911 zeigte deutliches Potenzial für Verbesserungen auf, insbesondere, dass die Gebietszuordnung der 3 Notrufzentralen genauer überprüft werden muss und in welche Richtung die Datenerfassung weiterentwickelt werden soll. Die Ergebnisse flossen in die Versorgungsplanung des Kantons Bern ein.

Fazit

sim911 ist ein generischer Simulator für das Rettungswesen, welcher in der Schweiz bereits mehrfach erfolgreich angewandt wurde und auch in Deutschland und Österreich anwendbar ist. Interessant ist deshalb der Vorschlag von Dax et al. (2016), länderübergreifende Instrumente zur Beurteilung der Qualität in Rettungsdiensten zu entwickeln. Mit Hilfe von sim911 können Maßnahmen wie die Zusammenlegung von Rettungsdiensten, die Verschiebung von Stützpunkten, die Veränderung von Dienstzeiten vor der Umsetzung simuliert und bewertet werden. Die flexible Datenschnittstelle erlaubt es, Daten aller gängigen Einsatzleitsysteme zu importieren. Dank der umfangreichen Auswertungsmöglichkeiten können Handlungsoptionen und deren Resultate attraktiv aufbereitet werden. Durch die vorausgehende Simulation verschiedener Szenarien werden verschiedene Handlungsoptionen verglichen, nur die vielversprechendsten werden umgesetzt. Dies spart Kosten und minimiert die Risiken derartiger Projekte.

Literatur

Anselmi I, Bildstein G, Flacher A, Hugentobler-Campell B, Keller H, Ummenhofer W, Baartmans P (2010) Richtlinien zur Anerkennung von Rettungsdiensten. http://www.ivr-ias.ch/files/ivr/downloads/Richtlinien%20zur%20Anerkennung%20von%20Rettungsdiensten.pdf

Aringhieri R, Bruni ME, Khodaparastic S, van Essen JT (2017) Emergency medical services and beyond: Addressing new challenges through a wide literature review. Comput Operat Res 78: 349–368

Dax F, Fabrizio M, Hackstein A (2016) Kennzahlen in der Leitstelle. Notfall Rettungsmed 19 (8): 632–637, https://link.springer.com/article/10.1007/s10049-016-0239-5

Fischer M, Kehrberger E, Marung H, Moecke H, Prückner S, Trentzsch H, Urban B (2016) Eckpunktepapier zur notfallmedizinischen Versorgung der Bevölkerung in der Prähospitalphase und in der Klinik. Notfall Rettungsmed 19 (5): 387–395, https://link.springer.com/article/10.1007/s10049-016-0187-0

Heschl S, Kainz J, Orlob S, Prause G, Wildner G (2013) Rettungs- und Notarztsysteme in Österreich: aktuelle Entwicklungen. In: Neumayr A, Schinnerl A, Baubin M (Hrsg) Qualitätsmanagement im prähospitalen Notfallwesen. Springer, Wien, pp 131–136

Lohs T (2016) Qualitätsindikatoren für den Rettungsdienst in Baden-Württemberg. Notfall + Rettungsmed 19 (8): 625–631, https://link.springer.com/article/10.1007/s10049-016-0222-1

Niehues C (2012) Notfallversorgung in Deutschland. Analyse des Status quo und Empfehlungen für ein patientenorientiertes und effizientes Notfallmanagement. Verlag W. Kohlhammer, Stuttgart, pp 130–140

Rettung St. Gallen. Geschichte. Veröffentlicht unter: http://www.rettung-sg.ch/index.php?id=27

SQR-BW (2015) Qualitätsbericht Rettungsdienst Baden-Württemberg. Veröffentlicht unter: https://www.sqrbw.de/adbimage/112/asset-original//qualitaetsbericht-2015.pdf.

Stämpfli A, Glossar. IMS-FHS. Veröffentlicht unter: https://www.fhsg.ch/fhs.nsf/files/IMS_Rettungswesen_Glossar/$FILE/Glossar.pdf

Stämpfli A, Glossar – Darstellungen und Kennzahlen in sim911. IMS-FHS. Veröffentlicht unter: https://www.fhsg.ch/fhs.nsf/files/IMS_Rettungswesen-GlossarPlot911/$FILE/Glossar_plot911.pdf

Stämpfli A, Strauss C (2016) sim911 - Ein Simulator für das Rettungswesen. Veröffentlicht unter: https://www.fhsg.ch/fhs.nsf/files/IMS_Rettungswesen_sim911Bericht/$FILE/1%20-%20sim911%20-%20Ein%20Simulator%20fu%CC%88r%20das%20Rettungswesen.pdf

Balanced Scorecard: Kennzahlen zum Intensivtransport

Stefan Kager

13.1 Methode Balanced Scorecard – 144

13.2 Projekt Implementierung der BSC: Zeitplan, Umsetzung, Meilensteine – 144
13.2.1 Durchführung der Stakeholderanalyse – 145
13.2.2 Definition der Qualitätspolitik für den Tätigkeitsbereich Intensivtransport – 146
13.2.3 Vorgabe der strategischen Ziele – 146
13.2.4 Erstellung des Kennzahlenkatalogs und der Perspektivenwahl – 146
13.2.5 Erstellung des Kausalitätendiagramms – 148
13.2.6 Ableitung von Maßnahmen: BSC Intensivtransport 2014 – 149
13.2.7 Das Aufzeigen von Trends: Evaluierung und Adaptierung der BSC 2016 – 149

13.3 BSC: Ökonomische Aspekte und Qualitätsmanagement – 152

Literatur – 153

© Springer-Verlag GmbH Deutschland, ein Teil von Springer Nature 2018
A. Neumayr, M. Baubin, A. Schinnerl (Hrsg.), *Zukunftswerkstatt Rettungsdienst*,
https://doi.org/10.1007/978-3-662-56634-3_13

Mit der Implementierung eines Intensivtransportwagens (ITW) 2013 wurde in Linz, Oberösterreich (OÖ), ein neuer Markt bedient, der sich als Folge der Spitalsreform des Landes OÖ 2010/2011 entwickelte. Die Zentralisation von Schwerpunktversorgungseinrichtungen in die bestehende Krankenhauslandschaft ließ die Zahlen für Intensiv- und Sekundärtransporte überdurchschnittlich ansteigen, sodass Maßnahmen zur Entlastung der Sonderrettungsmittel (Notarzteinsatzfahrzeuge [NEF]) getroffen werden mussten.

Um den Anforderungen des neuen Tätigkeitsfeldes gerecht zu werden, benötigte es, neben der entsprechenden Ausbildung des Personals im Spezialkurs „Intensivtransport", neue Arbeitsinstrumente und Evaluierungsmethoden: Eine detailreichere Dokumentation wurde erforderlich, um Zahlen als Datengrundlage für statistische Auswertungen zu Fragen der Stakeholder zu generieren. Ebenso musste ein möglichst übersichtliches Instrument zur Lenkung des neuen Tätigkeitsbereiches zur Verfügung gestellt werden, um dem Aspekt der Wirtschaftlichkeit des Rettungsdienstes als Non-Profit-Organisation (NPO) Genüge zu leisten.

Die Wahl der Methode fiel auf die Balanced Scorecard (BSC, deutsch: ausgewogener Berichtsbogen), da sich diese, aus Sicht der Führungsverantwortlichen, mit wesentlichen Vorteilen von anderen Methoden abhebt.

Unternehmenspolitik. Bei der Auswahl der Kennzahlen werden die Interessen der Stakeholder und wichtige Umgebungs- und Einflussvariablen, die in Abhängigkeit zum entsprechenden Arbeitsbereich stehen, berücksichtigt (Preißner 2011).

Im Kennzahlenkatalog sind die Kennzahlen themenspezifisch als Cluster, sogenannte Perspektiven, zusammengefasst. Diese Perspektiven orientieren sich an der jeweiligen Unternehmensstrategie und können z. B. die wirtschaftliche Perspektive, die Kunden- und Prozessperspektive oder die Entwicklungsperspektive des Unternehmens sein (Kaplan und Norton 1997). In Abhängigkeit zueinander bilden diese Perspektiven ein ausbalanciertes Informationssystem, welches der Unternehmensleitung laufend Informationen zur Effektivität und Effizienz z. B. des neuen Arbeitsbereiches liefert (Barthélemy et al. 2011, Kaplan und Norton 2009). Sowohl die Perspektiven als auch die Kennzahlen müssen individuell für jede Organisation definiert werden (◘ Abb. 13.1).

> Die BSC ist ein Dokumentations-, Messungs- und Steuerungsinstrument, um flexibel auf aktuelle Veränderungen zu reagieren und möglichst schnell Optimierungen oder präventive Gegenmaßnahmen im Fokus der Unternehmensstrategie einzuleiten.

13.1 Methode Balanced Scorecard

Die BSC ist ein kennzahlenbasiertes Arbeitsinstrument, das auf übersichtliche Weise aktuelle Informationen zum strategischen Zielerreichungsgrad eines Unternehmens oder eines neuen Arbeitsbereiches (z. B. Intensivtransport) liefert. Die Kennzahlen, die dafür in Frage kommen, orientieren sich an den strategischen Zielen des Unternehmens (-bereiches), dem Leitbild der Organisation und der

13.2 Projekt Implementierung der BSC: Zeitplan, Umsetzung, Meilensteine

Um einen strukturierten Projektablauf zu gewährleisten, wurden folgende Meilensteine in der Projektlaufzeit von 2 Jahren vorgegeben und umgesetzt:
- Durchführung der Stakeholderanalyse,
- Definition der Qualitätspolitik für den Tätigkeitsbereich Intensivtransport,

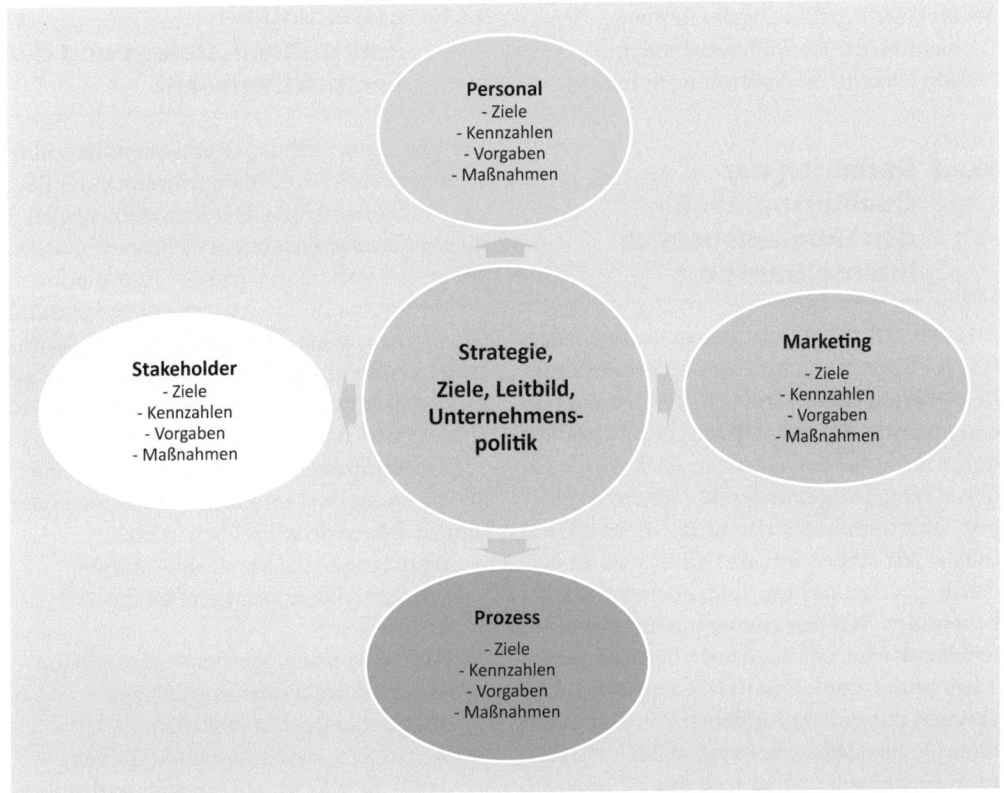

● Abb. 13.1 Perspektiven der Balanced Scorecard. (Quelle: eigene Darstellung in Anlehnung an Kaplan und Norton 1997)

- Vorgabe der strategischen Ziele,
- Erstellung des Kennzahlenkatalogs und der Perspektivenwahl,
- Erstellung des Kausalitätendiagramms,
- Ableitung von Maßnahmen: BSC Intensivtransport 2014,
- Aufzeigen von Trends: Evaluierung und Adaptierung der BSC 2016.

13.2.1 Durchführung der Stakeholderanalyse

Im Rahmen der Stakeholderanalyse mit Entscheidungsträgern aus dem Rettungsdienst (Geschäftsführung, Qualitäts- und Personalmanagement, Controlling), der Landespolitik und den Sozialversicherungsträgern wurden jene Stakeholder herausgefiltert, die für die Zusammenarbeit im Bereich „planbarer Intensivtransport" am Wichtigsten sind: Die Notarztbörse, die Leitstelle und die Geschäftsführung des Rettungsdienstes:
- die Notarztbörse, da sie mit der Bereitstellung des begleitenden Arztes einen wesentlichen Teil zum Qualitätsniveau der Dienstleistung beiträgt (Ellinger et al. 2010, S. 265ff; Hippel 2007),
- die Leitstelle, da sie die Schnittstelle zur Organisation von Intensivtransporten darstellt, sowie

- die Geschäftsführung des Rettungsdienstes, der die Dienstleistung im wirtschaftlichen Controlling unterliegt.

13.2.2 Definition der Qualitätspolitik für den Tätigkeitsbereich Intensivtransport

Im Leitbild des Österreichischen Roten Kreuzes (ÖRK) bekennt sich dieses zu einem möglichst hohen Qualitätsniveau der anzubietenden Dienstleistungen. Dieses Leitbild und die darin formulierte Qualitätspolitik wurde für den neuen Tätigkeitsbereich Intensivtransport übernommen: „Für Effizienz und Qualität – Wir setzen uns mit ganzer Kraft ein, damit die, die uns brauchen, höchste Qualität bekommen. Wir orientieren uns an anerkannten Standards und haben auch bei alltäglichen Tätigkeiten hohe Qualitätsansprüche. Wir bereiten uns gut auf Aufgaben vor. Damit wir diese Qualität leisten können, müssen wir Ressourcen sinnvoll und wirtschaftlich einsetzen. Daher streben wir nach Effizienz, also nach dem sinnvollen Einsatz unserer Mittel." (Leitgedanken des ÖRK, http://www.roteskreuz.at/site/leitbild/leitgedanken/unsere-arbeitsweise/fuer-effizienz-und-qualitaet/).

13.2.3 Vorgabe der strategischen Ziele

Die strategischen Ziele wurden auf Bezirksebene, unter Berücksichtigung der Qualitätspolitik sowie der Zielvorgaben für die Geschäftsbereiche Rettungs-, Krankentransport und Sonderrettungsmittel, formuliert:
- Entlastung der Sonderrettungsmittel,
- Halten des Qualitätsniveaus des speziell ausgebildeten Personals,
- Durchführung der Intensivtransporte möglichst mit dem ITW,
- externes Projektmarketing,
- bedarfsorientierte Personalentwicklung.

13.2.4 Erstellung des Kennzahlenkatalogs und der Perspektivenwahl

Der Kennzahlenkatalog ist eine Sammlung aller Kennzahlen (KZ), die dem Anwender der BSC zur Verfügung stehen. Der Kennzahlenkatalog im Tätigkeitsbereich Intensivtransport umfasst ein breites Spektrum wichtiger Informationen und erlaubt laufende Adaptierungen anhand neuer Kennzahlen. Die Version 01 des „Kennzahlenkatalogs Intensivtransport 2014" beinhaltet 4 Perspektiven „Personal, Marketing, Prozess, Stakeholder" und 21 Kennzahlen (◘ Tab. 13.1).

Die Kennzahlen werden im Kennzahlenkatalog nummeriert und hinsichtlich folgender Informationen detailliert beschrieben:
- Worüber gibt die Kennzahl Auskunft: bereitgestellte Information für die Anwender.
- Welche Beurteilungen kann man anhand dieser Informationen vornehmen: Interpretationsmöglichkeiten.
- Welche Zielerreichungsgrade können durch diese Kennzahl erreicht werden: Mindest- oder Maximalwerte und/oder Verweise auf Erfahrungs- oder Vergleichswerte.

Kennzahl (2): DIVI-Quotient (Personalperspektive)
Der DIVI-Quotient ist ein relativer Wert, der über die Besetzung der planbaren bodengebundenen Intensivtransporte mit speziell geschultem Personal mit DIVI-Zertifikat Auskunft gibt.
DIVI-Quotient = Anzahl an Transporten, bei denen ein Mitarbeiter mit DIVI-Zertifikat eingebunden ist/Anzahl an gesamten Transporten; der maximale Zielerreichungsgrad ist 100%.

Kennzahl (11): Lobbying-Ticker (Marketingperspektive)
Die Kennzahl gibt Auskunft über die Intensität von Aktivitäten im Bereich des Lobbyings, z. B. über die Anzahl wahrgenommener Termine mit Stakeholdern außerhalb des Regeldienstbetriebes: Als Termine gelten sämtliche

Kapitel 13 · Balanced Scorecard: Kennzahlen zum Intensivtransport

Tab. 13.1 Kennzahlenkatalog Intensivtransport 2014

Personalperspektive	
KZ 1	Fortbildungsstunden pro Mitarbeiter pro Jahr
KZ 2	DIVI-Quotient (DIVI – Deutsche Interdisziplinäre Vereinigung für Intensiv- und Notfallmedizin)
KZ 3	NFS-Quotient (NFS – Notfallsanitäter)
KZ 4	Intensivtransporte pro ITW-Mitarbeiter pro Jahr
KZ 5	NFS-Pool
KZ 6	DIVI-Pool
KZ 7	C-Lenker (Lenkerberechtigung für Lastkraftwagen)
Marketingperspektive	
KZ 8	Anzahl Auftraggeber
KZ 9	Verfügbarkeit
KZ 10	Weihnachtsquotient
KZ 11	Lobbying-Ticker
Prozessperspektive	
KZ 12	Durchschnittliche Anzahl ITP pro Monat (ITP - Intensivtransport)
KZ 13	Anzahl ITP pro Jahr
KZ 14	KFZ Absagen (KFZ – Kraftfahrzeug)
KZ 15	Anzahl Kollision Schwerlasttransporte
KZ 16	Anzahl Betriebstage
KZ 17	Anzahl ECMO-Einsätze (ECMO – Extrakorporale Membranoxygenierung)
Stakeholderperspektive	
KZ 18	Dokumentationsqualität NA (Notarzt)
KZ 19	Anzahl Beschwerden oder Reklamationen Stakeholder pro Jahr
KZ 20	Konkurrenten
KZ 21	Verschiebungen NA

Zusammenkünfte von offiziellen Vertretern des Teilbereiches Intensivtransport mit Auftraggebern: Fortbildungen, Kongresse, Fachgespräche, Meetings, Besprechungen, offizielle Anlässe, Feiern.

Ziel ist zunächst ein kurzfristiger Ausbau der Lobbying-Aktivitäten, der sich im weiteren Verlauf bei einer stetigen Aktivität einpendeln soll, sodass man als Anbieter regelmäßig, auch außerhalb des Regeldienstbetriebes, von den Auftraggebern wahrgenommen wird.

Kennzahl (14): KFZ Absagen (Prozessperspektive)

Diese Kennzahl gibt Auskunft über die Tage pro Jahr, an denen der Intensivtransportwagen aufgrund von Reparaturen, Instandhaltungen, Präsentationen oder sonstigen Ereignissen nicht für den Intensivtransport zur Verfügung steht. Zielerreichungsgrad dieser Kennzahl ist ein möglichst geringer Wert an Absagetagen.

Kennzahl (18): Dokumentationsqualität NA (Stakeholderperspektive)

Um Informationen zur besseren Übersicht aus den Kennzahlen zusammenzufassen, wurde die Möglichkeit genutzt, mehrere Kennzahlen zu einer neuen Kennzahl zu verknüpfen, die dann als sogenannter Indikator in den Kennzahlenkatalog mit aufgenommen wird. Ein solcher Indikator ist die Kennzahl 18: Dokumentationsqualität NA. Diese Kennzahl liefert Informationen zur Vollständigkeit von Protokollen und zur Dokumentationsqualität. Im Notarztprotokoll wird dazu erhoben, ob die beiden Felder „GCS" (Glasgow-Coma-Scale) und „Pupillenfunktion" ausgefüllt wurden. Beides wird in Relation zur Gesamtanzahl ausgefüllter Protokolle gestellt.

Die Formel für die Berechnung der Kennzahl lautet: Anzahl der Protokolle mit erhobenem GCS-Wert/Gesamtanzahl; Anzahl der Protokolle mit erhobener Pupillenfunktion/Gesamtanzahl. Die beiden Werte werden im Sinne der Wahrscheinlichkeitsrechnung multipliziert, womit eine Oder-Verknüpfung hinsichtlich der Vollständigkeit der beiden Variablen am Dokumentationsprotokoll vorgenommen wird.

13.2.5 Erstellung des Kausalitätendiagramms

Die Kennzahlenauswahl für die BSC ist nur dann sinnvoll, wenn Kennzahlen verschiedener Perspektiven in Zusammenhang zueinander gebracht werden und sich unmittelbar beeinflussen. Im Kausalitätendiagramm werden die kausalen Zusammenhänge zwischen den einzelnen Kennzahlen dargestellt, sowie die Frage behandelt, welche Kennzahlen sich gegenseitig beeinflussen (Preißner 2011, S. 82ff). Das Kausalitätsdiagramm kann mit dem Getriebe eines Wagens verglichen werden, bei dem viele Zahnräder ineinandergreifen und jedes Zahnrad in direkter oder indirekter Abhängigkeit zu den anderen steht (◘ Abb. 13.2).

So kann z. B. eine werktags vormittags durchgeführte vorbeugende Wartung des Tragesystems des ITW eine Terminkollision mit einem Transport verursachen. Dies würde zur Erhöhung der Kennzahl (13) „KFZ-Absagen" führen und hätte in weiterer Folge negative Auswirkungen auf die Kennzahl (9) „Verfügbarkeit".

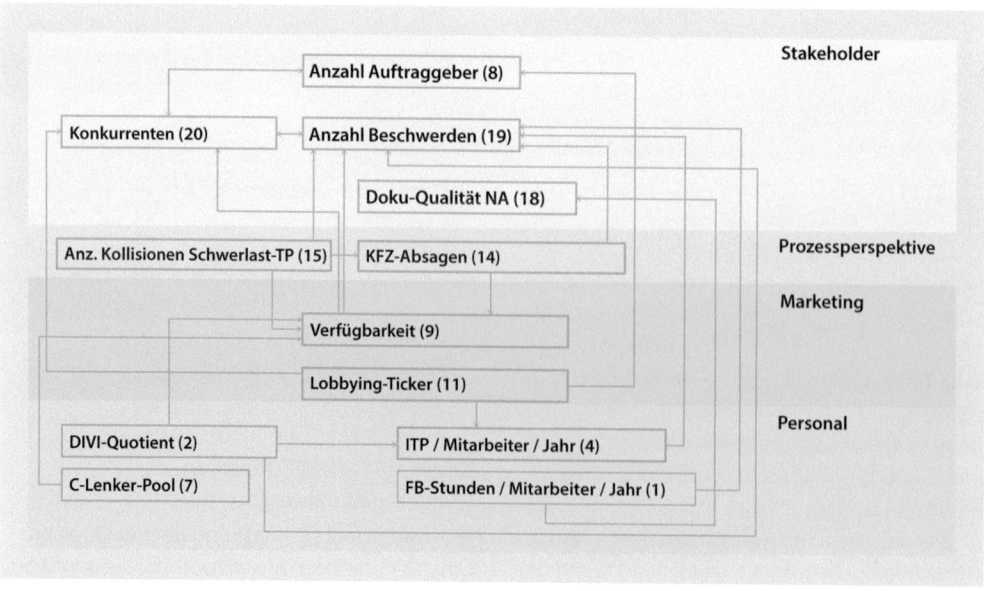

◘ Abb. 13.2 Kausalitätsdiagramm. (Quelle: RK Linz-Stadt)

Eine potenzielle Maßnahme zur Verminderung der „KFZ-Absagen", nämlich planbare vorbeugende Wartungsmaßnahmen in Nachtdiensten oder an Wochenenden durchzuführen, würde also nicht nur die Kennzahl (13) „KFZ-Absagen" beeinflussen, sondern hätte ebenso positive Auswirkungen auf die Kennzahl (9) „Verfügbarkeit" und in weiterer Folge mögliche Auswirkungen auf die Kennzahlen (18) „Anzahl der Beschwerden" sowie (19) „Konkurrenten". Die Konkurrenten würden durch diese Maßnahme weniger beansprucht, da die Auftraggeber aufgrund der hohen Transportverfügbarkeit nicht auf diese ausweichen müssten.

> Ist der Kennzahlenkatalog und das Kausalitätsdiagramm einmal entwickelt, ist die laufende Arbeit mit der BSC einfach. Kennzahlen und Zielerreichungsgrade sind praxisorientiert erarbeitet, negative und positive Trends sind einfach ablesbar. Die Akzeptanz dieser Methode ist daher bei den Mitarbeitern sehr hoch.

13.2.6 Ableitung von Maßnahmen: BSC Intensivtransport 2014

Im Anschluss an die Ausbalancierung der Perspektiven werden zu jeder Kennzahl entsprechende Zielerreichungsgrade definiert, um den potenziellen Erfolg der gesetzten Maßnahmen sichtbar und überprüfbar zu machen (◘ Tab. 13.2).

Der Zielerreichungsgrad der Kennzahl DIVI-Quotient in der „Perspektive Personal" wurde mit 100% festgelegt. 2014 lag die Anzahl (%) der Transporte, an denen ein DIVI-zertifizierter Mitarbeiter den Intensivtransport durchgeführt hatte, bei 97%. Um hier einen positiven Trend einzuleiten bzw. diesen hohen Wert beizubehalten, wurden 2 Maßnahmen vorgeschlagen:

- die Erhöhung der Anzahl von DIVI-zertifizierten Mitarbeitern, indem man mehr Personal zertifiziert,
- sowie die Optimierung der Personalressourcenplanung, sodass die Verfügbarkeit von DIVI-zertifizierten Mitarbeitern in möglichst allen Dienstschichten gegeben ist. Die Urlaubsplanung der Mitarbeiter wurde dabei berücksichtigt.

In Bezug auf die „Marketingperspektive" lag die Anzahl der wahrgenommenen Termine mit Stakeholdern im Jahr 2014 bei 19 Treffen. Um diesen Bereich hinsichtlich dem Zielerreichungsgrad zu optimieren, wurden ab 2015 in regelmäßigen Abständen Mitarbeiter zu Symposien der Linzer Spitäler entsandt, das System in themenverwandten Schulungen der Universitätsklinik vorgestellt und den Stakeholdern und Kunden persönliche Weihnachtsgrüße überreicht.

Die „KFZ-Absagen" betrugen im Jahr 2014 17 Tage. Bei dieser Kennzahl ist ein natürlicher Negativtrend zu beobachten: Je höher das Fahrzeugalter, desto höher die Kennzahl KFZ-Absagen, weil die Wartungsarbeiten mit zunehmenden Alter mehr werden. Um die Kennzahl zu verbessern, wurde die Maßnahme „Wartung sowie mit Präsentationen verbundene Anfragen außerhalb der Geschäftszeiten" eingeführt.

Zur Erzielung eines positiven Trends bei der Kennzahl „Doku-Qualität Notärzte" wurden Sensibilisierungsmaßnahmen im Bereich des begleitenden Personals in den regelmäßigen Qualitätszirkeln und Fortbildungen durchgeführt. Zusätzlich wurde ein Jour fixe zwischen der ärztlichen Leitung und dem Personal der Notarztbörse, das die Transporte ärztlich begleitet, und dem Koordinator des Intensivtransportwesens eingeführt, um auf Schwankungen in der Dokumentationsqualität, vor allem auf ärztlicher Seite, zu reagieren.

13.2.7 Das Aufzeigen von Trends: Evaluierung und Adaptierung der BSC 2016

Die BSC liefert im Jahresintervall entsprechende Informationen zu den Kennzahlen des Tätigkeitsbereiches. Im Vergleich mehrerer Jahre können Trends aufgezeigt und weitere Optimierungs- oder Korrekturmaßnahmen eingeleitet

Tab. 13.2 Auszug aus der BSC 2014: Beispielkennzahlen und Maßnahmen

Perspektive	Kennzahl	Zielwert	Ist 2014	Maßnahmen
Intensivtransporte pro Jahr			201	
Personal	DIVI-Quotient	100%	97%	Optimierung Personalressourcenplanung
				Zertifizierung von zusätzlichem Personal
Marketing	Lobbying-Ticker	2015≥2014	19 Treffen	Besuch von Kongressen/Symposien der Linzer Spitäler
				Präsentation der BSC-Methode bei dem Intensivkurs Pflegefachkräfte im AKH Linz
				Persönliche Überreichung von Weihnachtskarten an die Linzer Intensivstationen
Prozess	KFZ-Absagen	2015<2014	17d (Tage)	Wartung außerhalb der Geschäftszeiten
				Projekt „ITW" neu
Stakeholder	Doku-Qualität Notärzte	2015>2014	60,4%	Sensibilisierungsmaßnahmen Personal
				Sensibilisierungsmaßnahme Notärzte (Notarztbörse)
				Einführung Jour fixe NA-Börse – ITW – Koordinator

werden. Der Erfolg zeigt sich durch die Entwicklung positiver Trends, wenn sich Kennzahlenwerte nach den gesetzten Maßnahmen in Richtung Zielerreichungsgrade entwickeln. Negative Trends untermauern die Notwendigkeit schnellerer Korrekturmaßnahmen und sind Indikatoren für ausstehende Veränderungen im Rahmen der kontinuierlichen Qualitätsverbesserung (Hellmich 2010).

Bezogen auf die Personalperspektive zeigt der Dreijahresvergleich von 2014–2016 folgende Ergebnisse:

Der Zielerreichungsgrad bei der Kennzahl (1) Fortbildungsstunden pro Mitarbeiter wurde mit 16 h festgelegt. Alle ITW-Mitarbeiter erreichten dieses Ziel: 2014–2015 mit 21 h/ pro Mitarbeiter und 2016 mit 18 h (Tab. 13.3).

Bei der Kennzahl (2) DIVI-Quotient ist auf den ersten Blick zwar ein negativer Trend von 97% (2014) auf 92% (2016) erkennbar, allerdings ist zu berücksichtigen, dass sich im selben Vergleichszeitraum die Anzahl der Intensivtransporte verdoppelte (201 auf 404). Die seit 2014 getroffene Maßnahme der zusätzlichen Ausbildung von 5 weiteren Notfallsanitätern wirkt sich hier regulierend aus: Für das Jahr 2018 ist die nächste DIVI-Zertifizierung geplant.

Die Kennzahl (4) Intensivtransporte pro ITW-Mitarbeiter pro Jahr gibt Auskunft darüber, wie viel Erfahrung jeder einzelne Mitarbeiter im Tätigkeitsbereich Intensivtransport sammeln kann. Das Ergebnis von 8,5% (= 17,1 Transporte/Mitarbeiter pro Jahr, 2014) auf 4,4% (= 17,8 Transporte/Mitarbeiter pro Jahr, 2016) bedeutet aus der Sicht der Mitarbeiter eine geringfügige positive Entwicklung. Je nach mitarbeiterbezogenem Vergleichswert erfolgt eine mitarbeiterabhängige Personaldisposition zum oder vom ITW, um eine Annäherung an den statistischen Mittelwert der Erfahrung und Routine am ITW zu erreichen. Diese Kennzahl hat keinen vordefinierten Zielwert.

Kapitel 13 · Balanced Scorecard: Kennzahlen zum Intensivtransport

● **Tab. 13.3** Auszug aus der BSC 2016: Positive (mager) und negative Trends (fett). (Quelle: Rotkreuz Bezirksstelle Linz-Stadt, Autor)

Perspektive	Kennzahl	Zielwert	IST 2014	IST 2015	IST 2016
	Intensivtransporte (ITP) pro Jahr		201	273	404
Personal	Fortbildungsstunden pro Mitarbeiter	mind. 16 h	21 h	21 h	18 h
	DIVI-Quotient	100%	97%	96%	**92%**
	ITP-Mitarbeiter		8,5%	6,6%	4,4%
	C-Lenker	22	22	22	23
Marketing	Verfügbarkeit	100%	82,6%	89%	**83,4%**
	Lobbying-Ticker	2016>2015	19	22	24
Prozess	KFZ-Absagen	2016<2015	17 d	7 d	**13 d**
Stakeholder	Doku-Qualität Notärzte	2016>2015	60,4%	50,8%	70,1%
	Anzahl Beschwerden	0	7	2	**5**
	Konkurrenten	2016<2015	2	2	2
	Anzahl Auftraggeber	2016>2015	nicht messbar	61	69

Die Kennzahl (7) C-Lenker konnte von 2014 auf 2016 von 22 auf 23 Lenker gesteigert werden. Zukünftig wird die Anzahl erneut gesteigert werden müssen, da eine weitere Steigerung der Intensivtransporte zu erwarten ist, womit zugleich die Verfügbarkeit sinkt (Kausalitätsdiagramm) und damit zusammenhängend auch eine etwaige Aufstockung von Fahrzeugen zu planen ist.

Bezogen auf die Marketingperspektive zeigt die Kennzahl Verfügbarkeit (9) einen positiven Trend im Dreijahresvergleich. Der Zielerreichungsgrad wurde mit 100% festgelegt. Trotz Steigerungsrate der Intensivtransporte konnte aufgrund der Fortbildungsmaßnahmen zur Steigerung der Dispositionseffizienz die Verfügbarkeit der ITW bis 2016 auf 83,4% gehalten werden. Um so früh wie möglich dem seit 2015 vorherrschenden leichten Abwärtstrend entgegen zu wirken, wurde eine Arbeitsgruppe gebildet, die Optimierungspotenziale im Kernprozess Intensivtransport finden und umsetzen soll.

Die Prognose für 2017 zeigt eine wesentliche Verschlechterung der Kennzahl Verfügbarkeit, da sich einerseits die Anforderungen des Marktes verändern – steigende Transporte von Akutaufnahmen in Herzkatheterzentren mit unterdurchschnittlicher Vorlaufzeit – und andererseits die Auslastung des ITWs statistisch signifikante Extremwerte erreicht, die bereits 2016 Paralleltransporte mit Fahrzeugen aus dem Regelrettungsdienst bedingten. Für 2017 ist die Einführung der Kennzahl „Parallel-Intensivtransporte" geplant. Diese soll die Häufigkeit veranschaulichen, mit der Fahrzeuge aus dem Regelrettungsdienst für Intensivtransporte herangezogen werden müssen, da die Verfügbarkeit des ITW nicht gegeben ist.

Die Kennzahl (11) Lobbying-Ticker konnte in den Jahren 2014–2016 positiv weiterentwickelt werden.

Bezogen auf die Prozessperspektive zeigt die Kennzahl (14) KFZ-Absagen im Jahr 2014 17 Tage, 2015 waren es 7 Tage, 2016 13 Tage. Die bereits 2014 gesetzten Maßnahmen zur

Reduzierung der Absagen durch die Wartung und Präsentation des ITW außerhalb der Geschäftszeiten haben gegriffen. Von 2015 auf 2016 verschlechterte sich die Kennzahl wieder auf 13 Tage im Jahr, an denen keine Verfügbarkeit gegeben war. Gründe hierfür waren aufgetretene Defekte am Fahrzeug, die auf das fortgeschrittene Alter zurückzuführen sind. 2016 wurde folglich eine Arbeitsgruppe zur Konzeptionierung eines ITW-Nachfolgemodells gegründet, dessen Neuanschaffung mit 2018 anberaumt ist.

In der Perspektive Stakeholder wurde 2015 die Kennzahl „Anzahl Auftraggeber" in die BSC aufgenommen, um den Stakeholdern Informationen zum Markt anzubieten. Im ersten Vergleich von 2015 auf 2016 stieg die Anzahl um 8 zusätzliche Auftraggeber. Die Prognose für 2017 ist eine leichte Steigerung der Kennzahl. Mittelfristig wird sich die Trendkurve einpendeln und sollte bei ca. 70–80 Auftraggebern liegen. Diesbezüglich erfolgt 2017 eine Anpassung des Zielwertes. Erhöhte Schwankungen bei dieser Kennzahl sind ein Indiz für eine Veränderung eines Marktparameters aus ökonomischer Sicht (Angebot, Nachfrage, Preis etc.) bzw. für eine negative Entwicklung des angebotenen Qualitätsniveaus (z. B. Unzufriedenheit von Kunden mit der Qualität der Dienstleistung).

Die Kennzahl (19) Anzahl der Beschwerden konnte von 2014 auf 2015 von 7 auf 2 minimiert werden. Die Gründe hierfür sind auf die qualitative Verbesserung der Kernprozesse Intensivtransport und Gerätelogistik zurückzuführen, u. a. durch den Ankauf eines eigenen Equipments für den Bereich Intensivtransport. 2016 stieg die Anzahl erneut auf 5. Die neuerliche Steigerung der Beschwerden ist vor allem auf die Zunahme der Paralleltransporte zurückzuführen.

Zusätzlich zu den Schulungsschwerpunkten sind zukünftig Maßnahmen im Bereich „Public Relation & Marketing" geplant, die zur Sensibilisierung der Auftraggeber beitragen sollen. Dabei soll das Spannungsfeld zwischen den Begriffen „Dringlichkeit eines Intensivtransportes" und „Planbarkeit aus wirtschaftlicher und medizinischer Sicht" angesprochen werden sowie die Folgen, die sich aus einer falschen Einstufungen ergeben. Geplant ist ein Informationsfolder für die Kunden. Mit dieser Maßnahme ist auch dem Ziel des externen Projektmarketings gedient.

13.3 BSC: Ökonomische Aspekte und Qualitätsmanagement

Der Zielerreichungsgrad zur wirtschaftlichen Entlastung der Sonderrettungsmittel im innerstädtischen Raum konnte im Relativwert von 2013 bis 2015 jedes Jahr gesteigert werden. So konnten 2013 46% der Intensivtransporte, die von den bodengebundenen Fahrzeugen des Notarztdienstes Linz-Stadt und des ITW Linz-Stadt durchgeführt wurden, vom ITW Linz-Stadt gefahren werden. Dieser Wert konnte 2014 auf 56% und 2015 auf 57% ausgebaut werden, obwohl 2015 bei beiden Fahrzeugen eine überdurchschnittliche Steigerung der Gesamtzahl der durchgeführten Intensivtransporte zu verzeichnen war. Derzeit wird der ITW aus ökonomischen Gründen mit ausschließlich planbaren Intensivtransporten (in Abgrenzung zu Sekundäreinsätzen) disponiert (Hecker et al. 2012, S. 21). Falls hier eine neue strategische Ausrichtung erfolgen sollte und die Entlastung der Sonderrettungsmittel weiter gesteigert werden soll, könnten eine Erweiterung der Geschäftszeiten und eine dauerhafte Bereitschaft des ITW für eine weitere Entlastung sorgen.

Da die Erhebung der Kennzahlen der BSC im laufenden Dienstbetrieb durchgeführt werden kann, sind keine zusätzlichen Zeitressourcen vonnöten. Der proaktive Umgang mit Kennzahlen durch die Mitarbeiter fördert deren Bewusstsein für Qualitätsmanagement. Die Besprechung der Trends in den Qualitätszirkeln bestärkt zudem die Motivation im Team, möglichst gute Ergebnisse zu erzielen.

Mit Hilfe der BSC wurde eine Arbeitsgrundlage geschaffen, die bei einer Zertifizierung nach ISO 9001:2015 in ein Qualitätshandbuch übernommen werden kann. Teile dieser Grundlage sind die BSC, die Darstellung des Kernprozesses

Intensivtransport, das Beschwerdemanagement oder die Durchführung der Qualitätszirkel.

Im jährlichen Management-Review findet die ausführliche Beurteilung der Kennzahlen statt. Im Tätigkeitsbericht werden die Ergebnisse der BSC unternehmensintern veröffentlicht und entsprechende Maßnahmen anhand der Beurteilung der Trends für das Folgejahr empfohlen.

Fazit

Die Wahl der BSC zur Steuerung des Tätigkeitsfeldes „Durchführung von Intensivtransporten mittels eines Intensivtransportwagens" wurde aufgrund der Einfachheit der Methode, ihrer Flexibilität, der zwingenden Strategiekonformität mit den Unternehmenszielen und der geringen Kosten getroffen. Durch ihre Grundstruktur (unternehmensspezifische Wahl der Perspektiven und Kennzahlen) ermöglicht die BSC Synergieeffekte, wie die Schaffung einer Datengrundlage für die Fragen der Stakeholder und für das Qualitätsmanagement, und ermöglicht damit, unterschiedliche Erwartungen gleichzeitig zu bedienen. Die benutzerfreundliche und einfach interpretierbare Darstellung der Zielerreichungsgrade und Trends motiviert Mitarbeiter und Geschäftsführung gleichermaßen zur kontinuierlichen Qualitätsverbesserung. Jede Qualitätssteigerung kommt nicht zuletzt den transportierten Intensivpatientinnen und -patienten zugute.

Literatur

Barthélemy F (2011) Balanced Scorecard – das Managementsystem. In: Barthélemy F, Knöll H-D, Salfeld A, Schulz-Sacharow C, Vögele D (Hrsg) Balanced Scorecard. Erfolgreiche IT-Auswahl, Einführung und Anwendung: Unternehmen berichten. Vieweg+Teubner Verlag bei Springer, Berlin Heidelberg New York, pp 57–70

Ellinger K, Genzwürker H, Hinkelbein J, Lessing P (2010) Intensivtransport, Orientiert am Curriculum der DIVI. 2. Aufl. Deutscher Ärzte-Verlag, Köln

Hecker U, Schramm C (2012) Praxis des Intensivtransports: Für Rettungsdienst und Pflegepersonal. Springer, Berlin Heidelberg New York

Hellmich C (2010) Qualitätsmanagement und Zertifizierung im Rettungsdienst. Springer, Berlin Heidelberg New York

Hinsch M (2014) Die neue ISO 9001:2015: Status, Neuerungen und Perspektiven Springer, Berlin Heidelberg New York

Hippel T (2007) Grundprobleme von Non-Profit-Organisationen: Eine zivilrechtliche, steuerrechtliche und rechtsvergleichende Untersuchung über Strukturen, Pflichten und Kontrollen und wirtschaftliche Tätigkeit von Vereinen und Stiftungen. Tübingen, Mohr Siebeck

Kaplan RS, Norton D (1997) Balanced Scorecard: Strategien erfolgreich umsetzen. Schäffer-Poeschel Verlag für Wirtschaft Steuern Recht, Stuttgart

Kaplan RS, Norton D (2009) Der effektive Strategieprozess: Erfolgreich mit dem 6-Phasen-System. Campus Verlag, Frankfurt/Main

Leitgedanken des ÖRK (Österreichischen Roten Kreuz). Für Effizienz und Qualität. http://www.roteskreuz.at/site/leitbild/leitgedanken/unsere-arbeitsweise/fuer-effizienz-und-qualitaet/ (Zugriff: 11.10.2017).

Preißner A (2011) Balanced Scorecard anwenden: Kennzahlengestützte Unternehmenssteuerung, 4. Aufl. Hanser Verlag, München

Spitalsreformkommission Land Oberösterreich (2011) Spitalsreform II „Reform nach Maß – der Oö. Weg bis 2020" Gesamtdarstellung. https://www.land-oberoesterreich.gv.at/Mediendateien/Formulare/DokumenteAbt_Pr/pr_spitalsreform_sitzung_LA_31052011_endgueltig.pdf (Zugriff: 19. 09.2017).

Kompetenzsteigerung im Rettungsdienst

Kapitel 14 Selbstorganisiertes Lernen (SOL): Ausbildungskonzept zur Kompetenzsteigerung für Notfallsanitäter – 157
Sascha Langewand

Kapitel 15 Auditierung und Kompetenzschulung der Mitarbeiter im Rettungsdienst – 165
Herbert Girstmair, Alfred Luneschnig und Agnes Neumayr

Kapitel 16 „RettungspflegerIn" – Erfahrungen einer interdisziplinären Berufsausbildung – 177
Christoph Redelsteiner, Christian Fohringer, Petra Ganaus, Stefan Rottensteiner, Rudolf Hochsteger, Siegfried Weinert, Susanne Ottendorfer und Markus Dallinger

Kapitel 17 Risiko- und Qualitätsmanagement am Einsatzort durch Feldsupervisoren – 187
Christoph Redelsteiner

Selbstorganisiertes Lernen (SOL): Ausbildungskonzept zur Kompetenzsteigerung für Notfallsanitäter

Sascha Langewand

14.1 Einleitung – 158

14.2 Was ist selbstorganisiertes Lernen? – 158

14.3 Fachliche, pädagogische, methodische und strukturelle Lernhilfen – 159
14.3.1 Die Lernsituation – 159
14.3.2 Lernlandkarte – 160
14.3.3 Stundenplan – 160
14.3.4 SMART-Plan – 160
14.3.5 Kann-Liste – 160
14.3.6 Tätigkeitsnachweis – 160
14.3.7 Reflexion und Feedback – 161
14.3.8 Pädagogische Begleitung – 161

14.4 Vorteile des SOL im Sinne der Lernortkooperation – 161

14.5 Grenzen und Beachtenswertes – 164

Literatur – 164

Dieses Kapitel beschreibt die Methode des selbstorganisierten Lernens innerhalb der Notfallsanitäterausbildung, welche der Autor während seiner ehemaligen beruflichen Laufbahn als Leiter der kommunalen Rettungsdienstschule der RKiSH Akademie (Rettungsdienst Kooperation Schleswig-Holstein gGmbH, von 2009–2017) ein- und durchgeführt hat. Die Methode des selbstorientierten Lernens, die in mehr als 400 unterschiedlichen deutschen Schulen bereits seit langen Jahren angewandt wird, soll andere Schulleiter und Bildungsbeauftragte anregen, diese Art des Kompetenzerwerbs genauer zu betrachten. Neben der Erklärung des Systems des selbstorganisierten Lernens (SOL) mit allen notwendigen Tools und Strukturen beinhaltet dieses Kapitel die Erläuterung des Zusammenhangs und der Vorteile des selbstorganisierten Lernens vor dem Hintergrund der Lernortkooperation und des lernortübergreifenden Lernens.

14.1 Einleitung

Durch Einführung des Notfallsanitätergesetzes und der damit verbundenen Ausbildungs- und Prüfungsverordnung veränderte sich die rettungsdienstliche Bildungslandschaft in Deutschland nachhaltig. Aus einem vorherigen, wenig reguliertem System, in welchem pädagogische Kompetenz nur durch den starken Willen einiger Weniger sichtbar war und zur Anwendung kam, wurde eine Bildungslandschaft mit neuen Ideen und Innovationen. Durch den Einfluss von nun studierten oder studierenden Lehrkräften und Schulleitern und dem Willen zur Veränderung sowie anderen finanziellen Möglichkeiten und gesetzlichen bzw. behördlichen Anforderungen wurden neue Methoden und Didaktiken zugelassen, ausprobiert, verworfen und wieder angepasst.

14.2 Was ist selbstorganisiertes Lernen?

Die Idee hinter dem selbstorganisierten Lernen (SOL) ist, dass jeder Mensch lernen will und sich gegen das Lernen nicht wehren kann, selbst wenn er wollte. Die Motivationsebene und die Qualität des Lernens hängen allerdings davon ab, ob, wann, zu welchen Themen und wo der Mensch Lust dazu verspürt. Das „Konzept der Lust und Unlust" findet sich bereits in der griechischen Mythologie, in der dazu die Götter Eros und Thanatos auftreten. Während Eros als verspielter, mutwilliger Knabe dargestellt wird, ist Thanatos der Gott des sanften Todes. In Erinnerung an die eigene Schulzeit fällt sicherlich jedem Leser und jeder Leserin die eine oder andere Situation ein, in der sie von einem der beiden Götter umschmeichelt wurden. Manchmal sind wir während des Lernens strebsame, beinahe lustvolle Charaktere, denen das zu lernende Thema leicht von der Hand geht, und dann sind wir lustlose Gestalten mit destruktivem (Lern-) Potenzial. Neben diesem Lustphänomen gibt es unterschiedliche Arten des Lernens, welche vom Lernsetting abhängig sind:

- Wenn Kindern Werkstoffe und Werkzeuge ohne weitere Vorgaben zur Verfügung gestellt werden, werden sie mit großer Wahrscheinlichkeit daraus etwas bauen. Sie organisieren sich selbst und verfolgen ihre Ziele nach den Prinzipien der Selbstorganisation, lernen dabei unbewusst und natürlich.
- Wenn Kindern ein Baukasten mit einer Anleitung zur Verfügung gestellt wird, werden sie mit großer Wahrscheinlichkeit das bauen, was die Anleitung ihnen vorgibt. Durch diese von uns vorgegebene Gestaltung der Lernumgebung erfolgt das Lernen fremdzielorientiert, bewusst und initiiert.

Sie kennen sicher den Spruch von Schülern oder Auszubildenden: „Das haben wir nie gelernt" und die darauffolgende Rechtfertigung der Lehrkraft: „Ich habe den Unterricht stundenlang vorbereitet und wir haben das Thema auf jeden Fall durchgenommen."

Sollte der Unterricht tatsächlich durchgeführt worden sein, haben beide Parteien in ihrer Erlebenswelt Recht. Es ist gut möglich, dass zwar der Lehrstoff durchgenommen wurde, jedoch war der Zeitpunkt, die Methode oder die didaktische Verordnung für den einzelnen Schüler unpassend. Sie erinnern sich? Lust und Unlust. Vielleicht hatte der Schüler zwar Lust, aber war zu diesem Zeitpunkt gedanklich mit etwas anderem beschäftigt oder ist für das Medium, welches die Lehrkraft gewählt hat, nicht zugänglich. Des Weiteren stellt sich die Frage, ob beide Personen, Lehrkraft und Lernender, vom Gleichen sprechen.

Fallbeispiel
Der Autor war selbst lange als Lehrkraft tätig und hat jahrelang die „Vor- und Nachlast des Herzens" (med.: Volumen- und Druckbelastung des Herzens) falsch erklärt. Warum? Weil er seinen Lehrer falsch verstanden und dessen Aussage nie überprüft hatte. Erst ein cleverer Schüler konnte das Missverständnis zum kurzen Leidwesen und später nachhaltiger Freude des Autors auflösen.

Eine weitere Idee des SOL ist es, dass die Lehrkraft den Lernenden keine Lernzeit schenkt, sondern klaut. Die Lehrkraft ist im System des selbstorganisierten Lernens nicht das Zentrum des Wissens, sondern fungiert als Lernbegleiter und Lerncoach während der Lernzeit. Dies bedeutet jedoch nicht, dass die Schüler unreguliert und autonom in ihrem Lernen alleine gelassen werden. Die Lehrkraft ist stets aufmerksam anwesend, aber nicht zwingend „vor der Klasse". SOL ermöglicht den Schülern, im geschützten und organisierten Rahmen ihre Lerninhalte zu wählen und selbstbestimmt die eigene Komfortzone zu verlassen. Damit wird Lernen möglich und wirkt.

14.3 Fachliche, pädagogische, methodische und strukturelle Lernhilfen

Das System des selbstorganisierten Lernens stellt folgende Lernhilfen zur Verfügung:

Lernhilfen im System des selbstorganisierten Lernens
− Lernsituation
− Lernlandkarte
− Stundenplan
− SMART-Plan
− Kann-Liste
− Tätigkeitsnachweis
− Reflexion & Feedback
− Pädagogische Begleitung

14.3.1 Die Lernsituation

Die Ausbildungs- und Prüfungsordnung mit ihren 10 Themenbereichen wurde vom Schulteam in 25 Lernsituationen eingewoben. Diese Lernsituationen umfassen alle Bereiche der Aufgaben eines Notfallsanitäters und steigern sich in Komplexität und Schwierigkeit. Die ersten 10 Lernsituationen sind im 1. Lehrjahr zu bearbeiten, die nächsten 10 im 2. Lehrjahr. Um im 3. Lehrjahr genügend Zeit für die Vorbereitung zum Staatsexamen zur Verfügung zu haben, sind in diesem nur noch 5 Lernsituationen zu bewältigen.

Die Lernsituationen sind zweigeteilt: Auf der einen Seite befindet sich die Lernsituation als solche, auf der anderen die Botschaft, welche damit verknüpft ist. Ein Beispiel zeigt die Infobox.

Beispiel
Lernsituation
An Deinem ersten Tag als zweites Besatzungsmitglied auf dem Rettungstransportwagen (RTW) wirst Du und Dein Praxisanleiter Martin zu einem internistischen Notfall alarmiert. Vor Ort trefft Ihr auf eine Person mit offensichtlichen

Drogenabusus, der verwirrt und ziellos mit zwei Polizisten spricht.

Botschaft
Du wendest Untersuchungsalgorithmen an und kennst die gängigen Betäubungsmittel in Aussehen, Wirkung und die dazugehörige Therapie. Du arbeitest mit anderen Fachdiensten zusammen und bewegst Dich dabei im rechtlichen Rahmen. Dir sind die Besonderheiten der Kommunikation mit verwirrten Personen bekannt und Du wendest diese an. Dabei agierst Du respektvoll und professionell.

14.3.2 Lernlandkarte

Zusätzlich erhalten die Schüler eine Lernlandkarte, die über die Verknüpfung verschiedener visueller, textlicher und struktureller Elemente einen Überblick über das Thema gewährt (◘ Abb. 14.1).

14.3.3 Stundenplan

Der Stundenplan ist in verschiedene Phasen aufgeteilt. Diese Phasen können Impulse durch die Lehrkraft, freie Lernzeit oder strukturierte Sequenzen vorsehen, in denen z. B. die Lernenden Feedbacks von anderen Lernenden oder der Lehrkraft erhalten (◘ Abb. 14.2).

14.3.4 SMART-Plan

Der SMART-Plan hilft dem Lernenden beim Planen der eigenen Lernziele. Er wird gemeinsam mit der Lehrkraft erstellt.

> **SMART bedeutet, dass die Ziele wie folgt sein müssen**
> − Spezifisch
> − Messbar
> − Ausführbar
> − Relevant
> − Terminiert

Die Lernziele werden regelmäßig auf ihr Erreichen überprüft und ggf. angepasst. Lernziele könnten z. B. sein: „Bis zum 25.8. dieses Jahres will ich die Kann-Liste der Lernsituation 25 vollständig inkl. der notwendigen Tätigkeitsnachweise bearbeitet haben."

14.3.5 Kann-Liste

> **Die Kann-Liste ist der Dreh- und Angelpunkt des SOL.**

In diesen 25 Listen befinden sich alle zu erwerbenden Fachkompetenzen der jeweiligen Lernsituation. Sie bestehen aus einer laufenden Nummer, aus der einzelnen Fachkompetenz, der Taxonomiestufe (z. B. Sechsstufenmodell nach Bloom: Wissen, Verständnis, Anwendung, Analyse, Synthese, Beurteilung; s. dazu auch ◘ Abb. 14.3), einem Quellenvorschlag und einer Box zum Markieren nach Erledigung. Der Schüler entscheidet selbstständig, welchen Punkt der jeweiligen Liste er während der laufenden Lernsituation bearbeitet. Der einzelne Punkt kann erst als erledigt markiert werden, wenn ein entsprechender Tätigkeitsnachweis angefertigt worden ist; z. B.: „Bis zum Freitag will ich die ersten zehn Punkte meiner Kann-Liste der Lernsituation 13 bearbeitet und besprochen haben."

14.3.6 Tätigkeitsnachweis

Durch die Erstellung von Artefakten, wie z. B. Grafiken, Texten, Tabellen, Modellen, Videos, Einsatzberichten oder Reflexionen kann der Nachweis über die Bearbeitung des einzelnen Punktes der jeweiligen Kann-Liste erfolgen. Tätigkeitsnachweise wachsen während der Ausbildungszeit zu einem respektablen Lernjournal, welches der Lernende jederzeit zu Hilfe nehmen kann und der Lehrkraft als Basis für das regelmäßige Feedback und der Aufstellung der SMART-Pläne dient.

Beispiel Lernlandkarte

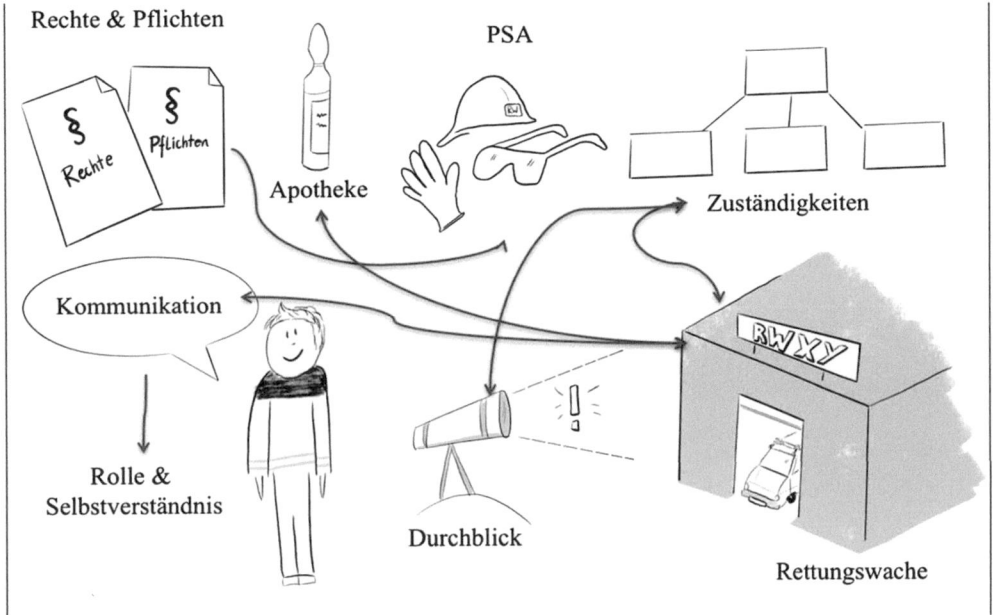

 Abb. 14.1 Lernlandkarte

14.3.7 Reflexion und Feedback

Jeder Lernende erhält einen Terminplan für individuelles Feedback und Reflexionszeiten, welche entweder alleine oder mit der Lehrkraft verbracht werden. Diese Zeiten sind das eigentliche „Gold des selbstorganisierten Lernens". Es ist ausgesprochen ratsam, ausreichende Ressourcen dafür einzuplanen. Ebenso wird im Klassenverbund wöchentlich eine gemeinsame Feedbackrunde veranstaltet, die Gutes stärken und Grenzen aufzeigen soll, welche es von allen Seiten zu bearbeiten gilt.

14.3.8 Pädagogische Begleitung

Die pädagogische Begleitung durch die Lehrkräfte der Schule teilt sich in Fachberatung, Lernberatung und Lerncoaching auf.

Die **Fachberatung** unterstützt bei der Klärung von fachlichen Fragen der Lernenden. Sie kann auch durch Mitlernende erfolgen, wenn diese im aufgezeigten Thema eine bessere Expertise aufweisen.

Die **Lernberatung** unterstützt bei der Bearbeitung der Aufgaben aus der Kann-Liste und gibt Hilfestellungen bei der Vorgehensweise.

Das **Lerncoaching** hilft, wenn Thanatos zuschlägt. Es wird außerhalb der Unterrichtszeit bei grundsätzlichen Lernschwierigkeiten angeboten. In der RKiSH-Akademie wurde hierfür eine Psychologin beschäftigt.

14.4 Vorteile des SOL im Sinne der Lernortkooperation

Der Begriff „Lernortkooperation" bezeichnet im Allgemeinen die Zusammenarbeit zwischen den an der beruflichen Ausbildung beteiligten Organisationen.

In der Zusammenarbeit mit den Praxisanleitern der (Lehr-) Rettungswachen und der Kliniken

Wochentag	Montag		Dienstag		Mittwoch			Donnerstag		Freitag	
Tag											
Dozent	Kursleiter	Zweiter Dozent	Kursleiter	Zweiter Dozent	Kursleiter	Zweiter Dozent	Externer Dozent	Kursleiter	Zweiter Dozent	Kursleiter	Zweiter Dozent
Raum											
09:00 - 10:30	Einführung in die Lernsituation	Impuls	Lernbegleitung	Impuls		Training	Impuls	Lernbegleitung	Impuls	Lernbegleitung	Impuls
Pause											
10:45 - 12:15	Lernbegleitung	Lernbegleitung	Lernbegleitung	Training		Training	Impuls	Lernbegleitung	Training	Lernbegleitung	
Pause											
13:15 - 14:45	Lernbegleitung	Lernbegleitung	Lernbegleitung	Training	Lernbegleitung	Impuls	Impuls	Lernbegleitung	Training	Nachfragen und Vertiefen	
Pause											
15:00 - 16:30	Nachfrage und Vertiefen		Lernbegleitung	Training	Nachfragen und Vertiefen		Impuls	Lernbegleitung	Training	Reflexion	
				Lernbegleitung					Lernbegleitung	Feedback	
										Aufräumen	

Lernbegleitung: Arbeit an den Kann - Listen

Abb. 14.2 Stundenplan

Kapitel 14 · Selbstorganisiertes Lernen (SOL): Ausbildungskonzept ...

Beispiel Kann-Liste

1	... mich während des Einsatz in englischer Sprache verständigen.	XXX	... einen Übungsfall in englischer Sprache verfasst, mit einem Teampartner durchgeführt und uns auf Video aufgenommen.	LPN 2 S. 420-427	√
2	... die im Rettungsdienst übliche EDV anwenden.	XX	... ein Thema meiner Wahl in mittels des Office-Pakets präsentiert.	Internet	
3	... die verschiedenen Medikamente, die während einer Infektiologie-Sepsis verabreicht werden, beschreiben.	XX	... eine Liste erstellt, in der ich die Indikation und Wirkungsweise von: – kristalloider Infusionslösung – Ceftriaxon speziell für diese Erkrankung beschrieben ist.	LPN 1 S. 251	√
4	... zwischen einem Krankentransport, Rettungseinsatz und einem Intensivtransport unterscheiden.	X	... eine Liste über die unterschiedlichen Anforderungen der jeweiligen Transportarten erstellt.	LPN 1 S. 312 – 315 http://divi.de/empfehlungen/intensivtransport.html	
5	... die Besonderheiten des medizinischen Managements bei einem Intensivtransport beschreiben.	XX	... in einer Gruppe oder mit einem Tandempartner eine Ausstattungsliste erstellt, die einen RTW in einen ITW verwandelt	LPN 1 S. 316 – 317 http://divi.de/empfehlungen/intensivtransport.html	
Summe		11			5

LPN: Lehrbuch für präklinische Notfallmedizin; SK Verlag

Legende:

	theoretische Inhalte
	praktische Inhalte
	fakultativ
	Wiederholung
X	niedergeschriebenes wiedergeben
XX	sinngemäß wiedergeben
XXX	Transfer in verschiedene Themen
IV	Problemlösung

Meine persönliche Tax-Gesamtsumme: 5
Maximal möglich: 11

◘ **Abb. 14.3** Kann-Liste

wurde häufig die Frage gestellt, welche Inhalte die Lernenden in welchem Umfang und welcher Tiefe lernen sollten. Die großen Unsicherheiten manifestierten sich wiederum im fehlerhaften Einsatz der Auszubildenden auf der Wache oder der Station. Entweder wurden die Auszubildenden, v. a. in der Klinik, unterfordert oder überfordert. Die bisherigen Praxisbegleithefte halfen wenig oder wurden von Seiten der Praxisanleiter nicht ausgefüllt. Diese äußerten den Wunsch, eingehend über die Kompetenzebenen der Lernenden informiert zu werden. Parallel dazu bestand das Bedürfnis, dass die Rettungsdienstschule einen Verlaufsplan über die in der Praxis zu erwerbenden Kompetenzen zur Verfügung stellen sollte.

Um diesem Wunsch nachzukommen, wurden die Praxiskompetenzen in die Lernsituationen, Kann-Listen und Tätigkeitsnachweise aufgenommen und in einem elektronischen Berichtsheft, dem BLoK (Berichtsheft zur Stärkung der Lernort-Kooperation) abgebildet. Die Praxisanleiter können alle 3 Bereiche einsehen und selbst beurteilen, auf welchem Wissensstand der Lernende sich befindet. Das Online-Berichtsheft BLoK steht jederzeit zur Lernorientierung und -dokumentation für alle an der Ausbildung Beteiligten zur Verfügung.

14.5 Grenzen und Beachtenswertes

Die Grenzen des SOL liegen darin, dass sich das ausbildende Personal vollständig auf das System und damit auf die Rolle des Lernbegleiters anstatt jene des Lehrers einlassen muss. Ebenso ist für den Bildungsträger die Organisation des Lernens, v. a. am Anfang, aufwendiger.

Auf Seiten der Lernenden ist zu beachten, dass von diesen eine Fähigkeit zur Selbstorganisation erwartet und gefordert werden muss. Dies wiederum benötigt aufmerksame Lehrkräfte in der Lernberatung, die unterstützend eingreifen können. Strukturell gelingt dieses System am besten, wenn den Lernenden räumlich viele Lernnischen, Gruppenräume und ruhige Ecken angeboten werden, in die sie sich während der freien Lernzeit zurückziehen können.

Fazit

In Zeiten eines steigenden Bedürfnisses nach Selbstbestimmung kann das System des selbstorganisierten Lernens eine gute Möglichkeit sein, die Ausbildung modern und ansprechend zu gestalten. Das System unterstützt, durch die kooperative und transparente Gestaltung, das lernortübergreifende Lernen und ermöglicht einen hohen Austausch unter den einzelnen Lernorten. Es gibt dem Lernenden durch seine klare Struktur Stabilität und Orientierung und ermöglicht zu jedem Zeitpunkt eine Darstellung der erworbenen Kompetenzen.

Zu beachten sind die erhöhten pädagogischen Anforderungen an das Lehrpersonal, die Notwendigkeit zur Unterstützung organisationsschwacher Lernender und die Erfordernis, räumliche Infrastruktur zur Verfügung zu stellen.

Dank Ein großer Dank geht an das Team der RKiSH Akademie aus Schleswig-Holstein (allen voran Daniel Loth, Christian Menke und Ralf Appelt), Herrn Dr. Herold und den Auszubildenden zum Notfallsanitäter der Jahrgänge 2014, 2015 und 2016. Ohne diese Personen wäre das Projekt des selbstorganisierten Lernens eine Idee geblieben.

Literatur

Birkenbihl M (2005) Train the Trainer. Arbeitshandbuch für Ausbilder und Dozenten. München: mi Wirtschaftsbuch
Haas U (2015) Selbstorganisiertes Lernen im Unterricht- Beltz Verlag, . Weinheim
Herold C, Herold M (2011) Selbstorganisiertes Lernen in Schule und Beruf. Gestaltung wirksamer und nachhaltiger Lernumgebungen. Beltz Verlag, . Weinheim:
Pätzold G (2004) Lernortkooperation und Bildungsnetzwerke. Bertelsmann, Bielefeld

Auditierung und Kompetenzschulung der Mitarbeiter im Rettungsdienst

Herbert Girstmair, Alfred Luneschnig und Agnes Neumayr

15.1 Die Rettungsdienstregion Osttirol – 166

15.2 Entwicklung eines Audit- und Schulungsprogramms – 166
15.2.1 Entwicklung eines Kriterienkatalogs für die Qualifikationsaudits – 167
15.2.2 Stufenplan zur Implementierung des Auditkonzepts: Learning by doing – 169
15.2.3 SAN-Arena: Die Bereitstellung der entsprechenden Lerninfrastruktur – 170
15.2.4 Gewährleistung von Zeitressourcen innerhalb der Dienstzeit – 172
15.2.5 Schulungen und Trainings nach Vorgaben des Crew Ressource Managements – 173

15.3 Evaluierungsergebnisse seit Einführung des Audit- und Schulungsprogramms – 174

15.4 Diskussion – 174

Literatur – 176

© Springer-Verlag GmbH Deutschland, ein Teil von Springer Nature 2018
A. Neumayr, M. Baubin, A. Schinnerl (Hrsg.), *Zukunftswerkstatt Rettungsdienst*,
https://doi.org/10.1007/978-3-662-56634-3_15

Der Schwerpunkt in der Ausbildung zum Rettungs- und Notfallsanitäter liegt in Österreich in der Vermittlung von sanitätsdienstlichem Fachwissen. Spezifische Kompetenzschulungen oder Trainings im Crew Ressource Management (CRM) sind aufgrund mangelnder Zeitressourcen nicht oder nur begrenzt möglich. Für Rettungsdienste, deren Personalstand sich zu einem Großteil aus ehrenamtlichen Mitarbeitern zusammensetzt, ist neben einem konstant hohen Qualifikationsniveau der Mitarbeiter auch eine gute Teamführung ausgesprochen wichtig. Um beides zu trainieren, die Fachkompetenz sowie die individuelle Leistungsfähigkeit (Human Performance), hat das Rote Kreuz Osttirol ein Audit- und Schulungsprogramm entwickelt, das für hauptamtliche Mitarbeiter eingeführt wurde, zugleich aber ehrenamtliche Mitarbeiter positiv in ihrer Motivation zur bestmöglichen Leistung bestärkt.

15.1 Die Rettungsdienstregion Osttirol

Das Rote Kreuz Osttirol besteht aus 4 Ortsstellen und einer Bezirksstelle mit insgesamt 245 ehrenamtlichen Mitarbeitern (85%), 19 Zivildienstleistenden (7%) und 23 hauptamtlichen Mitarbeitern (8%) im Rettungsdienst bei einer Einwohneranzahl von ca. 49.000 Personen. Von den erforderlichen 66.968 Ressourcen-Vorhaltestunden/Jahr (Fahrzeug-Vorhaltestunden) werden durch ehrenamtliche Mitarbeiter 33.076 Stunden (50%), von den Zivildienstleistenden 14.632 Stunden (23%) und durch hauptamtliche Mitarbeiter 19.260 Stunden (27%) besetzt (Stand 2017). Somit fallen auf jeden ehrenamtlichen Mitarbeiter ca. 2 Dienste/Monat. Diese wenigen Dienste stellen insbesondere ehrenamtliche Mitarbeiter vor Herausforderungen, die bei der täglichen Routine einer Vollzeitbeschäftigung nicht im selben Ausmaß gegeben sind: Kritische Situationen, Hektik und Stress können Unsicherheiten intensivieren und das Fehlerrisiko erhöhen (Koppenberg 2016).

Jeder Rettungsdienstmitarbeiter muss, unabhängig des Anstellungsverhältnisses, pro Jahr 15 Fortbildungsstunden absolvieren. Diese Fortbildungsstunden sind inhaltlich größtenteils vorgegeben und werden auch für den Nachweis der gesetzlich vorgeschriebenen Rezertifizierung benötigt (Advanced Life Support, Sicherer Einsatzfahrer, Hygiene etc.). Mit der Rezertifizierung ist die Aufrechterhaltung der gesetzlich vorgegebenen Grundqualifikation jedes Rettungsdienstmitarbeiters gewährleistet. Stellen Führungskräfte darüber hinaus aber den Anspruch, das Qualifikationsniveau der eigenen Mitarbeiter auf einem konstant hohen Niveau zu halten und dieses anhand vorgegebener Kriterien evaluieren zu wollen, bedarf es innovativer Projekte und zusätzlicher Maßnahmen.

Um dies zu bewerkstelligen, hat der Leiter Rettungsdienst der Bezirksstelle Osttirol im Rahmen von Qualitätsmanagement ein Audit- und Schulungsprogramm entwickelt, dessen Schwerpunkt vor allem auf der Förderung der Fach- und Handlungskompetenz sowie der Individual- oder Selbstkompetenz der Mitarbeiter liegt.

Ziel dabei war, mit Hilfe eines bei allen Mitarbeitern jährlich durchgeführten Qualitätsaudits ein Lernumfeld zu schaffen, das zum proaktiven Selbstlernen anregt, die Lern- und Entwicklungsbereitschaft der Mitarbeiter erhöht und eine Sicherheitskultur etabliert, in der die Mitarbeiter eine gemeinsame Strategien zur Stressbewältigung, zur Fehlervermeidung und zur offenen Feedbackkultur entwickeln (Rall u. Langewand 2016, Rall 2016).

15.2 Entwicklung eines Audit- und Schulungsprogramms

Wie kann man hauptamtliche Rettungsdienstmitarbeiter dazu bewegen, die eigenen Kompetenzen jährlich auditieren zu lassen, um sich anhand der Ergebnisse laufend zu verbessern? Mit welchen Hilfestellungen lassen sich Rettungsdienstmitarbeiter davon überzeugen, dass der von ihnen geforderte Einsatz im selbstaktiven Training, zuzüglich zu den verpflichtenden Fortbildungsstunden, die Arbeitsqualität aller

Teammitglieder erhöht und die Patientenversorgung verbessert?

Um diese Fragen zu beantworten, wurden folgende Vorgaben definiert:
- Die Entwicklung eines Kriterienkatalogs zur Beurteilung der fachlichen und personalen Kompetenzen der Rettungsdienstmitarbeiter: Informationskampagne, Abbau von Ängsten und Befürchtungen, Mitarbeitergespräche, Unterstützung des Betriebsrats, Zusicherung der Sanktionsfreiheit, Einführung eines Prämiensystems entsprechend der erbrachten Leistung.
- Die Bereitstellung einer entsprechenden Infrastruktur zum proaktiven Lernen: Trainings- und Simulationsräume, Arbeitsgeräte und Materialien.
- Die Gewährleistung von Zeitressourcen innerhalb der Dienstzeit, in der trainiert werden kann.
- Die Förderung innovativer Ideen: Crew Ressource Management, Stressbewältigungsstrategien, Simulationstrainings, Fallbesprechungen und Debriefings, Critical Incident Reporting Systems (CIRS) (Hohenstein u. Fleischmann 2016).

15.2.1 Entwicklung eines Kriterienkatalogs für die Qualifikationsaudits

Um beurteilen zu können, wie hoch das Qualitätsniveau der eigenen Mitarbeiter überhaupt ist bzw. wo wichtige Lern- und Handlungsfelder bestehen, lag der Ausgangspunkt dieses Projekts in der Entwicklung eines entsprechenden Audit-Kriterienkatalogs. Mit diesem sollte die Handlungs- und Fachkompetenz, die persönliche Kompetenz (Human Performance) und der Aus- und Weiterbildungsstand jedes einzelnen Mitarbeiters einmal jährlich auditiert und anhand gemeinsam festgelegter Zielvorgaben optimiert werden (◘ Tab. 15.1).

Jeder Mitarbeiter wird einmal pro Jahr anhand dieser Auditkriterien im Rahmen eines gemeinsam durchgespielten Überprüfungsszenarios vom Bezirksausbildungsreferenten (BAR) und dem Leiter Rettungsdienst (LRD) beurteilt. Um niemanden zu diskriminieren, wird die persönliche und soziale Kompetenz zusätzlich vom Geschäftsführer und Dienstführer beurteilt, also von insgesamt 4 Personen. Um sich ein gutes Bild vom zu beurteilenden Mitarbeiter zu machen, werden zudem Gespräche mit Ehrenamtlichen, Auszubildenden oder Zivildienstleistenden geführt und deren Feedback eingeholt. Lob und Anerkennung von Seiten der Patienten und/oder Systempartner werden ebenfalls berücksichtigt.

Oberstes Gebot bei der Auditierung sind Kollegialität, eine gute Trainingsatmosphäre sowie Wertschätzung im Umgang miteinander. Fragen zum theoretischen Wissen fließen in die vorgegebenen Auditszenarien ein. Dieser Praxisbezug erleichtert es, das theoretische Wissen auch in einer Überprüfungssituation ereignisorientiert abzurufen.

Der Zeitaufwand für die Evaluierung eines hauptamtlichen Mitarbeiters anhand eines Trainingsszenarios wurde mit 4–5 Stunden festgelegt. Nach der Beurteilung wird vom LRD ein professionelles Mitarbeitergespräch mit jedem Mitarbeiter anhand vorgegebener Fragen durchgeführt. In diesem werden die Ergebnisse aus der Beurteilung erklärt und begründet. Bei Nichterreichen der Zielvorgabe werden gemeinsame Wege gefunden, um das Leistungsziel im nächsten Jahr zu verbessern und nachhaltig zu festigen. Den Mitarbeitern ist Sanktionsfreiheit zugesprochen. Zudem ist jeder Mitarbeiter aufgerufen, dem LRD ein konstruktives Feedback zu geben, innovative Ideen einzubringen, Probleme anzusprechen und Lösungsvorschläge anzubieten.

Um das Auditkonzept positiv aufzuwerten, wurde von der Geschäftsführung der Bezirksstelle Osttirol ein finanzieller Anreiz (Prämienmodell) für hauptamtliche Mitarbeiter angeboten. Die Höhe der Prämienausschüttung richtet sich nach der Anzahl der auditierten Mitarbeiter und wird im erreichten Leistungsverhältnis des Auditergebnisses (Punkteanzahl) auf die Mitarbeiter aufgeteilt. Die höchste Leistungsprämie kann einem Monatslohn entsprechen.

Tab. 15.1 Auszug aus dem Audit- und Kriterienkatalog

Fach- und Handlungskompetenz (max. 100 Punkte)	
Wissensstand zur Position von Geräten und Material in allen Rettungsmitteln	Notarzteinsatzfahrzeug, Rettungs- und Krankentransportwagen
Sicherheit im Gerätemanagement und im Umgang mit Gerätefehlern	CorPuls 3, Meducore, Perfusor, Medumat Transport, Lucas2 etc.
Sicherheit im Umgang mit Material	KED-System, Vakuumschienen, Larynxtubus, Zerstäubermaske usw.
Professionalität in der Arztassistenz	Intubation, Venenzugang, intraossärer Zugang, Koniotomie, Reanimation, Thoraxdrainage, Schrittmachertherapie, Metalyse etc.
Schockraummanagement	
Verwendung von notfallmedizinischen Algorithmen, Standardverfahrensanweisungen (SOPs), Checklisten etc.	ABCDE-Schema, ABS-Briefing zur standardisierten Patientenübergabe
Einhaltung vorgegebener Hygienestandards, Verfahrensanweisungen, Protokollierung etc.	
Einhaltung von Maßnahmen aus dem Risikomanagement	Medikamentenmanagement, Critical Incident Reporting System (CIRS), Gerätefehlermeldesystem, Schadensmeldungen etc.
Persönliche und soziale Kompetenz (max. 20 Punkte)	
Selbständigkeit	Protokoll-Compliance, Abrechnung etc.
Zuverlässigkeit	Erledigung beauftragter Arbeitsaufgaben, Statusmeldungen etc.
Teamfähigkeit	Mitarbeiterführung am Notfallort, Einsatzleitung, Anleitung Auszubildender
Kommunikation	Gespräche im Team und mit den Patienten, Höflichkeit/Freundlichkeit
Aus-, Fort- und Weiterbildung (max. 80 Punkte)	
Ausbildungsstand	Rettungssanitäter, Notfallsanitäter, Zusatzkompetenzen
Zusätzliche Aus- und Fortbildungen	Lern- und Entwicklungsbereitschaft, Engagement, Motivation

> Das abschließende, persönliche Mitarbeitergespräch wertet das Auditkonzept auf. Die gegenseitig wertschätzende Atmosphäre fördert die Teamfähigkeit und damit das Betriebsklima. Probleme werden angesprochen, bevor diese eskalieren. Die Funktion jedes hauptamtlichen Mitarbeiters als Multiplikator wird diskutiert und mit individuellen Aufgaben festgelegt.

15.2.2 Stufenplan zur Implementierung des Auditkonzepts: Learning by doing

Um die Mitarbeiter in die Umsetzung zu integrieren, zugleich aber nicht zu überfordern, wurde vorab ein Dreijahresstufenplan zur Implementierung des Auditkonzepts definiert, der hinsichtlich der jährlichen Schwerpunkte für die Anliegen der Mitarbeiter offen bleibt. Vor Beginn wurden alle Mitarbeiter von den Führungskräften über das Projekt informiert. Ebenso wurde die Zusage zum Projekt vom Betriebsrat eingeholt.

Stufe 1: Schwerpunkt „Angst nehmen"

Die Vorgabe der jährlichen Evaluierung der eigenen Kompetenzen – zuzüglich zur Rezertifizierung – war für die Mitarbeiter neu, es fehlte an nötiger Erfahrung, wie damit umzugehen ist. Um aufkommende Zweifel und Unsicherheit zu minimieren, wurde gemeinsam vereinbart, dass im 1. Auditjahr die Ist-Analyse des Kompetenzniveaus aller hauptamtlichen Mitarbeiter im Mittelpunkt steht. Im Bedarfsfall sollten Nachschulungen oder spezifische Lernhilfen angeboten werden. Ziel der 1. Stufe war es, bestehende Ängste zu reduzieren und die Mitarbeiter zum selbstaktiven Lernen anzuregen.

Stufe 2: Schwerpunkt „Wiedererkennung durch Wiederholung"

Im 2. Umsetzungsjahr wurde allen Mitarbeitern der Auditbogen vorab zur Verfügung gestellt, sodass sich jeder Einzelne in Bezug auf die Beurteilungskriterien individuell und nach eigenem Ermessen vorbereiten konnte. Schwerpunktmäßig wurde die Schulung und Evaluierung mit dem Kriterium „Mitarbeiterführung am Notfallort" (Teamleading) ergänzt. Dazu wurde das simulierte und auditierte Szenario gemeinsam im Team aus Rettungs- und Notfallsanitätern absolviert. Beurteilt wurden z. B.: Führungsverhalten, Aufgabenverteilung und Entscheidungsfindung, Arztassistenz und Kompetenzabgrenzung, Information und Kommunikation.

Ebenso wurde im 2. Jahr ein Zielerreichungsgrad vorgegeben: Jeder Mitarbeiter sollte 75% der vorgegebenen Gesamtpunktezahl in jedem Kompetenzbereich erreichen. Der Tag der Auditierung wurde im 2. Jahr nicht bekannt gegeben, jeder Mitarbeiter vielmehr unerwartet aus seiner Dienstschicht geholt. Um das vorgegebene Qualitätsziel von 75% zu erreichen, mussten die Mitarbeiter für sich selbst beurteilen, wie viel und in welchem Fach- und Kompetenzbereich sie kontinuierliches Training sowie die Wiederholung und Festigung des eigenen Wissensstandes benötigen. Aufgrund der positiven Auditerfahrung im 1. Evaluierungsjahr sowie der ausgeschütteten Prämie bewirkten die neuen Vorgaben einen enormen Motivationsschub unter allen Mitarbeitern, sich das ganze Jahr über bestmöglich auf das Audit vorzubereiten.

Stufe 3: Schwerpunkt „Nachhaltigkeit"

Im 3. Umsetzungsjahr sollten die Mitarbeiter bezüglich der Nachhaltigkeit des Lern- und Trainingserfolgs evaluiert werden. Der Schwerpunkt dieses Audits lag in der Beurteilung von Bewältigungsstrategien beim Auftreten unerwarteter Risiken und kritischer Situationen in der Einsatzabwicklung. Dazu wurden konkrete Risiken, z. B. defekte Geräte, in das Auditszenario eingebaut. Zuzüglich zum Ziel, den Zielerreichungsgrad der Mitarbeiter erneut zu steigern (80% der zu erreichenden Punktezahl), wurde in dieser 3. Umsetzungsstufe auch die Protokoll-Compliance der Mitarbeiter anhand ausgewählter Sanitäterprotokolle überprüft (Abrechnung, Statusmeldung, exakte Eingabe der Patientendaten, Vitalparameter etc.).

Um die Nachhaltigkeit des Projektes auch in den Folgejahren zu sichern, wird nunmehr jedes Jahr ein neuer Schwerpunkt in der Beurteilung der Mitarbeiter gesetzt. Diese Schwerpunkte ergeben sich entweder durch die Anregung der Mitarbeiter in den Mitarbeitergesprächen oder werden z. B. aufgrund von Eingaben ins Beinahefehler- und Lernsystem CIRS-Tirol vorgegeben. Mit diesem prozessualen und dynamischen Ansatz setzt sich die Führungsebene selbst den Anspruch, das Auditkonzept laufend zu überdenken, auf aktuelle Problemstellungen zu reagieren sowie nach innovativen Lernmethoden für ihre Mitarbeiter zu suchen.

15.2.3 SAN-Arena: Die Bereitstellung der entsprechenden Lerninfrastruktur

Das zentrale Erfolgskriterium des Auditkonzepts ist die Förderung des selbstaktiven Lernens, allein und im Team. Um den Mitarbeitern hierbei bestmögliche Hilfestellungen, Werkzeuge und Methoden zu offerieren, wurden folgende Trainingsräume, Geräte und Materialien zur Verfügung gestellt:

- Megacode-Trainingsraum

Ein 25 m² großer Megacode-Trainingsraum, in dem CPR-Manikins (Reanimationspuppen) für Erwachsene, Junioren, Neugeborene und Säuglinge sowie ein Advanced Life Support (ALS)-Trainer (Manikin für Erwachsene) bereitstehen. Mit Hilfe von unterschiedlichen Schulungs- und Einsatzszenarien, z. B. zur Reanimation, zum schwierigen Atemweg oder zur Neugeborenen- und Kinderreanimation können in diesem Trainingsraum die vorgegebenen Algorithmen, die Basis- und erweiterten Maßnahmen zur Reanimation (ALS, BLS) sowie die Verwendung der Geräte und Materialen trainiert werden (◘ Abb. 15.1).

- Simulationsraum für Verkehrsunfälle

Im 20 m² großen Simulationsraum für Verkehrsunfälle stehen ein PKW, ein Fahrrad und ein Motorroller zur Verfügung. Der Raum ist mit einer Straßen-Leitschiene und einem Landschaftsbild versehen. In diesem Raum können die Mitarbeiter das Erkennen und Behandeln von akut lebensbedrohlichen Verletzungen sowie das präklinische Trauma-Management schwerverletzter Patienten anhand der vorgegebenen Algorithmen aus den entsprechenden Trauma-Ausbildungskonzepten (ATLS, PHTLS) trainieren (◘ Abb. 15.2).

- Simulationsraum für Baustellenunfälle

Im 15 m² großen Simulationsraum für Baustellenunfälle steht ein Baugerüst, ein Sicherungskasten, eine Mischmaschine und diverse Montagewerkzeuge (Flex, Sägen) zur Verfügung. Fragen wie „Wie versorge ich eine stark blutende Wunde nach einem Unfall mit einer Handsäge?" können hier anhand konkreter Szenarien trainiert und beantwortet werden (◘ Abb. 15.3).

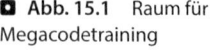
◘ Abb. 15.1 Raum für Megacodetraining

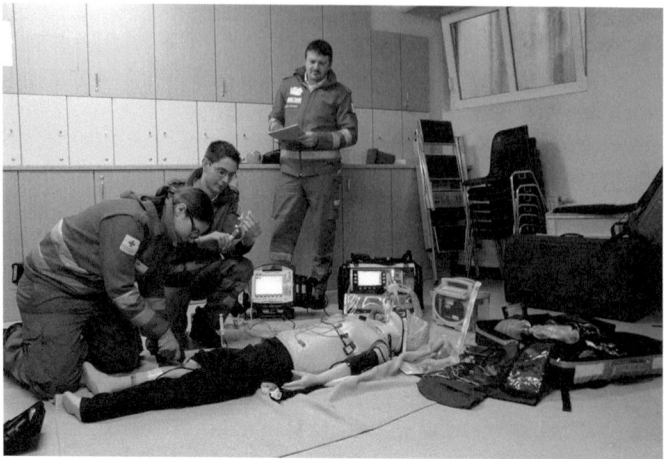

Abb. 15.2 Simulationsraum für Verkehrsunfälle

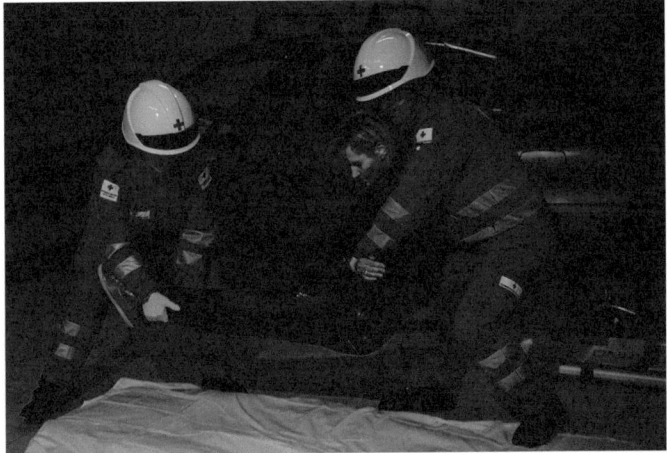

- **Simulationsraum für Haushaltsunfälle**

Der 15 m² große Simulationsraum für Haushaltsunfälle enthält eine eingerichtete Küche mit Wohnbereich, einen Hygienebereich mit Badewanne und eine Toilette (Abb. 15.4, Abb. 15.5). Viele Arbeitsunfälle, aber auch Unfälle mit Kindern passieren zu Hause und führen zu unterschiedlichen Notfallszenarien, die gemeinsam trainiert werden sollten:

- Wie versorge ich ein Kind mit Brandverletzungen entsprechend der sanitätsdienstlichen Vorgaben?
- Welche Kriterien sind bei der Versorgung eines multimorbiden, geriatrischen Patienten mit kognitiven Einschränkungen zu berücksichtigen?
- Wie berge ich einen bewusstlosen Patienten aus einer gefüllten Badewanne?
- Oder wie versorge/berge ich einen kollabierten Patienten in engen Räumlichkeiten wie z. B. am WC?

In jedem Raum der SAN-Arena besteht die Möglichkeit, über Beamer und Lautsprecher eine Geräuschkulisse zu erzeugen, um zusätzlichen Stress zu generieren. Gerade belastende Lärmeinflüsse können in Notfallsituationen besondere Herausforderungen darstellen. Alle Geräte und Materialien, die im Rettungsdienst täglich zum Einsatz kommen, stehen bereit. Die Simulationsräume sind auch während der

Abb. 15.3 Simulationsraum für Baustellenunfälle

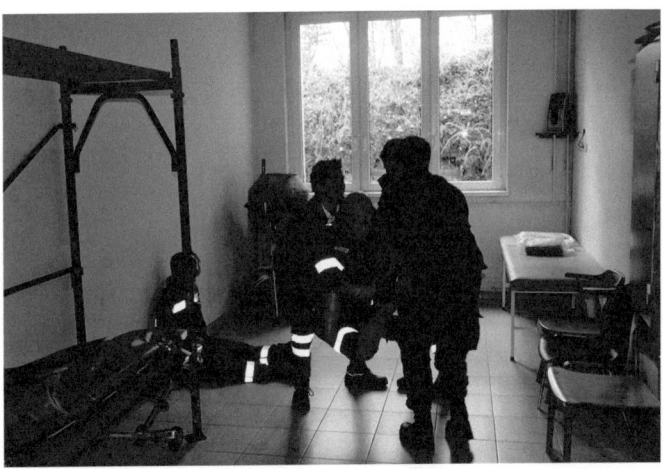

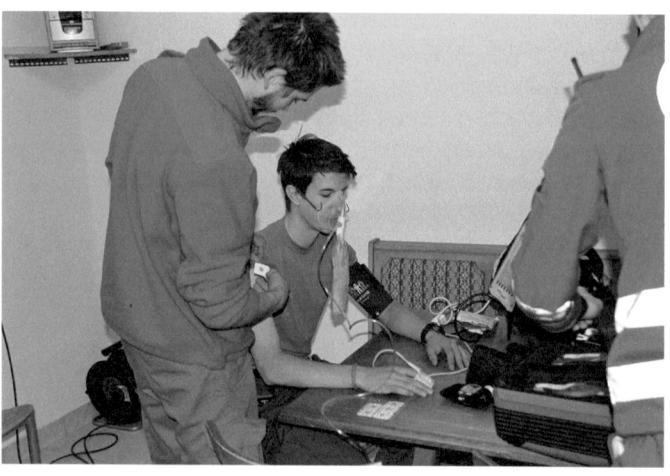

 Abb. 15.4 Simulationsraum für Haushaltsunfälle

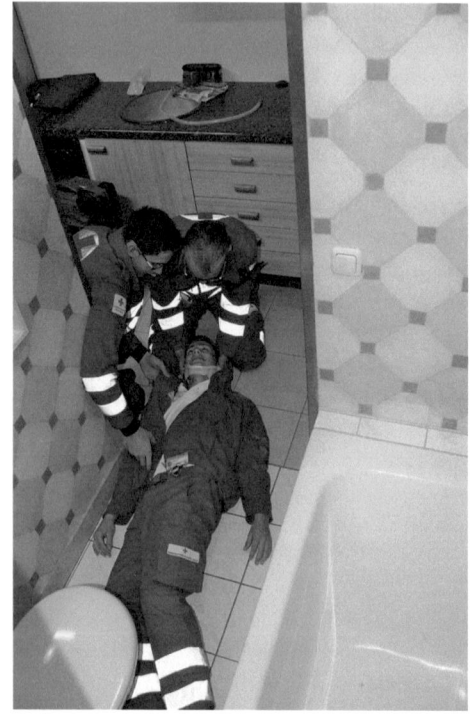

 Abb. 15.5 Simulationsraum Bad

regulären Arbeitszeit, z. B. in der Wartezeit auf den nächsten Einsatz benutzbar.

Um spezielle Trainings durchführen zu können, werden aktuell unterschiedliche Schulungs- und Einsatzszenarien entworfen, die zukünftig laufend trainiert, ergänzt und optimiert werden sollen (Tab. 15.2).

15.2.4 Gewährleistung von Zeitressourcen innerhalb der Dienstzeit

Alle hauptamtlichen Mitarbeiter im Roten Kreuz Osttirol sind auf die Tätigkeit als Praxisanleiter zur Schulung und Begleitung neuer Auszubildender eingewiesen. Pro Jahr gibt es 7 Einrücktermine für Zivildienstleistende. Diese werden bis zur Prüfung begleitet, womit auch der hauptamtliche Mitarbeiter durch ständiges Wiederholen in Theorie und Praxis geschult wird. Für hauptamtliche Mitarbeiter werden zudem Zeitressourcen innerhalb der Dienstzeit freigespielt, um spezielle Trainings mit den Auszubildenden zu absolvieren. Zudem werden tägliche Arbeiten, wie z. B. die Dienstübernahme oder der Fahrzeugcheck, als Trainingseinheiten verstanden, in denen z. B. der Umgang mit Geräten und Material oder das richtige Ausfüllen der Protokolle geschult und geübt werden.

Die Tätigkeit des hauptamtlichen Mitarbeiters wird auf diese Weise aufgewertet, der Wiedererkennungseffekt bei den Auszubildenden durch das permanente Schulen gestärkt.

Auch ehrenamtliche Mitarbeiter profitieren von diesem Schneeballsystem, da sie im Rahmen der Übungen auch evaluiert und zur besseren Leistung motiviert werden. Als besonders positiver Effekt seit Einführung des Auditprogramms ist zu beobachten, dass hauptamtliche Mitarbeiter zunehmend ehrenamtliche Dienste

Tab. 15.2 Szenario: Venenzugang mit Vorbereitung des Perfusors, eingebautes Risiko

Vorname/Nachname:				Punkte
☐ Vorbereitung Venenzugang mit Stauband, Alkotupfer, Venflon, Tegaderm, Kontamed-Box (BZ-Messgerät)				
☐ Befestigung des Venflons				
☐ Vorbereitung der Infusion				
☐ Anschluß der Infusion				
☐ Richtige Entriegelung des Perfusorstempels und Spannhebels der Perfusorspritze				
☐ Vorbereitung der Perfusorspritze mit Leitung, Dreiwegehahn und Entlüftung				
☐ Einstellung einer vorgegebenen Abgabemenge und Starten des Perfusors				
☐ Abgabe eines Bolus von 3 ml (Erkennen der Vorwarnmeldung „Ende in 3 min"). Weiteres Vorgehen				
☐ Abgabemenge in Summe anzeigen				
☐ Umgang bei der Fehlermeldung				
☐ Umgang bei Warnhinweisen oder Handlingsfehler				
Beurteile die Sicherheit des Mitarbeiters bei der Vorbereitung des Venenzugangs und Perfusors				
☐ sehr sicher	☐ etwas unsicher (–10%)	☐ unsicher (–20%)	☐ Nachschulung empfohlen	
Bemerkung:				

am „Notarzteinsatzfahrzeug" verrichten, um das Erlernte zu festigen und ihre Kompetenzen auf hohem Niveau zu halten. Vor allem die Simulationstrainings mit CRM-Vorgaben werden mittlerweile als nicht mehr wegzudenkender Teil der Trainings gesehen.

15.2.5 Schulungen und Trainings nach Vorgaben des Crew Ressource Managements

Fachwissen allein genügt nicht. Im realen Einsatzgeschehen können laufend Gefahrenlagen ohne Ankündigung, also nicht planbar, auftreten. Das eingesetzte Rettungsdienstpersonal muss mit diesen nicht alltäglichen Situationen umgehen und sie bewältigen lernen. Dabei spielt die „Human Performance", die menschliche Leistungsfähigkeit, eine entscheidende Rolle. Diese ist bei jedem Menschen individuell und stark variabel sowie abhängig von der jeweiligen Tagesform.

Physische und psychische Reaktionen auf aktuelle Anforderungen durch die Umwelt schränken die Leistungsfähigkeit ein, erzeugen Stress und ein Ansteigen des Fehlerrisikos (Critical Incidents). Um dem entgegenzuwirken, müssen spezifische Stressbewältigungs- und Kommunikationsstrategien erlernt, verstanden und in regelmäßigen Zeitabständen trainiert werden.

Solche Bewältigungsstrategien können z. B. das „10-für-10-Prinzip" von Rall und Gaba sein (s. Übersicht).

> **10-für-10-Prinzip**
> Treten in einer Notfallsituation unerwartete Probleme, Chaos und Hektik auf, dann ist es empfehlenswert, 10 Sekunden inne zu

halten, alle Informationen zu sammeln, diese zu reflektieren und gemeinsam im Team die weitere Vorgehensweise zu planen.

Die folgenden 10 Minuten werden für alle koordinierter, ruhiger und besser ablaufen (Rall u. Langewand 2016).

Auch routinemäßig erlernte Handgriffe oder Algorithmen, Checklisten und standardisierte Verfahrensanweisungen (SOPs) entschärfen Stresssituationen, indem sie festgelegte Handlungsweisen vorgeben (Ummenhofer u. Lüthy 2016). Ebenso können vorab trainierte Kommunikationsstrategien helfen, kritische Situationen zu reduzieren, wie beispielsweise geschlossene Kommunikationsschleifen („closed loop") oder institutionalisierte „Double-Check-Verfahren" z. B. beim Medikamentenmanagement (Neumayr et al. 2016).

> Das Ziel dieser Stressbewältigungsstrategien ist stets, im Training der Einsatzkräfte eine vermehrte Situationskontrolle durch aktive Kontrolle der Einsatzabläufe zu bewirken.

Training von Kommunikation, Führungsrolle, Teamwork sowie kognitiver und emotionaler Fähigkeiten
In der Trainingssituation mit vorgegebenen Szenarien, also der Gesamtsituation eines Rettungseinsatzes – Umgebung, Ausrüstung und alle an der Patientenversorgung beteiligten Personen – lassen sich Kommunikation, Führungsrolle und Teamwork sowie kognitive und emotionale Fähigkeiten trainieren und weiterentwickeln. Durch die strukturierte Reflexion bei der anschließenden Nachbesprechung, dem Debriefing, verbessern sich die Fähigkeiten der Einsatzkräfte. Dadurch kann die Mitarbeitersicherheit und damit auch die Patientensicherheit wesentlich erhöht werden.

15.3 Evaluierungsergebnisse seit Einführung des Audit- und Schulungsprogramms

Vergleicht man alle 20 hauptamtlichen Mitarbeiter in ihrer Leistungssteigung im Bereich der Fachkompetenz so konnten 2013 3 Mitarbeiter den Zielerreichungsgrad von 75% erreichen, bis 2015 waren dies bereits 11 Mitarbeiter. 2016 erreichten 16 von 20 Mitarbeitern den Zielerreichungsgrad von 80%.

◘ Abb. 15.6 zeigt die durchschnittliche Steigerung der Fach- und der persönlichen Kompetenz aller Mitarbeiter und die Standardabweichung in den Jahren 2013–2016; ebenso den Zielerreichungsgrad beider Kompetenzen.

Die maximal zu erreichende Punktezahl im Bereich der persönlichen Kompetenz ist 20. Der Zielerreichungsgrad wurde hier auf 15 Punkte festgelegt. Lag der Durchschnitt aller Mitarbeiter 2013 noch bei 13,6 Punkten (68%), so erreichten 2016 bereits alle Mitarbeiter 15 Punkte (75%). Im Bereich der Aus- und Fortbildung liegt die maximal zu erreichende Punktezahl bei 80 Punkten (100%), der Zielerreichungsgrad bei 40 Punkten (50%). Auch hier ist eine Steigerungsrate von 40 Punkten (2013) auf 48 Punkte (2016) im Durchschnitt zu beobachten (◘ Abb. 15.6).

Von einem „Qualitätsstandard" spricht man, wenn der Ergebnislevel laufend hochgehalten werden kann respektive sich der Trend nur minimal nach oben oder unten bewegt. In den ersten beiden Jahren nach Einführung des Schulungskonzepts ist ein starker Anstieg in allen drei Kompetenzen zu beobachten, seit 2015 ist der Trend konstant hoch mit geringer Abweichung. Damit ist der erhoffte Qualitätsstandard erreicht, die Kunst liegt nun darin, diesen nachhaltig aufrecht zu erhalten.

15.4 Diskussion

Seit Einführung des Audit- und Schulungskonzepts im Rettungsdienst Osttirol gibt es, unabhängig der anfänglichen Zweifel, zahlreiche positive Entwicklungen.

Kapitel 15 · Auditierung und Kompetenzschulung der Mitarbeiter ...

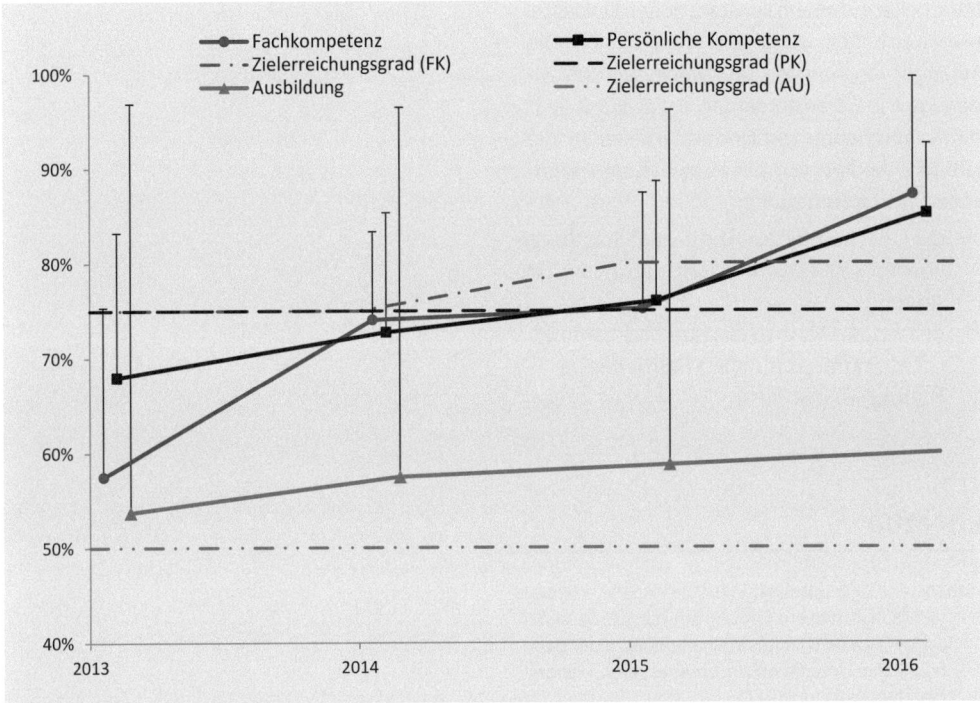

Abb. 15.6 Durchschnittliche Steigerung der Fach- und persönlichen Kompetenz sowie der Ausbildung aller 20 Mitarbeiter von 2013–2016 (inklusive Standardabweichung)

Den hauptamtlichen Mitarbeitern wurde es zum persönlichen Anliegen, als Praxisanleiter neueehrenamtliche Mitarbeiter besser zu schulen und zu begleiten. Tägliche Tätigkeiten, von der Dienstübergabe bis zum Fahrzeugcheck, werden genutzt, um erlerntes Wissen gemeinsam zu üben und zu festigen. Die positive Vorbildwirkung wurde zunehmend Teil des Arbeitsklimas und der Verhaltenskultur im Team.

Da der Audittermin den Mitarbeitern nicht bekannt gegeben wird, sind diese, im Gegensatz zur Rezertifizierung, zur kontinuierlichen Selbstschulung angehalten. Die Lern- und Übungskurve bleibt auf diese Weise das ganze Jahr über hoch.

Der positive Ansatz, Kompetenzschwächen als Chance zur Verbesserung zu sehen, führte dazu, dass es den Mitarbeitern zunehmend wichtiger wurde, innovative Ideen einzubringen, neue Lernfelder vorzuschlagen und praxisbezogene Schulungsschwerpunkte einzufordern.

Die jährliche Visualisierung der Leistungssteigerung der Mitarbeiter anhand statistischer Auswertungen sowie die adäquate Vergabe der Leistungsprämie initiierten einen Motivationsschub im proaktiven Lernen und eine Gruppendynamik, die sowohl den Zusammenhalt als auch den kompetitiven Wettbewerb unter den Mitarbeitern fördert.

Vor allem die Integration von Stressbewältigungsstrategien und Methoden aus dem CRM steigerten die Sicherheit in der Notarztassistenz und professionalisierten die Teamführung im Einsatz. Notärztinnen und Notärzte bestätigen, dass die Mitarbeiter zunehmend professioneller und sicherer in der Patientenversorgung auftreten. Intern spiegelt sich dieser Aspekt in der hohen Mitarbeiterzufriedenheit im Team wider.

Fazit

Die Einführung des Audit- und Schulungsprogramms im Rettungsdienst Osttirol hat sich bewährt. Das erwünschte Ziel, alle hauptamtlichen

Mitarbeiter auf einem konstant hohen Qualitätsniveau zu halten, wurde nachhaltig erreicht. Die anfänglichen Ängste und Zweifel wurden widerlegt. Die Herausforderung der Zukunft liegt darin, auch ehrenamtliche Mitarbeiter in die jährliche Auditierung mit aufzunehmen. Wünschenswert wären zudem

- die Übernahme des Audit- und Schulungskonzepts im gesamten Rettungsdienst Tirol sowie
- der weitere Ausbau des Simulations- und CRM Trainings für alle Mitarbeiter im Rettungsdienst Tirol.

Literatur

Hohenstein C, Fleischmann T (2016) Beispiele umgesetzter Maßnahmen aus CIRS. In: Neumayr A, Baubin M, Schinnerl A (Hrsg) Risikomanagement in der prähospitalen Notfallmedizin. Springer, Berlin Heidelberg New York, pp 69–76

Koppenberg J (2016) Der Faktor Mensch – Human Factors. In: Neumayr A, Baubin M, Schinnerl A (Hrsg) Risikomanagement in der prähospitalen Notfallmedizin. Springer, Berlin Heidelberg New York, pp 15–20

Lüthy M, Ummenhofer W (2016) Fallbesprechung/Fallvorstellungen, strukturierte Nachbesprechung, Feedback und Team-Time-Out. In: Neumayr A, Baubin M, Schinnerl A (Hrsg) Risikomanagement in der prähospitalen Notfallmedizin. Springer, Berlin Heidelberg New York, pp 91–101

Neumayr A, Karl A, Schinnerl A (2016) Maßnahmen zur Fehlerprävention am Beispiel Medikamentengabe. In: Neumayr A, Baubin M, Schinnerl A (Hrsg) Risikomanagement in der prähospitalen Notfallmedizin. Springer, Berlin Heidelberg New York, pp 77–89

Rall M (2016) Von der Fehlerkultur zur Sicherheitskultur. In: Neumayr A, Baubin M, Schinnerl A (Hrsg) Risikomanagement in der prähospitalen Notfallmedizin. Springer, Berlin Heidelberg New York, pp 7–14

Rall M, Langewand S (2016) Für bessere und sichere Zusammenarbeit: Crew Ressource Management (CRM). im Rettungsdienst. In: Neumayr A, Baubin M, Schinnerl A (Hrsg) Risikomanagement in der prähospitalen Notfallmedizin. Springer, Berlin Heidelberg New York, pp 21–36

„RettungspflegerIn" – Erfahrungen einer interdisziplinären Berufsausbildung

Christoph Redelsteiner, Christian Fohringer, Petra Ganaus, Stefan Rottensteiner, Rudolf Hochsteger, Siegfried Weinert, Susanne Ottendorfer und Markus Dallinger

16.1 Ausgangssituation – 178
16.1.1 Ist-Stand der Sanitäterausbildung in Österreich – 178
16.1.2 Aufbauphase – 179
16.1.3 Aufnahme in das Studium – 180
16.1.4 Studienablauf – 180
16.1.5 Was können Sanitäter von Pflegepersonen lernen? – 182
16.1.6 Was können Pflegepersonen vom Rettungsdienst lernen? – 182
16.1.7 Ärztliche Aufsicht und medizinische Qualitätssicherung – 183
16.1.8 RettungspflegerInnen im europäischen Kontext – 183
16.1.9 Zwei Welten – oder doch eigentlich eng verwandte Professionen? – 183

Literatur – 184

© Springer-Verlag GmbH Deutschland, ein Teil von Springer Nature 2018
A. Neumayr, M. Baubin, A. Schinnerl (Hrsg.), *Zukunftswerkstatt Rettungsdienst*,
https://doi.org/10.1007/978-3-662-56634-3_16

Demographische Entwicklungen und Änderungen in der Versorgungslandschaft führen zu einer verstärkten Einsatzfrequenz des Rettungsdienstes und vermehrt zu Einsätzen, die eigentlich durch Interventionen vor Ort versorgt werden können. Die Ausbildung zum Notfallsanitäter in Österreich beträgt rund 1600 Stunden und ist sowohl für notfallmedizinische Interventionen wie für pflegerische Betreuung zu kurz. International werden Sanitäter meist in 3-jährigen Ausbildungen geschult, in manchen Ländern wird auch Krankenpflegepersonal im Rettungsdienst eingesetzt. Um für die zu erwartenden Entwicklungen gewappnet zu sein, wird in Niederösterreich eine kombinierte Ausbildung zur „RettungspflegerIn" angeboten. Die Fachhochschule St. Pölten bietet dafür ein Bachelorstudium Gesundheits- und Krankenpflege mit Ausbildung zum Notfallsanitäter gemäß Österreichischem Sanitätergesetz an. Neben klassisch klinischen Aufgaben und der Hauskrankenpflege werden die Absolventen für die eigenständige präklinische Arbeit und die Zusammenarbeit mit Hausärzten und Notärzten qualifiziert.

16.1 Ausgangssituation

Der Rettungsdienst in Österreich steht vor großen Herausforderungen. Obwohl formell und strukturell nicht mit der klinischen Versorgungslandschaft und Hausärzten verbunden, besteht real ein enger Bezug zu diesen Systemen. Eine Verschiebung klinischer Leistungen oder eine Reduktion der Zahl der niedergelassenen Ärztinnen und Ärzte bzw. deren lokal unterschiedliche Möglichkeit oder Bereitschaft zu Hausbesuchen bedeutet eine Erhöhung der Einsatzfrequenz (Auer et al. 2013).

Die zunehmend älter werdende Bevölkerung führt zu einem weiteren Anstieg der Einsätze. So sind in zwei musterhaft analysierten Bezirken 79% der Einsätze für Einwohner über 60 Jahre geleistet worden, die nur rund 26% der Bevölkerung stellen. Der durchschnittliche Einwohner ist rund 44 Jahre, während vom Rettungsdienst betreute Patienten im Schnitt knapp über 70 Jahre alt sind. Während die Gesamtzahl der Einsätze zunimmt, bleibt die Zahl der Notfälle im engeren notfallmedizinischen Sinn im Wesentlichen konstant. Nur etwa jeder 9. Notarzteinsatz erfordert auch real einen Notarzt (Prause 2014).

Tatsächlich erfüllt der Rettungsdienst die Aufgabe eines Transportmittels zur medizinischen Basisversorgung, die eigentlich vor Ort geleistet werden müsste – beispielsweise der Wechsel eines Blasenkatheters. Insbesondere in ländlichen Regionen wird durch die Verwendung des einzigen Rettungsmittels für Bagatelleinsätze der Sicherstellungsauftrag für Notfälle gefährdet.

Bei unveränderten Versorgungsstrategien sind künftig – je nach Berechnungsvariante bzw. demografischem Szenario – bereits nur durch den Aspekt der älter werdenden Bevölkerung im ländlichen Bereich bis ins Jahr 2020 10–15%, bis 2030 bis zu 36% mehr Einsätze zu erwarten (Redelsteiner 2006, 2016, 2017a, b, Redelsteiner u. Pflegerl 2015).

16.1.1 Ist-Stand der Sanitäterausbildung in Österreich

Die zahlenmäßig häufigste Mitarbeitergruppe im Rettungsdienst sind Rettungssanitäter nach § 9 Sanitätergesetz (SanG), die über eine Ausbildung von 100 Stunden Theorie und 160 Stunden Praktikum verfügen. Eine Unterrichtsstunde im Rahmen der theoretischen und praktischen Ausbildung dauert 50 Minuten, die Rettungssanitäterausbildung dauert daher real ca. 84 Stunden à 60 Minuten.

Diese Ausbildung stellt vielerorts, insbesondere im ländlichen Bereich, die primäre Ressource dar, die oftmals komplexe Einschätzung durchführen muss bzw. müsste, ob die Lage vor Ort einer Hauskrankenpflege, eines Hausarztes, eines Notarztes oder einer Hospitalisation bedarf. Eigentlich als wertvolle erste Welle zur Frühdefibrillation bei Reanimationen und als Mitarbeiter im Krankentransport gedacht, erfüllen die Rettungssanitäter real den Großteil der präklinischen Akutversorgung.

Die zweite Ausbildungsstufe Notfallsanitäter absolviert darauf aufbauend 160 Stunden (ca. 134 echte Zeitstunden) theoretischer Ausbildung und 320 Stunden Praktikum. Schließlich können Notfallsanitäter sogenannte Notfallkompetenzen erwerben und nach weiteren 40 Stunden bestimmte vom Chefarzt der jeweiligen Organisation freigegebene Medikamente verabreichen.

Für die Notfallkompetenz „Venenzugang" sind weitere 50 Stunden Theorie und Praxis erforderlich. In der höchsten fachlichen Ausbildungsstufe sind Sanitäter der „besonderen Notfallkompetenz Intubation und Beatmung" nach zusätzlichen 30 Stunden Theorie und 80 Stunden Krankenhauspraktikum und der Einzelermächtigung des Chefarztes ihrer Organisation bei insgesamt 1600 Stunden theoretischer und praktischer Ausbildung angelangt. Diese Form der Ausbildung, die nicht einmal dem Umfang einer Lehre z. B. zur Blumenbinderin hat (3 Jahre Ausbildung), ist europaweit einzigartig kurz. Alle anderen europäischen Nationen verfügen über mehrjährige echte Berufsausbildungen für Sanitäter.

In der Praxis finden sich im Feld teilweise kuriose Bedingungen. Formal sind Mitarbeiter in der Arzneimittelkompetenz geschult, die Medikamentenliste des Chefarztes wird aber nicht wirksam, da auf den Rettungsmitteln die entsprechende Medikation nicht vorhanden ist – es muss erst der Notarzt angefordert werden, um die Applikation durchzuführen. Mitarbeitern, die in einem Bundesland bei der Organisation A alle Notfallkompetenzen durchführen, wird, wenn sie im Nachbarbundesland bei der „Schwesterorganisation" A oder der Organisation B ehrenamtlich tätig sind, (rechtswidrigerweise). „untersagt", diese Kompetenzen einzusetzen.

Standards sind in Österreich (im Gegensatz etwa zu Deutschland) meist nur im Bereich der „Hardware" vorzufinden. Die europäische Norm CEN 1789 definiert Ausrüstung und Größe eines Rettungswagens (Typ C) und eines Notfall-Krankenwagens (Typ B). Der Terminus „Rettungswagen" wird in Österreich, mit Ausnahme von Wien, nicht gemäß CEN 1789 verwendet. Ein Rettungswagen ist mancherorts ein Fahrzeug mit zwei (oft unerfahrenen, zivildienstleistenden) Rettungssanitätern, anderenorts eines mit einem Rettungs- und einem Notfallsanitäter unterschiedlicher Kompetenzstufen. Welche Mitarbeiter auf welchen Rettungsmitteln eingesetzt werden können, liegt in der Regelungskompetenz der Länder, wird aber in den einzelnen Landesrettungsgesetzen nicht festgeschrieben. Das Produkt Rettungswagen und sein verlässliches Dienstleistungsniveau sind daher unklar. Es kann je nach Lokalisation, Organisation, Dienstschicht und Qualifikationsgrad der Mitarbeiter irgendwo zwischen einfacher Erster Hilfe bis hin zur Medikamentengabe, Infusion und endotrachealen Intubation reichen.

Für Rettungsleitstellen besteht daher wegen des schwankenden Qualifikationsgrades der Rettungswagen schon bei einfacheren Akuteinsätzen, die einer qualifizierten Einschätzung bedürfen, oft die Notwendigkeit, gleich den Notarzt als einzige sicherere und verlässlichere Ressource zu entsenden. So steht dann beispielsweise der einzige Notarztwagen eines Bezirkes bei einem Patienten mit Bauchschmerzen, in der Hoffnung, dass in der Zwischenzeit kein Paralleleinsatz zu einem Patienten mit Polytrauma oder Herzinfarkt erforderlich ist, der dann von Personal unklarer Kompetenz- und Qualifizierungslage versorgt werden muss (Redelsteiner 2014).

16.1.2 Aufbauphase

Im Jahr 2014 beauftragte daher der damalige niederösterreichische Landeshauptmann Stv. Sobotka die Fachhochschule (FH) St. Pölten mit der Entwicklung eines zeitgemäßen kombinierten Ausbildungsmodells für Pflegeexperten und Notfallsanitäter. Eine Enquete über internationale Ausbildungsmodelle von Paramedics und Rettungspflegern lieferte dazu wesentliche Inputs (Immervoll 2015).

Ursprünglich wurde ein Curriculum für eine Bachelorausbildung in Gesundheits- und Krankenpflege mit integrierter Notfallsanitäterausbildung entwickelt. Die Kombination zweier Berufsgesetze in eine Ausbildungsform löste Widerstand auf vielen Ebenen aus. Letztlich wurden ein Bachelorstudiengang Gesundheits- und Krankenpflege von den zuständigen Bundesministerien (Gesundheit und Wissenschaft) und ein akademischer Weiterbildungslehrgang für Notfallsanitäter vom zuständigen Fachhochschulkollegium bzw. der Landesregierung genehmigt. Die offizielle Bezeichnung lautet „akademischer Lehrgang für präklinische Versorgung und Pflege". Beide Bildungsmaßnahmen werden überwiegend vom Land Niederösterreich und dem Niederösterreichischen Gesundheits- und Sozialfonds finanziert. Die Studierenden zahlen einen Beitrag von ca. 363 € pro Semester.

16.1.3 Aufnahme in das Studium

Das Aufnahmeverfahren ist mehrstufig. Mit der Online-Bewerbung muss ein Motivationsschreiben übermittelt werden. Es stellt ein individuelles Schreiben dar und soll die Beantwortung nachfolgender Fragestellungen umfassen:
- Welche Erwartungen und Vorstellungen verbinden Sie mit dem Beruf der Gesundheits- und Krankenpflege sowie der präklinischen Versorgung?
- Welche Eigenschaften bzw. Kompetenzen braucht Ihrer Meinung nach eine Pflegeperson?
- Was denken Sie, ist in diesem Beruf eine Herausforderung und wie gehen Sie damit um?

Als nächste Stufe erfolgt ein bildungsneutraler computergestützter Test. In 100 Minuten müssen Aufgaben aus den Bereichen sprachliches, räumliches und rechnerisches Denken und Merkfähigkeit gelöst werden. Danach werden die besten Bewerberinnen und Bewerber zu einem Aufnahmegespräch eingeladen. Es beinhaltet die Überprüfung der berufsspezifischen Eignung durch eine Präsentation zu einem Thema, welches Bezug zum Feld der Gesundheits- und Krankenpflege und präklinischen Versorgung hat. Im Anschluss an die Präsentation findet ein strukturiertes persönliches Aufnahmegespräch statt.

Schließlich sind die gesetzlich erforderlichen berufsspezifischen Kriterien zu erfüllen:
- Nachweis der gesundheitlichen Eignung plus Impfstatus gemäß Impfempfehlung des Bundesministeriums für Gesundheit,
- Unbescholtenheit und
- ein Erste-Hilfe-Kurs im Mindestumfang von 16 Stunden, der nicht älter als ein Jahr sein darf.

Aus den verdichteten Testergebnissen jener Bewerber, die alle Stufen positiv absolviert haben, wird eine Reihungsliste erstellt. Maximal werden 74 Studienplätze vergeben. Eine Ausbildung nur zum Sanitäter ist im Rahmen der Fachhochschule aktuell nicht möglich.

An der FH St. Pölten bewerben sich mit ca. 40% deutlich mehr Männer als bei reinen Bachelorstudiengängen der Gesundheits- und Krankenpflege. Die Möglichkeit zur Notfallsanitäterausbildung ist für die Bewerber interessant, viele der Bewerber sind ehemalige Zivildienstleistende mit Rettungssanitäterausbildung.

Der erste Jahrgang begann im Wintersemester 2015, jeweils im Herbst wird ein neuer Jahrgang gestartet. Die Studierenden haben eine hohe Varianz in Bezug auf kulturelle Diversität und sind zwischen 18 und knapp 40 Jahre alt (Redelsteiner et al. 2017) (◘ Abb. 16.1).

16.1.4 Studienablauf

Das Bachelorstudium Pflege dauert 6 Semester und umfasst 180 ECTS (European Credit Transfer System; Credit Points). Ein ECTS sind 25 Stunden à 60 Minuten. Etwa die Hälfte der Ausbildung umfasst praktische Elemente. Der akademische Sanitäterlehrgang beinhaltet die Rettungssanitäter- (100 Stunden Theorie, 160 Stunden Praxis im Rettungsdienst) und Notfallsanitäterausbildung (160 Stunden Theorie;

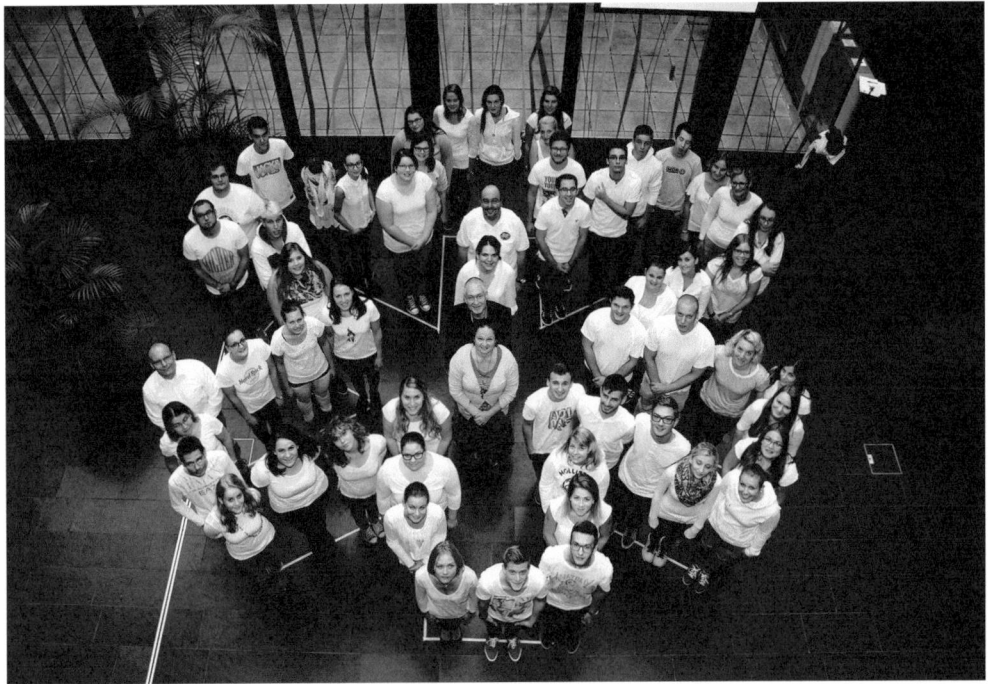

Abb. 16.1 Rettungspfleger. (Quelle: Stefan Spielbichler Notruf NÖ)

40 Stunden Krankenhauspraxis; 280 Stunden Praxis im Rettungsdienst – davon sind 120 Stunden im Krankenhaus möglich) gemäß Sanitätergesetz.

Die erweiterten Kompetenzmöglichkeiten zur Medikamentengabe und Intubation sind nicht Teil der Bachelorausbildung. Hier ist künftig eine Masterausbildung, welche die Intensivpflege mit den entsprechenden Notfallkompetenzen des Notfallsanitäters kombiniert, angedacht.

Die Ausbildung zum „Akademischen Experten für präklinische Versorgung und Pflege" dauert 70 ECTS. Davon fallen 28 ECTS real an, die restlichen ECTS werden aus der parallel durchgeführten Pflegeausbildung anerkannt.

Für Rettungssanitäter sind beispielsweise berufsspezifische rechtliche Grundlagen, Gerätelehre und Sanitätstechnik, ein Basis-Traumakurs und Kompetenzen im Bereich Grundlagen des Rettungswesens und Großschadensereignisse extra zu erwerben. Das 160 Stunden dauernde Rettungssanitäter-Praktikum kann im Rahmen der Pflegeausbildung absolviert werden.

Für die Notfallsanitäterausbildung sind zusätzlich z. B. eigene Lehrveranstaltungen für Einsatztaktik, berufsspezifische rechtliche Grundlagen Katastrophen, Gefahrengutunfälle sowie die internationalen standardisierten Lizenzkurse (s. Übersicht) zu absolvieren.

Internationale standardisierte Lizenzkurse
- PHTLS (Pre-Hospital Trauma Life Support – präklinische Traumaversorgung)
- AMLS (Advanced Medical Life Support – internistische und neurologische Notfälle)
- ACLS (Advanced Cardiac Life Support – Herzrhythmusstörungen, Reanimation)

Vor Beginn der Notfallsanitäterausbildung sind 160 Stunden Dienst als Rettungssanitäter zu absolvieren. Diese sind nicht in den ECTS abgebildet und werden von den Studierenden freiwillig geleistet.

16.1.5 Was können Sanitäter von Pflegepersonen lernen?

Neben der objektiven die subjektive Patienteneinschätzung: Das Gefühl „aus dem Bauch heraus", dass es Patienten schlecht geht, findet man bei Pflegekräften häufig. Die Grundlage dieses impliziten Wissens ist eine fundierte Basisausbildung, welche unter anderem Kompetenzen in den Fächern Anatomie, Physiologie, Pathophysiologie und Pharmakologie vermittelt, sowie eine umfangreiche Praxis im Krankenhaus. Pflegepersonen haben Routine beim Vorbereiten von parenteraler Medikation sowie in der Anwendung von Monitoring- und Infusionspumpensystemen.

In der Gesprächsführung mit Patienten und Angehörigen können sie auf eine umfangreiche und konzeptenbasierende Ausbildung zurückgreifen. Dadurch schaffen sie es, auch mit länger dauernden belastenden (Gesprächs-)situationen adäquat umzugehen. Kompetenzen in der Palliativpflege sowie Pflegekonzepte wie Kinästhetik oder basale Stimulation können Patienten und Rettungsdienstmitarbeiter unterstützen.

Aber auch Kompetenzen im Bereich der Krankenhaushygiene oder der Hauskrankenpflege können den Transport eines an einer Infektion erkrankten Menschen, die Aufbereitung von medizinischem Equipment oder die Zusammenarbeit mit ambulanten Pflegediensten erleichtern. Besonders Anästhesie- und Intensivpflegepersonal hat eine hohe Expertise bei der Mitwirkung bei der maschinellen invasiven und nichtinvasiven Beatmung sowie im Freimachen und Freihalten der Atemwege. Nasales und tracheales Absaugen sowie Fixieren von Atemwegshilfen und Assistenz beim ärztlichen Atemwegsmanagement fallen in ihr tägliches Aufgabengebiet (◘ Abb. 16.2).

16.1.6 Was können Pflegepersonen vom Rettungsdienst lernen?

Die objektive und strukturierte Einschätzung von Patienten sowie das Benützen von Standards und Algorithmen. Bei der Triage und Einteilung von Notfallpatienten können erfahrene Rettungsdienstmitarbeiter einen wertvollen Beitrag leisten.

Pflegepersonen in der Klinik befinden sich meist in einer idealen Arbeitsumgebung, das Licht ist gut, die Temperatur angenehm und das Equipment ausreichend und meist vorhanden, auch auf personelle Ressourcen kann kurzfristig zugegriffen und Unterstützung angefordert werden. Rettungsdienstmitarbeiter sind es gewohnt, unter widrigen Bedingungen zu arbeiten, sie müssen oft improvisieren und mit nicht kalkulierbaren Situationen umgehen. Auch die interdisziplinäre Zusammenarbeit ist eine Stärke der Mitarbeiter des Rettungsdienstes, hier muss

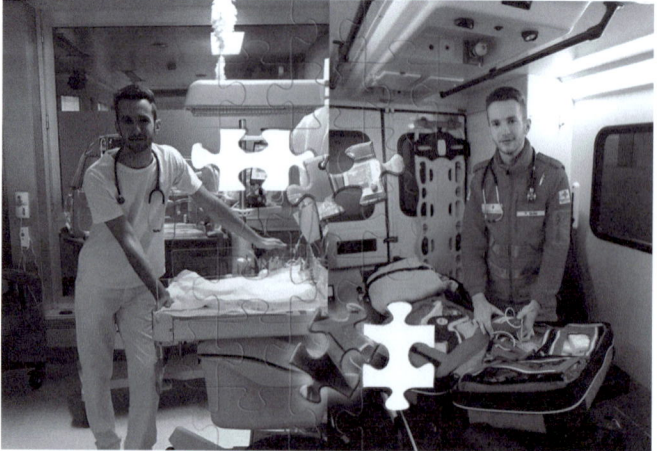

◘ Abb. 16.2 Kombinierte Professionen – Das fehlende Bindeglied. (Quelle: Stefan Spielbichler Notruf NÖ)

oft mit Notarzt, Feuerwehr, Polizei, Bergrettung, Straßenmeisterei und vielen anderen gearbeitet werden. Eine Abgrenzung, wie manchmal im klinischen Alltag beobachtbar, ist nicht möglich – die Zusammenarbeit muss „Hand in Hand" über Berufstitel und Institutionen hinweg erfolgen.

Das Management einer großen Anzahl von Verletzten ist eine Domäne des Rettungsdienstes. Die Managementsysteme oder Teile dieser, welche zur Organisation in der Präklinik verwendet werden, können oft auch im klinischen Setting Verwendung finden.

16.1.7 Ärztliche Aufsicht und medizinische Qualitätssicherung

Wie bereits beschrieben besteht die Ausbildung formal aus zwei parallel geführten Lehrgängen. Diese werden jedoch in vielen Lehrveranstaltungen inhaltlich miteinander verknüpft. In den gemeinsamen Unterrichtseinheiten ist es also erforderlich, die Inhalte so aufzubereiten, dass sowohl der Konnex zur Pflege als auch zum Rettungsdienst hergestellt wird. Die Herausforderung besteht daher in der Auswahl geeigneter Dozenten, die aufgrund ihrer fachlichen Qualifikation entsprechend beide Bereiche abdecken können. Gemeinsam werden dabei Schwerpunkte und Bandbreite der Inhalte abgestimmt, ohne jedoch die Freiheit der Lehre einzuschränken. Auch Lehrveranstaltungen, die primär die Pflege oder den Rettungsdienst betreffen, müssen auf ihre Auswirkung auf den jeweils anderen Bereich überprüft werden. Dabei sind für die Studenten vordergründig scheinbar widersprüchliche Lehrinhalte, wie z. B. Techniken zur Menschenrettung aus Gefahrensituationen versus Patiententransfertechniken in der Pflege, zu identifizieren und aufzuarbeiten.

Die notfallmedizinische Ausbildung ist nicht auf die Lehrmeinung eines bestimmten Rettungsdienstbereiches oder einer Rettungsorganisation zugeschnitten. Dem universitären Ansatz entsprechend werden den Studenten möglichst umfassende Kenntnisse über die aktuellen notfallmedizinischen Standards, Techniken und Hilfsmittel vermittelt. Die praktische Ausbildung bei den unterschiedlichen Rettungsorganisationen in unterschiedlichen Bundesländern erfordert von den Studenten jedoch die Einhaltung der lokalen Protokolle. Die Aufgabe der Dozenten liegt hier in der Kommunikation mit den Studierenden und den Rettungsorganisationen, um als Ansprechpartner bei fachlichen Fragestellungen zur Verfügung zu stehen.

16.1.8 RettungspflegerInnen im europäischen Kontext

Pflegekräfte im Rettungsdienst sind in Europa keine Seltenheit. Sie gehören z. B. in Portugal, Spanien, Frankreich, Italien, Finnland, Schweden, Norwegen und den Niederlanden zum Alltag. Die jeweiligen rettungsdienstlichen Schwerpunktsetzungen und zum Einsatz gebrachten Kompetenzen differieren aber real beträchtlich. Das Pflegestudium selbst ist jedenfalls in allen europäischen Staaten außer Deutschland und Luxemburg mittlerweile auf Bachelor-Niveau. Paramedic-Ausbildungen auf universitärer Ebene gibt es in Ungarn, der Slowakei, Tschechien, Polen und Großbritannien.

16.1.9 Zwei Welten – oder doch eigentlich eng verwandte Professionen?

Mit der Einführung des Notarztdienstes in Österreich ab den 1980-er Jahren waren Pflegekräfte in vielen Bundesländern als Teammitglieder auf den Einsatzmitteln lange Jahre Standard. Die Ausbildungszweige waren aber traditionell völlig getrennt. Die Studierenden begegnen daher noch unterschiedlichen Welten. Die Organisationskultur der Klinik ist anders als die oft noch paramilitärische des Rettungsdienstes. Den breiten diagnostischen Ressourcen im Krankenhaus stehen begrenzte Untersuchungsmittel im Rettungsdienst gegenüber. Der Rettungsdienst agiert sehr rasch und bei manchen Notfällen nach hochstandardisierten Abläufen, trotz der paramilitärischen Kultur wird aber im Einsatz mit extrem flachen Hierarchien, in kleinen autonomen Teams und engster Kooperation gearbeitet.

In der Praxis lernen die Studierenden aber die Kontextualisierung von Handlungen in unterschiedlichen Situationen, die „Schnelligkeit" des Rettungsdienstes hilft bei akuten klinischen Situationen. „Planung und Bedachtheit" der Pflege helfen bei der Mehrheit der Einsätze im Rettungsdienst – die eben keine Notfälle darstellen, sondern genau von diesem pflegerischen Ansatz profitieren.

Fazit
Die kombinierte Ausbildung zur „RettungspflegerIn" im Rahmen des Bachelorstudiums Gesundheits- und Krankenpflege mit Ausbildung zum Notfallsanitäter gemäß Österreichischem Sanitätergesetz befähigt die Absolventen u. a., bereits vor Ort Entscheidungen bezüglich akuter Hospitalisierung, hausärztlicher Versorgung oder palliativem Procedere zu treffen. Unabhängig von dieser niederösterreichischen Qualifizierungsinitiative, um einige der Herausforderungen der präklinischen Versorgung künftig besser begegnen zu können, ist eine Änderung des Sanitätergesetzes in Bezug auf einen zeitgemäßen, adäquaten und international üblichen Ausbildungsumfang von 3 Jahren für die höchste Ausbildungsstufe unumgänglich.

Interview mit Dipl. Ing. Ludwig Schleritzko
Dipl. Ing. Ludwig Schleritzko ist Landesrat für Finanzen im Bundesland Niederösterreich (NÖ) und unter anderem für den Niederösterreichischen Gesundheits- und Sozialfonds (NÖGUS) verantwortlich.

Frage In welchem Bezug steht der NÖGUS zum Rettungsdienst?
Antwort Der NÖGUS ist die strategische Leit- und Koordinationsstelle des Bundeslandes im Gesundheitswesen. Unsere gesetzlichen Aufgaben liegen in der Planung, Steuerung, Finanzierung und Qualitätssicherung der Gesundheitsversorgung in NÖ. Der Rettungsdienst ist ein wichtiger Teil der Gesundheitsversorgung – wenn hier Patienten gut versorgt und Probleme bereits auf dieser Ebene gelöst werden, steigt die Qualität für die Menschen – für die Patienten, Angehörigen und Mitarbeiter des Gesundheitswesens. Hier muss das Ziel sein, die komplexe Zusammenarbeit zwischen Rettung, Krankentransport, Hausärzten, Kliniken, Hauskrankenpflege und Sozialarbeit zu stärken und weiterzuentwickeln. Auch Aspekte der Telemedizin werden systematisch zum Einsatz kommen.

Frage Warum finanziert das Land NÖ eine Ausbildungsform, die ein Pflegestudium mit akademischer Sanitäterausbildung ermöglicht?
Antwort Die demographische Entwicklung führt insbesondere durch die höhere Anzahl älterer Menschen zu vielen Einsätzen. Die Generation der „Babyboomer" mit Geburtsjahren um 1964 wird in einigen Jahren intensiver zu betreuen sein. Das erfordert von der Politik, mittelfristig andere Strategien im Bereich der präklinischen und extramuralen Versorgung zu fördern. Ein Teil der derzeitigen Einsätze wird vor Ort durch pflegerische Maßnahmen abgewickelt werden. Diese Fachkräfte werden dabei eng mit Hausärzten und Notärzten zusammenarbeiten und versuchen, für jeden Patienten die passende Versorgungsebene zu finden. Dieses neue Anforderungsprofil bedeutet, dass die Stärken von Pflege- und Rettungsfachkräften gemeinsam ausgebildet werden müssen.

Frage Sehen Sie auch weitere Tätigkeitsfelder für die Absolventen?
Antwort Die klinischen Notaufnahmen und die Hauskrankenpflege wären neben der Tätigkeit im Notfallrettungsdienst weitere Aufgabenfelder. Für unsere neue Gesundheitsberatung 1450 (www.1450.at) wären die Absolventen perfekt geeignet. Hier beraten Pflegefachkräfte Anrufer bei der Einschätzung von Gesundheitsanliegen und helfen ihnen, den richtigen Weg im System zu finden. Wer muss zum Hausarzt? Wer in die Ambulanz? Wie kann man bei einfachen Dingen Selbsthilfe leisten? Und wer braucht doch die Rettung oder den Krankentransport?

Frage Sind die Absolventen dann „Paramedics"?
Antwort Die neuen Bachelor sind Gesundheits- und Krankenpfleger mit Notfallsanitäterausbildung mit breiten Kompetenzen. Idealerweise sammeln sie dann einige Zeit Erfahrung in Klinik und Rettungsdienst und erwerben später, z. B. in eigenen Masterprogrammen, die bereits jetzt möglichen Zusatzausbildungen für spezifische Kompetenzen wie Arzneimittelgabe und Intubation.

Literatur

Auer K, Hengl S Schmid T (2013) 5 typische Wege in das Gesundheitssystem. Die Rolle des Hausarztes in der Versorgungskette. Projektbericht, Ilse Arlt Institut für Soziale Inklusionsforschung, Fachhochschule St. Pölten

Immervoll T (2015) Paramedics: Ein Zukunftsmodell für Österreich? Rettungsdienst 3 (38): 12–14

Prause G, Kainz J (2014) Notarzt – ein Arzt für alle Fälle? ÖÄZ 13/14 – 15.07.2014

Redelsteiner C (2006) Die präklinische Akut- und Notfallversorgung pädiatrischer Patienten in Wien. Eine Bestandsaufnahme, Analyse der Schnittstellen und Möglichkeiten der Versorgungsoptimierung. Diplomarbeit, Fachhochschule St. Pölten

Redelsteiner C (2014) Von der „Rettung" zum mobilen präklinischer Dienst. Der Rettungsdienst auf dem Weg zu einem Paradigmen und Strategiewechsel? ÖZPR Österr Z Pflegerecht 6: 164–166

Redelsteiner C (2016) Aktuelle und künftige Anforderungen an das Gatekeeping im präklinischen Bereich unter besonderer Berücksichtigung der soziodemografischen Entwicklung am Beispiel zweier Grenzregionen im Burgenland. Dissertation Universität Bielefeld, Fakultät für Gesundheitswissenschaften, Verlag Stumpf & Kossendey, Edewecht

Redelsteiner C (2017a) Triage unkritischer Patienten im Rahmen der Notrufabfrage. In: Hackstein A, Sudowe H (Hrsg) Handbuch Leitstelle, 2. Aufl. Verlag Stumpf & Kossendey, Edewecht, pp 257–265

Redelsteiner C (2017b) Appropriate Referrals. Transport and referral strategies of international EMS systems. J Emerg Med Serv – Evidenced Based EMS – International Research Perspectives, p 26

Redelsteiner C, Pflegerl J (2018) Community Social Care. In: Pantuček-Eisenbacher P, Vyslouzil M, Pflegerl J (Hrsg) Sozialpolitische Interventionen. Eine Festschrift für Tom Schmid. Verlag des ÖGB, Wien

Redelsteiner C, Fohringer C, Ganaus P, Rottensteiner S, Hochsteger R, Weinert S, Ottendorfer S, Dallinger M (2017) „RettungspflegerIn" – Modell einer interdisziplinären Berufsausbildung. Kombinierte Notfallsanitäter und Krankenpflegeausbildung an der Fachhochschule St. Pölten. Rettungsdienst 7 (40): 46–50

Redelsteiner C, Fohringer C, Ganaus P, Rottensteiner S, Hochsteger R, Weinert W, Ottendorfer S, Dallinger M (2018) Von der SanitäterIn zur RettungspflegerIn? Paradigmenwechsel vom Transport auch zur Versorgung vor Ort. In: Flemmich G, Hais A, Schmid T (Hrsg) Gesundheitsberufe im Wandel. Verlag LIT, Wien, S 151–158

Risiko- und Qualitätsmanagement am Einsatzort durch Feldsupervisoren

Christoph Redelsteiner

17.1 Begriffsbestimmung: Qualitäts- und Risikomanagement, Supervisor – 188

17.2 Der Supervisor in den USA – 189

17.3 Ausbildung und Aufgaben von Feldsupervisoren in Österreich – 190
17.3.1 Das Ausbildungsmodul im Universitätslehrgang für RD-Management an der Donau Universität Krems – 190
17.3.2 Aufgaben von Feldsupervisoren – 190

17.4 Vom Qualitätssicherungspartner zum Feldsupervisor: Modell Wiener Rotes Kreuz – 192

17.5 Feldsupervisorenmodell der Wiener Berufsrettung – 192
17.5.1 Ausbildung – 193
17.5.2 Indikationen – 193
17.5.3 Arbeitsschwerpunkte – mobiles Qualitätsmanagement – 194
17.5.4 Forschung – 195

Literatur – 196

© Springer-Verlag GmbH Deutschland, ein Teil von Springer Nature 2018
A. Neumayr, M. Baubin, A. Schinnerl (Hrsg.), *Zukunftswerkstatt Rettungsdienst*,
https://doi.org/10.1007/978-3-662-56634-3_17

Die Versorgungsleistungen des Rettungsdienstes werden in einem komplexen und dynamischen Umfeld erbracht. Klimatische Faktoren wie Hitze, Kälte, Regen, Schnee müssen ebenso bewältigt werden wie die Einschätzung von möglichen Gefährdungen durch Straßenverkehr, Gefahrstoffe, Infektionskrankheiten, Tiere. Die vom Notfall Betroffenen können krisenhafte Reaktionen von Überanpassung, Trauer, Widerstand bis hin zu verbaler und körperlicher Gewalt zeigen. Die Patienten sind meist unbekannt, die Anamneseerhebung muss konzise und fokussiert erfolgen. Diagnostische und therapeutische Maßnahmen sind in Anzahl und Ausmaß beschränkt. Die eingesetzten Teams kennen sich nicht immer; Möglichkeiten wie im klinischen Bereich, zeitnah und umfangreich weitere Fachrichtungen, Professionen oder erfahrenere Mitarbeiter in den Behandlungsprozess miteinzubeziehen, sind gering. Paradoxerweise ist die Ausbildung des präklinisch eingesetzten Personals trotz des höheren Komplexitätsgrades des Rettungsdienstes im Vergleich zum klinischen Personal deutlich geringer. Somit ist der Rettungsdienst eine Hochrisikoorganisation – strukturiertes und systematisches Qualitäts- und Risikomanagement daher von besonderer Wichtigkeit (Redelsteiner 2014, 2016).

17.1 Begriffsbestimmung: Qualitäts- und Risikomanagement, Supervisor

Qualitätsmanagement (QM) ist der Überbegriff für alle erforderlichen Maßnahmen zur Erzielung einer definierten Mindestqualität und zu deren ständiger Verbesserung. QM geht davon aus, dass jeder Mitarbeiter in einem System, egal welche Stellung er einnimmt, seine Arbeit engagiert verrichten will, wenn ihm dazu die entsprechenden Rahmenbedingungen (Ausbildung, Fortbildung, Ressourcen etc.) zur Verfügung stehen.

Unerwünschte Ereignisse und Fehler in den betrieblichen Abläufen sind in den allermeisten Fällen nicht auf menschliches Versagen eines Einzelnen zurückzuführen, sondern Ausdruck einer Systemschwäche, eines Fehlers in der Ablauforganisation, die verbessert werden muss. ◘ Abb. 17.1 zeigt die Merkmale, die die festgelegten und vorausgesetzten Erfordernisse der präklinischen Versorgung bestimmen und der Definition von Qualität im Rettungsdienst dienen (◘ Abb. 17.1, s. auch ▶ Abschn. 17.5.2).

Risikomanagement (RM) ist ein Bestandteil eines systematischen Qualitätsmanagements. Es beinhaltet Prozesse und Verhaltensweisen, die aktiv und reaktiv Risiken in einer Organisation steuern (vgl. ISO 31000, ONR 49000). Dabei sind die Identifikation und Auflistung von Risiken für Patienten, Mitarbeiter und Organisation und deren Eintrittswahrscheinlichkeit zentral. Der aus den eingetretenen Risiken real entstandene Schaden kann menschlicher, rechtlicher, sozialer und finanzieller Natur sein und wirkt sich auf das Ansehen der Mitarbeiter und Institution aus.

Feldsupervisoren haben im operativen RM eine zentrale Bedeutung. Durch Beobachtung von Abläufen vor Ort, Gespräche mit Mitarbeitern, Patienten, Angehörigen und Schnittstellenpartnern (Polizei, Feuerwehr, Krankenhäuser) werden Risiken identifiziert und besprochen. Gemeinsam können Maßnahmen der Risikoreduktion erarbeitet und umgesetzt werden.

Der Begriff „Supervisor" steht im englischen Sprachgebrauch für den Vorgesetzten. Im deutschsprachigen Raum wurde der Begriff ursprünglich im Bereich der Sozialen Arbeit verwendet. Ein „Supervisor" ist dort ein eigens ausgebildeter fachkundiger Kollege, der bei besonders komplexen oder belastenden Fällen den Kollegen dabei unterstützt, den Überblick – Super = über; Vision = (Weit-)blick, (Über-)sicht – zu bewahren und weitere Lösungsansätze zu identifizieren.

Er sorgt für Aspekte der Bewältigung beruflicher Belastungen und hilft, deren Auswirkungen auf das Privatleben zu reduzieren. Der Supervisor kann zudem interdisziplinär – in Form einer Teamsupervision – bemüht sein, Konflikte und andere Entwicklungspotenziale im Kollegenkreis zu moderieren. Diese Beratungsform wird

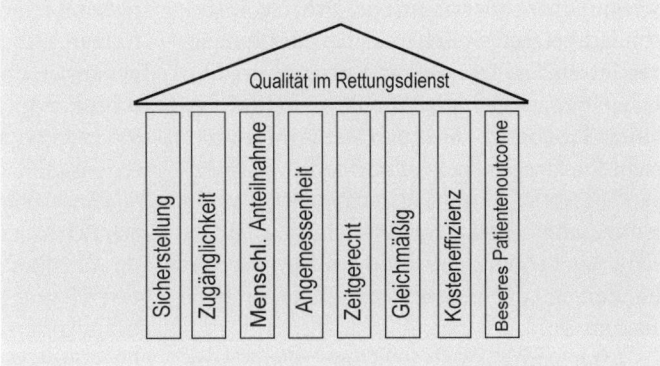

◘ Abb. 17.1 Merkmale des QM im Rettungsdienst. (Quelle: Redelsteiner 2011: 32–39)

mittlerweile auch in vielen medizinischen und pflegerischen Berufsgruppen eingesetzt.

In Gesundheitsbranchen ist der Supervisor meist außerhalb der Organisation angesiedelt, um Neutralität sicherzustellen und einen bewusst „distanzierten" Blick auf Organisation und Mitarbeiter zu haben.

Der Begriff des „Supervisors" in der präklinischen Versorgung leitet sich von Modellen im Rettungsdienst der USA ab. In einigen Themenbereichen wie der Mitarbeiterunterstützung ist er dem innerklinisch tätigen Supervisor verwandt, hat aber wesentliche weitere Aufgabenstellungen und eine andere hierarchische Einordnung. Feldsupervisoren leisten ein mobiles Qualitäts- und Risikomanagement am Einsatzort, im Einsatz für die Sicherheit von Patienten und Mitarbeitern.

17.2 Der Supervisor in den USA

„Supervisors" sind im Rettungsdienst der USA weit verbreitet. Dabei gibt es verschiedenste Ansätze und Modelle. In jedem Fall sind sie nicht unabhängig, sondern Teil der Rettungsorganisation. Mancherorts sind sie klassische Führungskräfte, bei komplexeren Lagen auch im Sinne eines Einsatzleiters bzw. organisatorischen Leiters Rettungsdienst. In vielen Rettungsdiensten haben sie routinemäßig mobile Qualitätssicherung als Hauptaufgabe, achten also vor Ort und in den Wachen auf den Einsatz- und Dienstablauf.

Der Führungsstil differiert zwischen den Rettungsdiensten, je nach Organisationskultur, stark zwischen klassischem Vorgesetzten, Anleiter, Coach oder fast gleichwertigem Kollegen.

Manche Rettungsdienste in den USA rotieren die Aufgabenstellung im Sinne einer Gleichwertigkeit zwischen Mitarbeitern einer Schichtgruppe. Als „Acting Supervisor" wird in den USA ein Modell bezeichnet bei dem diese Fachkraft diese Funktion nicht in einem PKW und von anderen Aufgaben entbunden wahrnimmt, sondern in einem regulären Rettungstransportwagen (RTW) eingesetzt ist. Der „Acting Supervisors" übernimmt Einsätze wie alle anderen Teams und schlüpft nur bei Sondersituationen in die Supervisorenrolle.

In einigen Rettungsdiensten hält der medizinische Direktor „stichprobenartig" als ärztlicher Vorgesetzter der Paramedics mit einem Feldsupervisor vor Ort Nachschau (Redelsteiner 1996, 1997). In der praktischen alltäglichen Umsetzung erfolgt dies aber zumeist kollegial und auf Augenhöhe – die Paramedics freuen sich, wenn sie von ihrem ärztlichen Leiter Anregungen, Kritik und positives Feedback hören. Für den Rettungsdienst der Stadt Pittsburgh stellt die Universitätsklinik rund um die Uhr ein Fahrzeug mit Facharzt für Notfallmedizin und Paramedics, das als Forschungs- und Supervisionsfahrzeug eingesetzt wird.

Die „Online Medical Control", also die telefonische bzw. telemedizinische Beratung von Rettungsfahrzeugen vor Ort, ist ein weitverbreiteter wesentlicher supervisorischer Prozess. Insbesondere bei medizinisch unklaren oder komplexen internistischen, pädiatrischen, geburtshilflichen Einsatzlagen wird „Medical Control" mit einem Lagebericht über den Status informiert, stellt Rückfragen, kann (unbemerkt von anwesenden Notfallzeugen) in Fachbüchern, Medikamentendatenbanken recherchieren, andere Experten befragen und dann das Team vor Ort beraten und die weitere Behandlungsstrategie abstimmen.

International sind Feldsupervisorenmodelle neben den USA auch in Dänemark, Irland, Großbritannien, Australien und Neuseeland in urbanen und ländlichen Regionen weit verbreitet. Vereinzelte Systeme gibt es in urbanen Bereichen in Tschechien, Slowakei, Slowenien und skandinavischen Ländern.

17.3 Ausbildung und Aufgaben von Feldsupervisoren in Österreich

17.3.1 Das Ausbildungsmodul im Universitätslehrgang für RD-Management an der Donau Universität Krems

Seit 2003 werden im Universitätslehrgang Rettungsdienstmanagement an der Donau, Universität Krems im Fach „On Scene Coaching/Einsatzsupervision vor Ort" die Grundlagen für Supervisorenmodelle gelehrt. Voraussetzung für den Besuch dieser Lehrveranstaltung sind der erfolgreiche Besuch der Themenblöcke Kommunikation und Kooperation, Gruppen- und Teamarbeit, Präsentation und Moderation, Führung und Motivation, Human Ressource Management, Qualitätsmanagement und psychosoziale Betreuung von Einsatzkräften.

Lehrinhalte des Faches „On Scene Coaching" sind dabei Analyse und Auswertung der Einsatzdokumentation, fachspezifische Grundlagen der Einsatzsupervision, supervisorische Grundfragen und Methoden an der Einsatzstelle sowie Interventionszeitpunkte, -techniken und -formen. Dabei werden Einsätze per Video- und Fotoauswertung analysiert und Interventionstechniken im Rollenspiel und in der Diskussion erprobt. Anonymisierte Einsatzprotokolle werden anhand von Kriterien wie Leserlichkeit, Verständlichkeit, Konkludenz, Compliance mit rechtlichen Aspekten und Nachvollziehbarkeit von Anamnese, Diagnose und Maßnahmen ausgewertet und gebenchmarkt. Die Studierenden dokumentieren auch komplexe Fälle, bei denen eine Einsatzsupervison hilfreich gewesen wäre, andere Studierende bearbeiten dann diese Fälle mit neuen Lösungsvarianten (Redelsteiner 2003–2017).

17.3.2 Aufgaben von Feldsupervisoren

Diese müssen mit Bezug auf den Ausbildungsstand der Mitarbeiter, die betriebliche Aufbau- und Ablauforganisation und die Organisationskultur entwickelt werden. Unabhängig davon ist eine offene Kultur im Umgang mit unerwünschten Ereignissen, also eine „Fehlerfreundlichkeit", Grundvoraussetzungen, um ein Feldsupervisorensystem so zu implementieren, dass es von den Mitarbeitern als kollegiales Unterstützungssystem und nicht als Werkzeug der institutionellen Überwachung und Unterdrückung angesehen wird. Letzteres verhindert die Kommunikation von Ablaufproblemen, fördert eine unrealistische „Bei-uns-ist-alles-perfekt-Kultur", resultiert in einer „Vertuschungskultur" und bewirkt genau das Gegenteil des Erwünschten: mehr an Misstrauen, mehr an Fehlern, das Verschweigen von wichtigen Konflikten, Pannen und Problemen, die eigentlich zu bewältigen wären.

> Eine Organisationskultur, die unerwünschte Ereignisse und Fehler als Hinweise zur Weiterentwicklung sieht und nicht vordergründig auf Verschweigen und Sanktionierung setzt, ist ebenso Voraussetzung für ein erfolgreiches Feldsupervisorensystem wie die Auswahl sozial kompetenter und

klinisch exzellenter Feldsupervisoren, die eine Unterstützungshaltung für ihre Mitarbeiter als vorrangig gegenüber einer Kontrollkultur ansehen.

Qualitätsmerkmale des Rettungsdienstes

Die Aufgaben der Feldsupervisoren lassen sich allgemein aus den Qualitätsmerkmalen des Rettungsdienstes (RD) ableiten (◘ Abb. 17.1):

- **Sicherstellung:** Der RD muss einschließlich lokal vorhandener spezieller Dienste (Wasser-, Berg-, Höhlenrettung usw.) installiert sein. Für den Feldsupervisor bedeutet das die Mitarbeit bei der raschen Rückführung von Einsatzmitteln in die Einsatzbereitschaft, den Ausgleich von Einsatzspitzen z. B. als First Responder oder die Unterstützung der Leitstelle bei der taktischen Aufstellung der verbleibenden Rettungsmittel.
- **Zugänglichkeit:** Der RD muss über zeitgemäße, einheitliche Alarmierungsmöglichkeiten (Telefon, E-Mail, Kommunikationseinrichtungen für Gehörlose, Fax usw.) jederzeit erreichbar sein. Aufgabe des Feldsupervisors könnte die Nachbearbeitung von Einsätzen sein, die über seltene Alarmierungswege zustande gekommen sind: Haben die Abläufe geklappt, konnte das Team mit dem Gehörlosen gut kommunizieren etc.
- **Menschliche Anteilnahme:** Die Versorgung und Betreuung der Patienten muss menschlich, anteilnehmend und einfühlsam sein. Diesbezügliche Bedürfnisse können z. B. über regelmäßige Patientenbefragungen durch den Feldsupervisor herausgefunden werden.
- **Angemessenheit:** Der Patient muss die für seine jeweils spezifische Situation angemessene Versorgung erhalten. Es muss also einerseits wissenschaftlich belegte und weithin anerkannte gemeinsame Versorgungsrichtlinien geben, andererseits muss entsprechend ausgebildetes Personal vorhanden sein, das in der Lage ist, nach diesen Versorgungsstandards zu handeln. Die Beobachtung der Einsatzversorgung vor Ort, der Dokumentation, der Check des Übergabemanagements in der Klinik und die Mitarbeit bei der konsequenten statistischen Analyse der Einsatzprotokolle sind klassische Aufgaben des Feldsupervisors.
- **Zeitgerecht:** Die Intervention des Rettungsdienstes muss zeitgerecht erfolgen. Hier gibt es klare Vorgaben durch wissenschaftliche Studien. Um tatsächlich Leben retten zu können, müssen Erstmaßnahmen bei einer Wiederbelebung innerhalb von 3–5 Minuten erfolgen. Die Auswertung der Einsatzdokumentation unter diesen Gesichtspunkten gibt Auskunft über den Erfüllungsgrad dieses Qualitätskriteriums. Die Analyse von unerwünschten Verzögerungen im Einsatzablauf, beispielsweise zu lange Vor-Ort-Zeiten bei vital bedrohten Patienten oder die lange Suche nach einem geeigneten „Bett" sind Aufgaben des Feldsupervisors.
- **Gleichmäßig:** Der Patient in einem Dorf mit 500 Einwohnern hat den gleichen Anspruch auf eine zeitgerechte und kompetente notfallmedizinische Versorgung wie der Einwohner einer Großstadt. Eine konsequente Analyse der Einsatzdokumentation gibt über weiße Flecken auf der notfallmedizinischen Landkarte Auskunft und ist Grundlage für eine Veränderung der Einsatzstrategien, z. B. der Einführung von First-Responder-Systemen von Rettungsstellen, Feuerwehren oder der Exekutive.
- **Kosteneffizienz**: Das Rettungssystem muss so strukturiert sein, dass mit den vorhandenen finanziellen Mitteln die für die Bürger beste notfallmedizinische Versorgung erzielt wird. Der Feldsupervisor achtet auf das Vorhandensein ausreichender Pausen, auf den gezielten Materialeinsatz und den korrekten Umgang mit Material.
- **Besseres Patienten-Outcome:** Durch das Vorhandensein eines Rettungssystems

müssen messbar mehr Patienten überleben. Es muss bewiesen werden, dass es zu einer messbaren Reduktion der Verweildauer im Krankenhaus kommt. Schmerzen, Not und Leiden müssen für die Patienten und deren Angehörige reduziert werden. Der Feldsupervisor arbeitet dafür in der präklinischen Forschung mit, hilft nachgehend bei der Recherche fehlender Einsatzdaten, holt weitere Auskünfte von Betroffenen zu einer umfangreicheren Ex-post-Einsatzanalyse ein (Redelsteiner 2011, 32f).

> Korrekt implementiert und bei offener Organisationskultur zum Einsatz gebracht, sind Feldsupervisorensysteme jedenfalls eine Möglichkeit der Risikoreduktion, sichtbares Zeichen ernstgemeinten Qualitätsmanagements, ein Aspekt der Mitarbeitermotivation und eine Personalentwicklungsmöglichkeit.

17.4 Vom Qualitätssicherungspartner zum Feldsupervisor: Modell Wiener Rotes Kreuz

1996 wurde beim Wiener Roten Kreuz ein Acting-Supervisor-Modell mit dem Namen „Qualitätssicherungspartner" (QSP) im Rahmen der QM-Zertifizierung zu ISO 9001 begonnen. Dabei handelte es sich um erfahrene hauptberufliche Sanitäter, die in einem 60-Stunden-Kurs auf diese Aufgabe vorbereitet wurden. Die Auswahl der QSP wurde in Abstimmung zwischen Geschäftsleitung, Rettungsdienstleitung, Chefarzt, QM und Betriebsrat unter den primären Gesichtspunkten der sozialen Kompetenz und der fachlichen Eignung getroffen.

Die QSP fungierten als Partner, Berater und Anleiter ihrer Kollegen in Fragen der Prozessqualität. Sie begleiteten Einsätze, führten Nachbesprechungen mit den Kollegen durch und wurden, wenn erforderlich, auch zur Konfliktmoderation zwischen Patienten und Mitarbeitern bzw. bei Kooperationsschwierigkeiten mit Kliniken eingesetzt. Weitere Arbeitsschwerpunkte waren die Mitarbeit bei der Ermittlung von Kundenzufriedenheit, beispielsweise durch Befragungen von Patienten mittels Fragebogen, mündliche Feedbackgespräche oder Telefonate nach Einsätzen, um Rückmeldungen der Betroffenen einzuholen; die Verbesserung des Eigenschutzes (Angurten, Hygiene, Nichtrauchermotivation etc.) oder das Erkennen und Weiterleiten von Fortbildungsbedarf zu risikobehafteten Themenstellungen.

Die QSP hatten keine Vorgesetztenfunktion und keine Sanktionsmöglichkeiten. Die Einsätze wurden in Bezug auf bestimmte Schwerpunktthemen dokumentiert, eine mitarbeiterbezogene Dokumentation wurde nicht durchgeführt.

Weitere Aufgabenstellungen waren Aufgaben im Bereich des Marketings (z. B. RTW-Vorführungen) oder Informationsmaßnahmen bei institutionellen Berufern, wie Pflegeheimen (Burger et al. 1995). 2005 wurden die QSP in „Feldsupervisor" umbenannt. Seither sind diese personell weitgehend mit den hauptberuflichen Schichtleitern („Radlkommandanten") identisch. Ein eigener Notfall-Krankentransportwagen (N-KTW) mit Hochdach und Aufschrift „Feldsupervisor" kommt nun zum Einsatz. Zusätzlich zu den QSP-Aufgaben kommen Aufgaben der Einsatzleitung bei kleineren Ereignissen, die Vorhutfunktion bei Alarmierungen zu Großeinsätzen und die Einsatzleitung vor Ort bei Eigenunfällen eines Rettungsmittels als Aufgaben dazu (Schmitz-Eggen 2008).

17.5 Feldsupervisorenmodell der Wiener Berufsrettung

Die „Magistratsabteilung 70" – Berufsrettung Wien ist derzeit Österreichs einziger kommunaler Rettungsdienst. Er betreut 1,8 Millionen Einwohner. Menschen aus mehr als 180 Ländern leben in Wien, 15 Millionen Nächtigungen von Touristen und 260.000 Pendler sorgen für stetig steigende Einsatzzahlen. Bei der „MA 70", wie die Magistratsabteilung kurz genannt wird, sind rund 135 Rettungssanitäter, 240 Notfallsanitäter, 162 Notfallsanitäter mit Notfallkompetenz venöser Zugang und 153 Notfallsanitäter mit

Intubationskompetenz aktiv. Sie bewältigen pro Jahr rund 175.000 Einsätze.

Bei einem Teil dieser Einsätze stehen den Mitarbeitern besonders erfahrene Kollegen zur Seite. Aus den Stationen Hernals, Zentrale, Aspern werden die sogenannten „FISU" in den Einsatz gebracht. Rund ums Jahr werden in etwa 90% der Schichten zumindest zwei FISU gestellt, in 70% der Fälle sind alle drei Stationen mit dieser mobilen Ressource besetzt. In jedem Fall steht aber immer zumindest ein FISU im Dienst.

Das Team der FISU besteht aus 14 Personen, die derzeit alle männlich sind. Sie machen abwechselnd an den drei Standorten Dienst. Formell sind sie innerhalb der Stabsstelle „Feldsupervisoren" Teil der Rettungsakademie, also der internen Ausbildungsabteilung der Berufsrettung. Leiter des FISU-Teams ist Henrik Maszar.

17.5.1 Ausbildung

Die FISU sind jeweils Notfallsanitäter mit Intubationskompetenz und Lehrsanitäter. Sie unterrichten an der Rettungsakademie. Nicht jeder Lehrsanitäter der Schule ist aber automatisch FISU. Diese müssen die internationalen Zertifikatskurse PreHospital Trauma Life Support (PHTLS), Advanced Medical Life Support (AMLS) und Emergency Pediatric Care (EPC) des Österreichischen Bundesverbandes Rettungsdienst erfolgreich absolvieren. Der interne Offizierslehrgang muss absolviert werden, die meisten FISU sind auch „Dipl. Notfallsanitäter" – sie haben eine 4-jährige berufsbegleitende interne Ausbildung der Berufsrettung absolviert. Geschult werden die Anwärter über ein Mentorensystem. Sie fahren mit drei unterschiedlichen FISU mit, erhalten Feedback und Bewertungen und werden bei Zustimmung aller Mentoren als „FISU auf Probe" freigegeben und bei erfolgreicher Tätigkeit nach einiger Zeit in das FISU-Team fix übernommen.

17.5.2 Indikationen

Die Rettungsleitstelle der Berufsrettung Wien verwendet das standardisierte Abfrageschema mit ProQA der US Academy of Emergency Medical Dispatch, das auf dem Medical Priority Dispatch System (MPDS) beruht. Anrufer werden strukturiert nach dem Vorliegen von Notfallleitsymptomen befragt und Erste-Hilfe-Anweisungen bereits am Telefon gegeben. Die Abfrage generiert Alarmierungscodes, die international in allen Leitstellen, die dieses System verwenden, identisch sind und Vergleiche ermöglichen.

Der FISU wird in Wien bei Codes der höchsten Dringlichkeit, sogenannten Delta- und Echo-Codes zusätzlich zu RTW und NEF alarmiert, darunter fallen Bewusstlosigkeit und Kreislaufstillstand aller Ursachen. Beispielsweise sind dies:

- 2E1 Allergie/Kontakt mit giftigen Tieren, ineffektive Atmung;
- 3D1 Tierbiss/Tierangriff;
- 4D1 Verbrechen, bewusstlos oder im Kreislaufstillstand;
- 6E1 Atembeschwerden, ineffektive Atmung;
- 7 Verbrennung, wenn brennende Person;
- 8 Kohlenmonoxidvergiftung, bewusstlos oder im Kreislaufstillstand oder mehrere Verletzte;
- 9 Kreislaufstillstand;
- 11 Ersticken mit ineffektiver Atmung, kompletter Atemwegsverlegung;
- 12 Krampfanfall mit Atemstillstand oder agonaler/ineffektiver Atmung;
- 14D4 Gerätetauchunfall;
- 15 Stromunfall, wenn bewusstlos;
- 17D1 Sturz aus extremer Höhe (>10 Meter) oder 17D5 aus großer Höhe;
- 22 räumlich unzugänglich verschüttete Person;
- 27 Stich-, Schuss-, Pfählungsverletzung, wenn mehrere Patienten;
- 29 Verkehrsunfall, wenn mehrere Verletzte oder Beteiligung von Flugzeug, Bahn, Wasserfahrzeug, Einsatz des K-Zuges.

Bei speziellen psychiatrischen Indikationen wird der FISU nicht routinemäßig eingesetzt, bei „Person droht zu springen" aber doch meist mitalarmiert, da viele FISU auch Mitglieder der Seiltechnikgruppe der Berufsrettung sind.

Wenn erforderlich, bleibt der FISU als Ressource zur Betreuung von Angehörigen nach Todesfeststellung vor Ort. Er übergibt dann an die Akutbetreuung Wien, die Teil des Magistrates ist. Dabei handelt es sich um ein professionelles Team aus psychosozialen Fachkräften, z. B. klinische Psychologen, Sozialarbeiter, Psychotherapeuten mit entsprechender erweiterter Ausbildung in präklinischer Krisenintervention.

Die Einsätze der FISU lassen sich in drei Kategorien ordnen. Hauptaufgabe ist mobiles Qualitätsmanagement. Die Einsätze werden begleitet und beobachtet. Des Weiteren kann der FISU als zusätzliche Personalressource einen RTW unterstützen. Dabei gliedert er sich kollegial in das Team als Mitarbeiter ein. Der Standort der FISU wird ständig via GPS geortet, da er auch als First Responder disponiert werden kann. In fast 1/4 der Fälle ist der FISU Ersteintreffender – in diesem Fall führt er den Einsatz zumeist als Teamleiter und betreut den Patienten bis zur Übergaben im Krankenhaus (Redelsteiner 2018).

17.5.3 Arbeitsschwerpunkte – mobiles Qualitätsmanagement

In seiner eigentlichen Funktion, dem mobilen Qualitätsmanagement, ist der FISU in einer reinen Beobachterrolle. Er achtet auf Teamarbeiter, Teamkommunikation, Aspekte wie Gerätepositionierung, Gespräche mit den Patienten, Angehörigen und anderen Anwesenden. Ebenso werden die Untersuchung, Anamneseerhebung und getroffenen Maßnahmen mit beobachtet. Die Notizen hält der FISU in einer eigenen „QM-App" fest. In den Einsatz direkt involviert sich der FISU nur im Ausnahmefall, wenn unmittelbar durch einen Irrtum oder eine Fehleinschätzung Gefahr für Patient, Anwesende oder Mitarbeiter entstehen würde. Sein Motto ist: „Im Hintergrundhalten, nicht einmischen, nur helfen, wenn etwas grob aus dem Ruder läuft."

Neben den Mitarbeitern ist eine weitere Zielgruppe das Personal an den Schnittstellen der Übergabe im Krankenhaus. Hier wird Feedback eingeholt, Kooperationsbeziehungen werden verstärkt. Auch mit den Kollegen der eigenen Notrufleitstelle besteht ein enger Austausch über das Einsatzgeschehen und etwaige Herausforderungen zwischen Leitstelle und Einsatzcrews.

Von der „QM-App" können Informationen direkt an die Rettungsakademie übermittelt werden, welche Grundlage für Schwerpunktschulungen sind; auch Themen für Pflichtfortbildungen im Jahresverlauf werden so identifiziert.

Grundsätzlich unterstützt der FISU alle RTW, die direkt im Auftrag der Berufsrettung Wien unterwegs sind, also auch jene des Arbeiter Samariterbunds (ASB), Roten Kreuzes (RK), der Johanniter-Unfall-Hilfe (JUH) sowie des Malteser Hospitaldienstes. Vereinzelt unterstützt er auch Krankenwagen der Wiener Hilfsorganisationen, um z. B. rasch eine EKG-Diagnostik einzuleiten und die weitere Einsatzstrategie festzulegen. Pro Tag und FISU fallen in einer 12-Stunden-Schicht zwischen 2 und 6 Einsätze an. Im Jahresschnitt werden etwa 3600 -insätze von FISU in ihren VW Caddys begleitet.

Die Einsatzleitung vor Ort obliegt grundsätzlich dem Teamleiter, bei größeren Ereignissen den Hauptinspektionsoffizieren, die auch Linienvorgesetzte der Mitarbeiter sind. Ab drei bei einem Einsatz eingesetzten RTW wird in jedem Fall eine derartige Führungskraft automatisch mitalarmiert.

Für den Fall, dass ein FISU bei einer Reanimation der Erste und ohne First Responder ist, trainieren sie ALS-CPR als Einzelretter. Die größere Herausforderung ist dabei die Materialmitnahme am Einsatzort. Notfallrucksack, Absauggerät, Reanimationsbrett LUKAS, Lifepak 12 und ggf. zusätzliche Geräte, die im Rahmen einer Studie verwendet werden, erfordern entsprechende Planung, was wo wie getragen wird, sowie die entsprechende körperliche Fitness. Als Mitglied der Seiltechnik-Einsatzgruppe ist der FISU allerdings gut mit noch mehr Schlaufen, Karabinern und Gurten vertraut, als es das Erstangriffsequipment des FISU verlangt.

Im operativen Bereich ist Risikomanagement Aufgabe der FISU. Er ist in den permanenten Ablauf des Plan-Do-Check-Act-Regelkreises

(PDCA-Kreislauf) (Deming 1986), in die Planung von risikoreduzierenden Maßnahmen (Übung, Simulation etc.), die Umsetzung dieser und die Überwachung (z. B. Beobachtung vor Ort) und neuerliche Verbesserung (Feedback, Themenidentifikation für Schulung, persönliches Coaching, Nachschulung etc.) involviert. Ebenso obliegt dem FISU die Auswertung von Fallbeispielen aus dem Critical Incident Reporting System (CIRS).

Ziel der Arbeit des FISU ist die Erhöhung der Versorgungsqualität, die Stärkung der Vertrauensbasis zwischen Einsatzteams und FISU. Mitarbeiter sollen sich niedrigschwellig an die FISU wenden können, z. B., wenn sie fachliche Fragen haben oder in irgendwelchen Kompetenzbereichen mehr Sicherheit gewinnen wollen. Die FISU sind daher in Wien keine Vorgesetzten der Einsatzkräfte. Reine Überwachungskomponenten wie korrekte Dienstkleidung, Sauberkeit der Fahrzeuge, Umgang mit Beschwerden oder Pünktlichkeit werden von den Stationsleitern bzw. Stabsoffizieren bearbeitet. Zusammen mit der ärztlichen Leitung sorgen die FISU auch für einen Abgleich der Versorgungsstandards mit den Notärzten, die aus unterschiedlichen Kliniken per Notarzteinsatzfahrzeug (NEF) mitarbeiten.

Ein Vorgehen nach den ERC-Guidelines (ERC = European Resuscitation Council) ist in Wien langjähriger Standard, Untersuchungssystematiken nach ABCDE-Schema (Airway-Breathing-Circulation-Disabiltiy-Exposure) in Anlehnung an PHTLS und AMLS werden so auch stärker in den klinischen Bereich hineingetragen.

17.5.4 Forschung

Das österreichische Sanitätergesetz sieht die Mitarbeit in der Forschung als wesentliche Berufspflicht der Notfallsanitäter vor. Zusammen mit der Notfallaufnahme der Uniklinik im Allgemeinen Krankenhaus wurden die Grundlagen für die präklinische Kühlung, z. B. mittels EMCools erforscht. Die präklinische Kühlung ist in Wien ebenso Standard wie der Einsatz von mechanischen Thoraxkompressionsgeräten. Hier wurden in Wien auch Vergleichsstudien zwischen den unterschiedlichen Typen durchgeführt.

Aktuell sind die FISU vor allem für das Reanimationsregister zur Registrierung präklinischer Reanimationen (CPR) in Wien unterstützend und forschend aktiv. Sie sammeln nach einem umfassenden Dokumentationssystem sämtliche EKGs aller Reanimationspatienten, alle Einsatzprotokolle der unterschiedlichen Helferebenen, befragen Laienersthelfer und recherchieren ggf. unbekannte Aspekte der Anamnese oder des Notfallhergangs nach, um die Informationsgrundlagen für die Reanimationsauswertungen zu verbessern.

Das von den FISU betreute „Vienna Cardiac Arrest Registry" erhebt Daten zu Patienten wie Gewicht, Körpergröße und ob bereits am Telefon CPR eingeleitet wurde. Erhoben wird der neurologische Zustand vor dem Kreislaufstillstand nach der „Cerebral Performance Category", ebenso, ob Krankentransportorganisationen wie RK, ASB, JUH, Malteser, Grünes Kreuz oder SMD (Sozialmedizinischer Dienst) bzw. Polizei oder Feuerwehr als First Responder vor Ort waren.

Die Wiener Sanitäter können sich freiwillig auch in der dienstfreien Zeit via „Lebensretter-App" für Reanimationen als First Responder alarmieren lassen. Auch das wird vom FISU recherchiert, mit real anwesenden Kollegen gesprochen. Alle Zeiten werden recherchiert und abgeglichen und die initial und ggf. bei der Obduktion ermittelte Ursache der Reanimation festgehalten. Für die Datenanalyse ist es bedeutsam, ob als Grund eine Pulmonalembolie, eine kardiale Ursache, ein Stromunfall, Trauma, Intoxikation, Ertrinken, ein zerebrales Ereignis oder ein plötzlicher Kindstod vorlag. Auch ein Zusammenhang mit sportlichen Aktivitäten, die konkreten Maßnahmen spontaner Ersthelfer oder organisierter Ersthelfer wie Polizei, Ärztevertretungsdienst werden erhoben. AEDs (automatisierte externe Defibrillatoren) werden ausgelesen und in Zusammenarbeit mit dem Verein Puls auch Klebeelektroden der Ersthelfer gratis nachbestückt.

In Planung sind aktuell eine Studie zur CPAP-Beatmung (Continuous Positive Airway Pressure) und eine Studie zur präklinischen Blutgasanalyse des Wiener Allgemeinen Krankenhauses, um die dafür erforderlichen Abläufe auch aus klinischer Sicht kennenzulernen. Damit sind durch klinische Mitarbeit eine tiefere fachliche Weiterbildung für die FISU und ein enger Kontakt zum ärztlichen Forschungsteam der „6D", wie die Station genannt wird, möglich.

Einsatzbeispiel

In der Leitstelle 144 läuft ein Notruf aus einem Restaurant auf. Die Anruferin schildert eine akute Atemnot bei Verdacht auf Bolusgeschehen. Der Notrufexperte leitet die Erste-Hilfe-Beratung gemäß AMPDS ein, der Disponent alarmiert schon vor Ende der Notrufabfrage RTW, NEF und FISU. Bei diesem Einsatzcode (und auch bei ähnlichen wie Herz-Kreislauf-Stillstand) werden automatisch Polizei und Feuerwehr mit alarmiert. Deren Leitstellen entsenden den jeweils nächstgelegenen Streifenwagen bzw. das Feuerwehrfahrzeug, die alle über AEDs verfügen.

Der FISU trifft nach Feuerwehr und Polizei ein, der RTW ist aus der Gegenrichtung ebenfalls schon sichtbar. Der Polizist übergibt die Patientin, die nach Kollaps wieder ansprechbar ist, aber ohne akute Atemnot. Der FISU löst die initiale Raumordnung aus und schafft Platz für die Versorgung, führt die ABCDE-Untersuchung durch, die keine kritische Patientin ergibt. Er übergibt die Patientin an die eintreffende RTW-Crew und wechselt in die Beobachterrolle.

Auf digitaler Ebene wird der FISU von einer App unterstützt. Diese fasst den Einsatz zusammen, listet alle zufahrenden Fahrzeuge, die Handynummern der Crews, Funkcodes usw. auf. Fotos, die zur Dokumentation mit dem Mobiltelefon aus der App gemacht werden, sind direkt mit dem Einsatz verknüpft. Sind Einsatzbilder für die Medienarbeit geeignet, kann ein automatischer Versand an die Pressestelle der Berufsrettung erfolgen.

Fazit

Von zentraler Bedeutung sind die soziale Kompetenz der Fieldsupervisoren (FISU) und deren klinische Erfahrung sowie ein umfassendes Reflexionsvermögen, insbesondere in Bezug auf die eigenen Stärken und Schwächen und den Umgang mit Macht. Kollegen beobachten zu dürfen, bedeutet eine hohe Verantwortung zu übernehmen und einen Vertrauensvorschuss von Kollegen, Führung und Betriebsrat zu bekommen. Erwin Feichtelbauer, Mitgründer des Sanitäterverbandes, Notfallsanitäter mit Intubationskompetenz und oberster Personalvertreter der Berufsrettung, sieht in Bezug auf das Feldsupervisorensystem seiner Organisation vor allem eine sehr gute Akzeptanz der Ärzte für das Modell als entscheidend an. Die FISU sind für ihn seit 5 Jahren mittlerweile unverzichtbar für den Rettungsdienst: „Wichtig ist, dass sie keine Besserwisser sind, sondern kompetente Ansprechpartner, nicht im Weg stehen, sondern Einsatzunterstützung bieten. Auch als Troubleshooter aktiv sind und Qualitätsmanagement durch Beobachten und Wahrnehmen fördern und auch für ein korrektes nach Standard Operating Procedures konformes Arbeiten bei akuten Notfällen sorgen. FISU sind die Joker im Rettungsdienst".

Persönliche Schlussbemerkung Der Verfasser dankt allen QSPs und Feldsupervisoren des Wiener Roten Kreuzes der Aufbauphase – insbesondere Christian Dörner, Anton Götz, Heinz Götz, Peter Kouril und Franz Pawelka – für das Engagement bei der Entwicklung dieser Systeme und Mathias Gatterbauer (FISU Berufsrettung Wien) für die kooperative Feldforschung.

Literatur

Burger KO, Redelsteiner C, Eichleter U (1995) ISO 9001 - Qualitätsmanagementhandbuch des Wiener Roten Kreuzes. Unveröffentlicht.

ISO 31000 (2009) Risk management – Principles and Guidelines. ISO/IEC 31010 (2009) Risk managment – risk assessment techniques

ONR 49000 (2014) Risikomanagement für Organisationen und Systeme. Teil 1–3. Austrian Standards Institute, Wien

Redelsteiner C (1996) Role and Function of EMS Supervisors. In: Pan-European Conference on Emergency Medical Services, Book of Abstracts, Prague, p 6

Redelsteiner C (1997) Role and Functions of EMS Supervisors. Prehospital and Disaster Medicine. Abstracts from the 10th World Congress on Disaster and Emergency Medicine, vol 12

Redelsteiner C (2003–2017). Syllabi Lehrveranstaltungen On Scene Coaching, rettungsdienstliches Qualitätsmanagement und Einsatzsupervision. Donau Universität Krems

Redelsteiner C, Kuderna H et. al. (2011) Das Handbuch für Notfall- und Rettungssanitäter. Patientenbetreuung nach Leitsymptomen, 2. Aufl. Braumüller Universitätsverlag, Wien

Redelsteiner C (2014) Von der „Rettung" zum mobilen präklinischer Dienst. Der Rettungsdienst auf dem Weg zu einem Paradigmen- und Strategiewechsel? In: ÖZPR Österr Z Pflegerecht 6: 164–166

Redelsteiner C (2016) Aktuelle und künftige Anforderungen an das Gatekeeping im präklinischen Bereich unter besonderer Berücksichtigung der soziodemografischen Entwicklung am Beispiel zweier Grenzregionen im Burgenland. Dissertation Universität Bielefeld, Fakultät für Gesundheitswissenschaften, Verlag Stumpf & Kossendey, Edewecht

Redelsteiner C (2018) Feldsupervisoren bei der Berufsrettung Wien. RettungsMagazin 01, in edition o.p.

Schmitz-Eggen L (2008) Supervisorensystem beim Wiener Roten Kreuz. Wo "Feldhasen" die Fachaufsicht führen. RettungsMagazin 03/04: 54–57

Neue Modelle zur Versorgung von Notfallpatienten

Kapitel 18 **Praktische Qualitätssicherung am Beispiel ACS – 201**
Beat Hugentobler-Campell und Helge Junge

Kapitel 19 **Sichere Analgesie durch Rettungsdienstpersonal – 209**
Beat Hugentobler-Campell und Helge Junge

Kapitel 20 **Intubationsassistenz mit Geräteunterlage IN-GE – 217**
Armin Laiminger

Kapitel 21 **Projekt Notfallinformationssystem (NIS): für Personen mit seltenen Erkrankungen – 227**
Bernhard Monai, Birgit Zraunig und Magdalena Pirker

Praktische Qualitätssicherung am Beispiel ACS

Beat Hugentobler-Campell und Helge Junge

18.1 Ausgangslage – 202

18.2 QM-Projekt Akutes Koronarsyndrom (ACS) – 202
18.2.1 Ziele des Projekts – 202
18.2.2 Methode – 203
18.2.3 Teilergebnisse des QM-Projekts ACS – 206

Literatur – 208

© Springer-Verlag GmbH Deutschland, ein Teil von Springer Nature 2018
A. Neumayr, M. Baubin, A. Schinnerl (Hrsg.), *Zukunftswerkstatt Rettungsdienst*,
https://doi.org/10.1007/978-3-662-56634-3_18

Die Rettungsdienste der Schweiz müssen sich in den Kantonen durch den Interverband für Rettungswesen (IVR) im Rahmen der Qualitätssicherung anerkennen lassen. Das Anerkennungsverfahren verlangt von den Rettungsdiensten u. a. eine vertiefte Auseinandersetzung mit den Tracerdiagnosen der präklinischen Notfallmedizin. Die kontinuierliche, nationale Erhebung und Auswertung notfallmedizinischer Daten ist zurzeit jedoch nur für die Reanimationsdaten nach Utstein-Style verpflichtend vorgegeben. Am Beispiel des akuten Koronarsyndroms (ACS) wird in diesem Kapitel aufgezeigt, wie die Datenerhebung und Auswertung über ein Jahr anhand vorgegebener Qualitätsindikatoren erfolgreich umgesetzt werden kann. Zu diesem Zweck wird ein sechsstufiger Qualitätsregelkreis vorgestellt. Diese Methode der Qualitätssicherung und -förderung lässt sich sehr gut auch auf weitere, für den Rettungsdienst relevante Diagnosen übertragen.

18.1 Ausgangslage

Die *rettung chur* ist der bodengebundene Rettungsdienst des Kantonsspitals Graubünden. Er ist für die präklinische Versorgung der Spitalregion Churer Rheintal mit einer Bevölkerung von 89.779 Einwohnern zuständig (Weiss 2015). Im Jahr 2015 wurden 4.333 Primär- und Sekundäreinsätze geleistet.

Der Interverband für Rettungswesen (IVR) ist die Dachorganisation des Schweizerischen Rettungswesens. Die schweizerische Konferenz der kantonalen Gesundheitsdirektoren hat dem IVR ein Mandat erteilt, ein Qualitätsmanagementsystem (QM-System) zur Qualitätssicherung der Rettungsdienste und Sanitätsnotrufzentralen 144 zu entwickeln, einzuführen und entsprechende Anerkennungsverfahren durchzuführen (Anselmi et al. 2010).

Die Richtlinien für die Anerkennungsverfahren stützen sich auf die drei Aspekte Struktur-, Prozess- und Ergebnisqualität nach Donabedian (Deming 1982) und beinhalten 48 Qualitätskriterien. Bei einigen dieser Qualitätskriterien wird eine erfolgreiche Umsetzung gemäss dem Plan-Do-Check-Act-Kreislauf (PDCA-Kreislauf) nach Deming (Runggaldier u. Flake 2013) verlangt, wie beispielsweise beim akuten Koronarsyndrom (ACS). Punkt 8.4 der Richtlinien gibt die verpflichtende „Erhebung, Bewertung und Analyse der Messdaten" zu einer der definierten Tracerdiagnosen in einem vorgegebenen Zeitraum vor.

Da es bislang in der *rettung chur* keine zuverlässige Datensammlung und Analyse zum ACS gab und um Punkt 8.4 der Anerkennungsrichtlinie Genüge zu leisten, wurde in der *rettung chur* das QM-Projekt Akutes Koronarsyndrom (ACS) ins Leben gerufen.

18.2 QM-Projekt Akutes Koronarsyndrom (ACS)

Der Herzinfarkt, resp. die Herz-Kreislauf-Krankheiten zählen auch in der Schweiz zu den Haupttodesursachen (Bundesamt für Statistik). Die European Society of Cardiology (ESC) fordert daher zu Recht für eine erfolgreiche Therapie des ACS eine gute Zusammenarbeit aller beteiligten Systempartner der präklinischen Notfallmedizin (Zeymer et al. 2013). Das QM-Projekt ACS wurde gemeinsam von Mitarbeitern der *rettung chur*, der zentralen Notfallstation und der Kardiologie des Kantonsspitals Graubünden sowie der Sanitätsnotrufzentrale Graubünden (SNZ 144 GR) durchgeführt.

18.2.1 Ziele des Projekts

— Die Erstellung von validen statistischen Aussagen über den Evaluierungszeitraum von 12 Monaten über alle Primäreinsätze mit Verdacht auf ACS zu vorab definierten Fragestellungen.
— Die Sensibilisierung des Rettungspersonals auf das Krankheitsbild ACS zur Verbesserung der präklinischen Versorgungsqualität der Patienten.
— Die Konkretisierung der Angaben zur Dringlichkeit beim ACS zur Verbesserung

Kapitel 18 · Praktische Qualitätssicherung am Beispiel ACS

- der Alarmierung und Disposition der Rettungsmittel durch die SNZ 144 GR.
- Die Analyse von Zeitintervallen ab Alarmeingang bei der SNZ 144 GR bis zur Übergabe des Patienten in die primäre Zielklinik.
- Die Überprüfung der Einhaltung des aktuellen Einsatzalgorithmus ACS der Interessengemeinschaft der Nordostschweizerischen Rettungsdienste (IG NORD).
- Die Überprüfung der Übereinstimmung der präklinischen Verdachtsdiagnose ST-Hebungsinfarkt, Nicht-ST-Hebungsinfarkt (STEMI/NSTEMI-ACS) mit der klinischen Diagnose, die Auswertung der Ergebnisse und die Formulierung von entsprechenden Verbesserungspotenzialen.
- Die Weitergabe präklinisch validierter Daten der von der *rettung chur* behandelten Patienten an die Kardiologie des Kantonsspitals Graubünden zur Optimierung und Kontrolle der innerklinischen Abläufe, z. B. im Hinblick auf die Reperfusionstherapie beim STEMI.
- Das Aufzeigen von Verbesserungspotenzialen bei der Versorgung von ACS-Patienten für alle beteiligten Prozesspartner.

18.2.2 Methode

Das QM-Projekt ACS wurde nach dem vorgegebenen Zeitplan vom 1. Januar bis 31. Dezember 2015 umgesetzt (◘ Abb. 18.1).

Die einzelnen Projektschritte folgten dem sechsstufigen Qualitätsregelkreis der *rettung chur* (Jenni u. Hohl 2016) (◘ Abb. 18.2).

Stufe 1: Definiere das Soll

Als Soll für die Qualitätsmessung wurde der Algorithmus Nr. 5 „Akutes Koronarsyndrom" der IG-NORD, einer Interessengemeinschaft der Nordostschweizerischen Rettungsdienste, verwendet (◘ Abb. 18.3). Des Weiteren wurden die eigenen Betriebsnormen Rettungsdienst sowie die Leitlinien „Therapie des akuten Herzinfarktes bei Patienten mit persistierenden ST-Streckenerhebung der European Society of Cardiology" mit einbezogen. Ziel war es, die ganze Prozesskette vom Zeitpunkt des Symptombeginns beim Patienten bis zur Reperfusionstherapie abzubilden. Dazu zählen die Bereiche Disposition Sanitätsnotruf 144, Zeitintervalle Rettungsdienst, Diagnostik, Patientenversorgung und Therapie, sowie die richtige Wahl der Zielklinik. Insgesamt wurden auf diese Weise über 30 Mess- und Qualitätskriterien definiert und verabschiedet (◘ Abb. 18.4).

Stufe 2: Führe den Standard ein – Erstelle die Messinstrumente

Vor Beginn der Datenerhebung wurde das QM-Projekt ACS allen Mitarbeitern vorgestellt. In einem Weiterbildungsblock wurden diese, mit Unterstützung des leitenden Arztes der Kardiologie, vertiefend zum ACS geschult.

Anhand der Mess- und Qualitätskriterien wurde ein Erfassungsformular entwickelt, das einem Pretest unterzogen wurde. Für die nachträgliche, statistische Datenerfassung und -auswertung erstellte ein Mitarbeiter ein elektronisches Erfassungstool, basierend auf dem Microsoft-Datenbankprogramm Access.

Im Zeitraum vom 1. Januar 2015 bis 31. Dezember 2015 (Messperiode = 12 Monate) wurden alle Primäreinsätze mit Verdachtsdiagnose ACS am Einsatzort = STEMI/NSTEMI-ACS durch die *rettung chur* erfasst. Fälle von Reanimationen mit ROSC („return of spontaneous circulation") und Klinikeinweisungen, bei denen primär eine kardiale Ursache nicht ausgeschlossen werden konnte, wurden ebenfalls in die Erhebung mit einbezogen. Andere Symptome

◘ Abb. 18.1 Zeitplan des QM-Projekts ACS

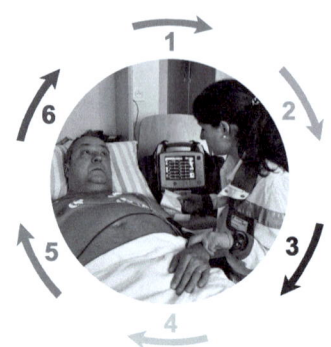

◘ Abb. 18.2 Sechsstufiger Qualitätsregelkreis der *rettung chur*

1. SOLL Definition
2. Einführung des Standards
3. IST-SOLL Vergleich (1.)
4. Korrekturen / Ampassungen
5. IST-SOLL Vergleich (2.)
6. Gesamtresultate / Analyse

wie Thoraxschmerzen, etwa verursacht durch ein Trauma oder eine Pneumonie, wurden nicht berücksichtigt. Ebenso wurden Fälle mit NACA 7 (tödliche Erkrankungen mit und ohne Reanimationsversuch) von der Messung ausgeschlossen.

Bei Fällen mit Verdacht auf ACS wurde unmittelbar nach dem Einsatz das Erfassungsformular durch den Teamleader ausgefüllt. Der ärztliche Leiter sorgte für die korrekte Angabe der klinischen Diagnose. Um eine lückenlose Erfassung

◘ Abb. 18.3 Algorithmus ACS IG NORD, mit freundlicher Genehmigung

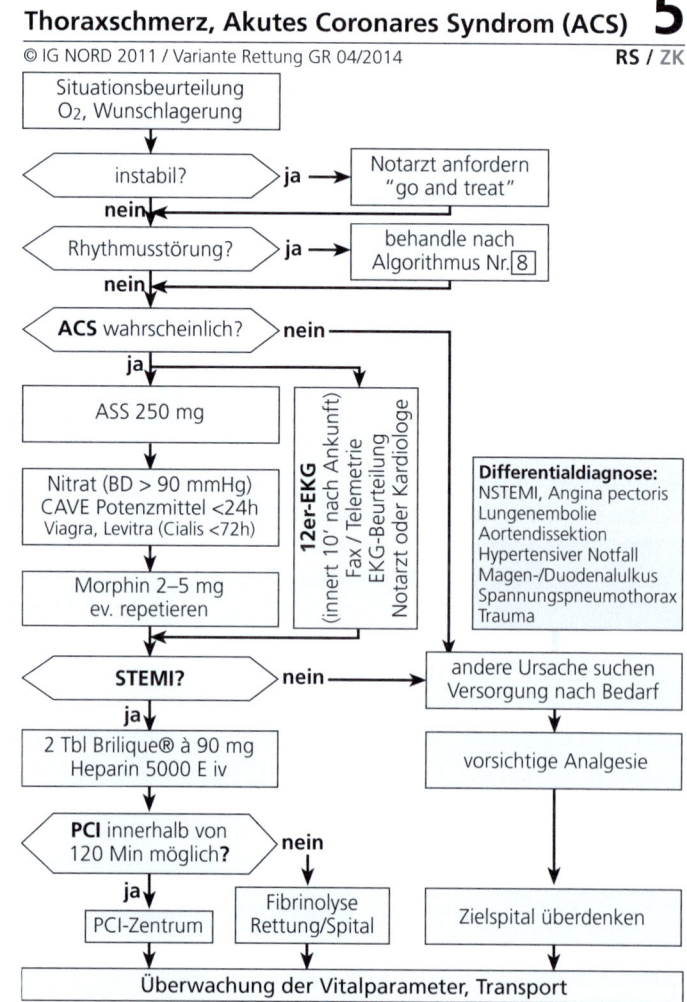

Kapitel 18 · Praktische Qualitätssicherung am Beispiel ACS

Strukturqualität		
o Teamzusammensetzung Rettungsdienst	Dipl. Rettungssanitäter HF / Notarzt	Erfüllungsgrad interner Richtlinien
	Anteil Dienstarzt/Hausarzt bereits vor RD vor Ort	In %
o Nachforderung Notarzt	Falls nicht bereits vor Ort, ab NACA 5 obligat	Erfüllungsgrad in %
Prozessqualität – Zeiten / Ort		
o Bearbeitungszeit SNZ 144	Eingang Notruf bis Alarmierung Rettungsdienst (RD)	In Minuten
o Disposition SNZ 144	Festlegen der Dringlichkeit	P1A, P1B, P2
o Dispositionsqualität SNZ 144	Gegenüberstellung Dringlichkeit und NACA-Erstbefund	Analyse
o Ausrückzeit Rettungsdienst	Alarmeingang RD – ab zum Ereignisort	In Minuten + Erfüllungsgrad interner Richtlinien
o Hilfsfrist	Alarmeingang RD – am Ereignisort	
o Interventionszeit	Alarmeingang RD – Ankunft Zielklinik	In Minuten
o Einsatzort	Berechnung der Hilfsfrist und Interventionszeit	Aufteilung Stadt / Land
o Wo wurde Patient vorgefunden	Bezeichnung der näheren Umgebung	zu Hause / Arztpraxis u. a.
o Symptombeginn Patient bis Alarmeingang SNZ 144	Berechnung Zeitintervall	In Minuten
Prozessqualität – Dokumentation		
o Situationsbeurteilung	Kurzanamnese ist erfolgt und im Einsatzprotokoll eingetragen	ja/nein
o ACS: STEMI, NSTEMI oder instabile AP	Ist unter Verdachtsdiagnose im Einsatzprotokoll eingetragen	ja/nein
o Zeitpunkt Schmerzbeginn, resp. Symptombeginn	Ist in der dafür vorgesehenen Stelle im Einsatzprotokoll eingetragen	ja/nein/nicht eruierbar
o VRS (Schmerzskala)	Bei 1. Patientenbeurteilung / bei Abfahrt Ereignisort / bei Patientenübergabe	je ja/nein/nicht eruierbar
o O_2-Sat überprüft	Bei 1. Patientenbeurteilung / bei Abfahrt Ereignisort / bei Patientenübergabe	je ja/nein
o GCS überprüft		
o NACA-Score Ereignisort	Im Einsatzprotokoll eingetragen	ja / nein / korrekter Wert
Prozessqualität – Versorgung		
o i.v.-Zugang und Infusion	durchgeführt	ja/nein/vorbestanden/nicht möglich
o Monitoring	BD, P, O_2-Sat, Rhythmus EKG	pro Position je ja/nein
o 12-Ableitungs-EKG	durchgeführt	ja/nein/vorbestanden
	Nach Patientenerstkontakt innerhalb 10 Min durchgeführt	Anteil in % ≤10 min
	Übermittlung an Experten	ja/nein/vorbestanden
o Antithrombotische Therapie	Gemäss Algorithmus	in % und durchschnittliche VRS-Reduktion in Zahl
o O_2-Gabe	bei SpO_2 < 94% oder Atemnot	ja/nein/vorbestanden
o Wahl der Zielklinik	mit 24 h PCI	ja/nein
o Ort Patientenübergabe	in der Klinik	Erfüllungsgrad in % Notfall, Herzkatheterlabor, IPS, andere
Ergebnisqualität		
o Präklinische Diagnose	Gegenüberstellung präklinische Verdachtsdiagnose versus klinische Diagnose	Übereinstimmung STEMI / NSTEMI ACS / andere
o PCI bei Reperfusionstherapie	Zeitintervall «door to balloon» (Ankunft Klinik und PCI)	In Minuten
	Zeitintervall Alarmierung SNZ 144 bis PCI	In Minuten
o Schmerztherapie	Reduktion initialer VRS gegenüber Zeitpunkt Patientenübergabe	In % und Angabe durchschnittlicher VRS-Wert

Abb. 18.4 Qualitätskriterien ACS

aller Fälle sicherzustellen, wurden alle Einsatzprotokolle durch den Tageskader der *rettung chur* überprüft. Die Datenübertragung in das elektronische Erfassungs- und Auswertungstool erfolgte durch den Betriebsleiter. Die Patientendaten wurden dazu anonymisiert.

Stufe 3: Mache den ersten Ist-Soll-Vergleich

Für den 1. Ist-Soll-Vergleich wurde die Zeitperiode vom 1. Januar bis 30. April 2015 definiert. Dabei wurden 50 Einsätze mit präklinischer Verdachtsdiagnose ACS erfasst und analysiert. Dank dem zuvor erstellten Auswertungstool konnten die Resultate unmittelbar abgerufen und ausgewertet werden. Die erreichte Sensibilisierung der Mitarbeiter durch das QM-Projekt hatte den positiven Effekt, dass bereits in der ersten Messperiode gute Werte erzielt werden konnten. Dabei war es unabdingbar wichtig, die gewonnenen Resultate laufend mit allen Mitarbeitern zu besprechen.

Stufe 4: Triff Korrekturmaßnahmen

Diese Phase dauerte vom 1. Mai bis 31. August 2015. Anlässlich der Weiterbildungstage wurden die Ergebnisse mit dem Rettungsteam und den Mitarbeitern der Kardiologie besprochen. Zwei Fragen standen dabei im Mittelpunkt:
- „Weshalb sind die Resultate so, wie sie sind?"
- „Was wollen wir gemeinsam verbessern?"

Abweichungen zum Qualitätsstandard sowie neue Qualitätsziele wurden in einem Zwischenbericht zusammengefasst und den Mitarbeitern übermittelt.

Stufe 5: Mache den zweiten Ist-Soll-Vergleich

Für den 2. Ist-Soll-Vergleich wurde die Zeitperiode vom 1. September 2015 bis 31. Dezember 2015 festgelegt. Dabei wurden 35 Einsätze mit dem Datenpool der ersten Messperiode (50) verglichen und der Erfüllungsgrad der gesteckten Qualitätsziele aus dem Zwischenbericht beurteilt.

Stufe 6: Analysiere das Gesamtresultat

Insgesamt wurden 113 Primäreinsätze mit präklinischem Verdacht auf akutes Koronarsyndrom erfasst. In einem schriftlichen Qualitätsbericht wurden die Resultate entsprechend den Zielvorgaben ausgewertet und analysiert.

> **Praxistipp**
>
> Die Methode des 6-stufigen Qualitätsregelkreises hat sich im Rettungsalltag bewährt. Sie ist für die Erarbeitung von weiteren für den Rettungsdienst relevanten Diagnosen zu empfehlen. Damit der Qualitätsregelkreis innerhalb eines Jahres erfolgreich umgesetzt und damit geschlossen werden kann, muss für die Vor- und Nachbearbeitung genügend Zeit einberechnet werden.

18.2.3 Teilergebnisse des QM-Projekts ACS

Als praktisches Beispiel für die Vorgehensweise beim 6-stufigen Qualitätsregelkreis (Stufe 3–5) wird hier exemplarisch die Übermittlung des 12er EKGs herausgegriffen (◘ Abb. 18.5, Abschnitt Prozessqualität Versorgung). In der *rettung chur* ist dazu folgender Qualitätsstandard vorgegeben:

„Die Übermittlung des 12-Kanal-EKGs an die Kardiologie des Kantonsspitals Graubünden muss, falls nicht bereits durch den Dienstarzt durchgeführt, vom Rettungsdienstmitarbeiter durchgeführt und im Einsatzprotokoll neben der Maßnahme 12-Kanal-EKG eingetragen werden. Dieser Standard trägt dazu bei, die Zeit zwischen der Klinikaufnahme und dem Beginn der Reperfusionstherapie zu verkürzen."

Nach dem 1. Ist-Soll-Vergleich wurde eine kritische Abweichung festgestellt: Der Erfüllungsgrad der elektronischen Übermittlung des 12-Kanal-EKGs lag bei 46%. Die Besprechung im Rettungsteam ergab, dass die EKG-Übermittlung zwar oft vorgenommen, aber im

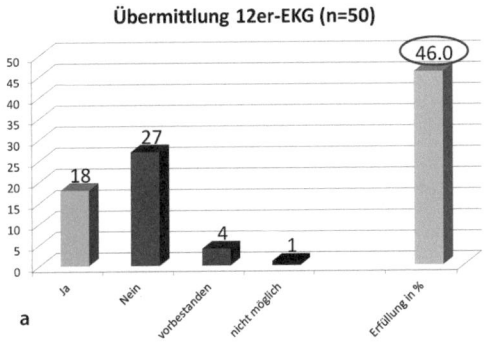 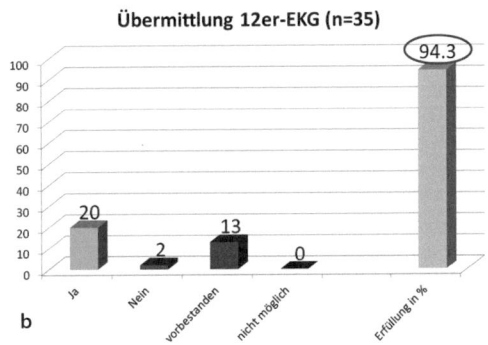

Abb. 18.5a, b 1. und 2. Ist-Soll-Vergleich Übermittlung 12-Kanal-EKG

Einsatzprotokoll nicht dokumentiert wurde, da kein dafür vorgesehenes Eingabefeld vorhanden war. Dieses Eingabefeld wurde in der Folge beim Einsatzprotokoll ergänzt.

Alle anderen Qualitätskriterien können analog zu der beschriebenen Vorgehensweise analysiert und aufgearbeitet werden.

Ziel: Sensibilisierung des Rettungspersonals auf das Krankheitsbild ACS

Um einen ST-Hebungsinfarkt von einem NSTEMI-ACS unterscheiden zu können, setzten sich die Mitarbeiter im Laufe der Qualitätsstudie vermehrt mit der Analyse des 12-Kanal-EKGs auseinander. Ebenso machten sich die Mitarbeiter mit der Übertragungstechnik des 12-Kanal-EKGs an die Klinik und der antithrombotischen Therapie vor Ort vertraut. Alle 113 Patienten wurden in das Kantonsspital Graubünden eingeliefert, welches als Zentrumsspital über ein Herzkatheterlabor 24 Stunden/7 Tage verfügt. Bei den Fällen von STEMI-ACS resultierte zwischen der präklinischen Verdachtsdiagnose und der klinischen Diagnose eine Übereinstimmung von 75%. Hier besteht noch Verbesserungspotenzial.

Ziel: Optimierung innerklinischer Abläufe: Verbesserung der Reperfusionstherapie

Bei einem ST-Hebungsinfarkt ist es für den Patienten von großer Wichtigkeit, dass so früh wie möglich eine Reperfusionstherapie stattfindet. Alle Beteiligten an der Rettungskette sind deshalb gefordert. Die Ergebnisse aus der Analyse des Gesamtresultats zum QM-Projekt ACS wurden im Rettungsteam und mit den Verantwortlichen des Sanitätsnotrufs 144, der Kardiologie und der Zentralen Notfallstation besprochen. Ebenso wurden die validierten Zeitintervalle an die Kardiologie für die eigene Qualitätssicherung und Qualitätsförderung weitergegeben.

> Die Indikatordiagnose ACS sollte zukünftig einer kontinuierlichen Messung zugeführt werden. Analog dem Schweizer Reanimationsregister sollten für alle wichtigen, zeitkritischen Krankheitsbilder der präklinischen Notfallmedizin (Tracerdiagnosen) nationale Erhebungs- und Auswertungstools implementiert werden. Erst diese Vorgabe ermöglicht ein wertvolles Benchmark aller Beteiligten der Rettungskette.

Fazit

Mit dem QM-Projekt ACS ist es gelungen, die Mitarbeiter der *rettung chur* auf das Krankheitsbild Akutes Koronarsyndrom zu sensibilisieren. Dort, wo die Vorgaben beim 1. Ist-Soll-Vergleich nicht erreicht wurden (Erfüllungsgrad <90%), konnte im 2. Ist-Soll-Vergleich eine messbare Steigerung der Qualität auf einen Erfüllungsgrad von >90% erreicht und damit der Qualitätsregelkreis erfolgreich geschlossen werden.

Literatur

Anselmi L, Baartmans P, Bildstein G, Hugentobler B, Keller H, Ummenhofer W (2010) Interverband für Rettungswesen: Richtlinien zur Anerkennung von Rettungsdiensten, pp 1–23

Bundesamt für Statistik BFS Neuchâtel (2014) Sterblichkeit und deren Hauptursachen in der Schweiz, pp 1–4

Deming WE (1982) Out of the Crisis; Massachusetts Institute of Technology, Cambridge. 88

Jenni N, Hohl F (2016) Schweizerische Ärztezeitung (25). Swiss Quality Award: 922–924

Junge H, Lenz R, Meier K et al. (2016) Interessengemeinschaft der Nordostschweizerischen Rettungsdienste IG NORD: Algorithmen Rettungsdienst. 1–35

Runggaldier K, Flake F (2013) Zertifzierte QM-Systeme: ISO, EFQM, KTQ, Audits und Kundenbefragungen. In: Neumayr A, Schinnerl A, Baubin M (Hrsg) Qualitätsmanagement in der prähospitalen Notfallmedizin. Springer, Wien, pp 55–63

Zeymer U, Kastrati A, Rassaf T et al. (2013) Kommentar zu den Leitlinien der Europäischen Gesellschaft für Kardiologie (ESC). zur Therapie des akuten Herzinfarkts bei Patienten mit ST-Streckenhebung (STEMI). Kardiologe 7: 410–422

Weiss S (2015) Gesundheitsamt Graubünden: Kenndaten Rettungsdienste Graubünden

Sichere Analgesie durch Rettungsdienstpersonal

Beat Hugentobler-Campell und Helge Junge

19.1 Ausgangslage – 210

19.2 Analgesie in der präklinischen Notfallmedizin – 210

19.3 Schmerzerfassung und -dokumentation – 211

19.4 Dosierung, Nebenwirkungen und Vorsichtsmaßnahmen – 211

19.5 Qualitätssicherung – 212

19.6 Kriterien der Qualitätsüberprüfung – 213

19.7 Patientenbefragung – 214

Literatur – 215

© Springer-Verlag GmbH Deutschland, ein Teil von Springer Nature 2018
A. Neumayr, M. Baubin, A. Schinnerl (Hrsg.), *Zukunftswerkstatt Rettungsdienst*,
https://doi.org/10.1007/978-3-662-56634-3_19

Patienten wünschen sich zu Recht eine frühzeitige und gute Schmerztherapie. Dies macht einen wesentlichen Anteil der Patientenzufriedenheit und der Versorgungsqualität im Rettungsdienst aus. Die systematische Schmerzerfassung und Schmerztherapie zählt in der Schweiz zu den Grundkompetenzen des Dipl. Rettungssanitäters höhere Fachschule (HF). Am Beispiel der Vorgehensweise der *rettung chur*, Kantonsspital Graubünden, wird aufgezeigt, wie der Qualitätsstandard „Analgesie" sicher und adäquat auch durch nichtärztliches Fachpersonal umgesetzt wird. Grundlage bildet ein Schmerzkonzept, welches im Sinne des Plan-Do-Check-Act-Kreislaufs überprüft und gelebt wird. Die Umsetzung und die Qualitätskriterien werden in diesem Kapitel aufgezeigt.

19.1 Ausgangslage

Die *rettung chur* ist der bodengebundene Rettungsdienst des Kantonsspitals Graubünden. Er ist für die präklinische Versorgung der Spitalregion Churer Rheintal mit einer Bevölkerung von 89.779 Einwohnern zuständig (Weiss 2016). Im Jahr 2016 wurden 4.252 Primär- und Sekundäreinsätze geleistet. Der Anteil der Primäreinsätze (Erstversorgung eines Patienten am Einsatzort) hat 2.721 betragen. Davon waren 301 Einsätze (11%) durch den Notarzt begleitet. Der Anteil der traumatologischen Notfälle liegt mit 41% höher als im Schweizerischen Durchschnitt, der mit 33% angegeben wird (Frey u. Lobsiger 2017). Der Grund dafür liegt in einer hohen Winter- und Sommersportaktivität im Tourismusbereich. Der hohe Anteil an Unfallverletzungen zeigt gleichzeitig auch die Relevanz einer frühzeitigen, präklinischen Schmerztherapie.

Kompetenzen des Dipl. Rettungssanitäters mit höherer Fachschule (HF) für die Medikamentenverabreichung werden durch den ärztlichen Leiter ad personam delegiert (Anselmi et al. 2010). Eine Überprüfung des Wissenstandes findet alle 2 Jahre durch eine ärztliche Überprüfung statt. In den Jahren 2001–2009 stand dem Dipl. Rettungssanitäter HF als Standardanalgetikum Morphin zur Verfügung.

Interne Qualitätsüberprüfungen bei der Schmerztherapie haben aber Mängel aufgezeigt. So setzte die Analgesie bei traumatologischen Notfällen unter Morphin oft erst spät ein oder wurde von den Patienten als unzureichend wahrgenommen. Aus diesem Grund hat die Ärztliche Leitung beschlossen, bei traumatologischen Notfällen das Opioid Fentanyl freizugeben, welches auch spitalintern als Standardanalgetikum in der Anästhesie und auf der Notfallstation verwendet wird (Kanowitz et al. 2006). Um gleichzeitig die Patientensicherheit zu gewährleisten und gefährliche Nebenwirkungen wie beispielsweise schwere Atemdepression zu verhindern, wurden flankierende Massnahmen definiert und umgesetzt. Diese sind als Qualitätskriterien in einem Schmerzkonzept festgehalten.

19.2 Analgesie in der präklinischen Notfallmedizin

Fokusgruppen von Betroffenen zeigen, dass eine gute Schmerztherapie einen wichtigen Anteil der Patientenzufriedenheit im Rettungsdienst ausmacht (Baubin et al. 2011, Regener 2013).

Der Schmerz ist eines der am häufigsten festzustellenden Symptome im Rettungsdienst. Er ist oft auch der initiale Auslöser, der zu einem Rettungseinsatz führt. Als Warnsymptom des Körpers ist der Schmerz für die Diagnosestellung von großer Bedeutung. Hingegen kann der Schmerz durch das Auslösen einer sympathoadrenergen Stoffwechsellage den Gesamtzustand des Patienten verschlechtern. Der Schmerz erhöht die Angst und den Sauerstoffverbrauch des Patienten und führt damit zu einer Aggrivierung der Notfallsituation.

Nach dem Stellen der Verdachtsdiagnose kommt daher der Schmerztherapie eine entscheidende Bedeutung zu. Der Patient wünscht sich zu Recht, dass ihm dieses Leid so früh wie möglich genommen wird (Maier 2013, Hofmann-Kiefer et al. 1998, Hoffmann u. Deanovic 2011).

Die Anwendung von Opioiden durch nicht ärztliches Personal wird im deutschsprachigen

Raum seit Jahren kontrovers diskutiert. Die liberalste Handhabung dazu findet sich in der Schweiz. Hier delegieren die ärztlichen Leiter über die Kompetenzregelung die Anwendung von Opioiden an den Dipl. Rettungssanitäter HF. Der Ärztliche Leiter trägt die Verantwortung der Anwendung durch nicht ärztliches Personal im Rahmen der von ihm delegierten Aufgaben (Lott et al. 2012).

19.3 Schmerzerfassung und -dokumentation

Der Schmerz wird definiert als komplexe Sinneswahrnehmung mit unterschiedlichen Qualitäten, die mit einer Störung des Wohlbefindens einhergehen. Es handelt sich also primär um einen subjektiven Eindruck des Patienten, den es ernst zu nehmen gilt, der aber nicht mit dem ebenfalls subjektiven Eindruck des Rettungsdienstpersonals übereinstimmen muss (Maier 2013, Stork u. Hofmann-Kiefer 2008).

Bei der *rettung chur* ist es Standard, alle Patientinnen und Patienten mit potenziellen Schmerzen gezielt danach zu fragen und zu dokumentieren. Für die präklinische Schmerzerfassung wird aus praktikablen Gründen anstelle der visuellen Analogskala die Verbal Rating Skala (VRS) verwendet. Wir fordern dabei den Patienten auf, seinen Schmerzzustand in einer Skala von 0 = kein Schmerz bis 10 = unerträglichste Schmerzen anzugeben. Dabei ergibt sich folgende Einteilung, die im Einsatzprotokoll an der dafür definierten Stelle eingetragen wird (◘ Tab. 19.1).

Mit dieser einfachen Methode kann bei einem Großteil der Patienten die Schmerzintensität auf zuverlässige Weise erfasst werden.

Für Kinder ab 4 Jahren findet die Smiley-Analog-Skala (SAS) Anwendung (Stork u. Hofmann-Kiefer 2008). Falls die Schmerzintensität nicht erfragt werden kann, beispielsweise bei Patienten mit schwerer Demenz oder bei sprachlichen Schwierigkeiten, wird an der dafür vorgesehenen Stelle VRS des Einsatzprotokolls folgendes Zeichen eingefügt: ⊗.

◘ Tab. 19.1 Verbal Rating Skala (VRS)

Schmerzstärke	Wert
Keine Schmerzen	0
Gut erträgliche – etwas – geringe Schmerzen	2
Mittelstarke Schmerzen	4
Starke Schmerzen	6
Sehr starke Schmerzen	8
Unerträglichste – stärkste – noch nie erlebte Schmerzen	10

Bei Patienten mit kognitiven Defiziten ist ein Miteinbezug der Angehörigen oder betreuenden Personen besonders wertvoll. Ergibt die erhobene Anamnese zusammen mit der Körpersprache, der Mimik und Lautäußerungen des Patienten Anhaltspunkte für einen akuten Schmerz, erhalten selbstverständlich auch diese Patienten eine angepasste Analgesie.

> Bei einem VRS größer als 4 gilt die Schmerztherapie als obligat (Classen u. Kretz 2009).

Falls ein Patient trotzdem keine Analgesie erhalten will, wird dies im Einsatzprotokoll vermerkt. Bei offensichtlich sehr starken Schmerzen ist es bei der *rettung chur* Standard, zuerst die Schmerztherapie einzuleiten und erst nach der Linderung den Schmerz retrospektiv – vor dem Zeitpunkt der Analgetikagabe – zu erfragen und zu dokumentieren. Bei einer durchgeführten Schmerztherapie muss der VRS mindestens zweimal dokumentiert werden: vor Analgetikagabe sowie nach dem Wirkungseintritt.

19.4 Dosierung, Nebenwirkungen und Vorsichtsmaßnahmen

Ziel einer guten Schmerztherapie muss es sein, den Patienten ohne gesundheitliche Gefährdung und möglichst frei von unangenehmen

Nebenwirkungen schmerzfrei zu bekommen. Für den Dipl. Rettungssanitäter HF ist Fentanyl in einer Standarddosierung von 1 μg/kg KG intravenös freigegeben. Eine Repetition von 0,5 μg/kg KG darf nach frühestens fünf Minuten erfolgen. Den Notärzten steht eine höhere Dosierung frei.

Als gefährlichste Nebenwirkung der Opiatgruppe kann die Atemdepression bezeichnet werden (Stork u. Hofmann-Kiefer 2008). Besondere Vorsicht wird bei Patienten im hohen Alter und reduziertem Allgemeinzustand gefordert. So sind sich die Rettungsdienstmitarbeiter sehr bewusst, dass es grundsätzlich bei allen Notfallpatienten durch eine gestörte Pharmakodynamik und -kinetik zu ernsthaften Nebenwirkungen kommen kann. Dies gilt besonders für Patienten im Schockzustand.

Auch bei obstruktiven Ventilationsstörungen, bei einer S_aO_2 <90% und einem systolischen Blutdruck <100 mm Hg muss das Nutzen-Risiko-Verhältnis gut abgewogen werden. Im Zweifelsfalle muss der Dipl. Rettungssanitäter HF den diensthabenden Notarzt beiziehen. Eine eingeleitete oder bereits vorhandene Sedation kann die Analgesie und ihre Nebenwirkungen zusätzlich potenzieren. Bei einer Glasgow Coma Scale (GCS) ≤11 ist eine Schmerztherapie ohne Notarzt kontraindiziert.

Aus den erwähnten Gründen sind für die intravenöse Schmerztherapie folgende Maßnahmen obligat:
- Periphervenöse Verweilkanüle mit kristalloider Infusion.
- Sauerstoffverabreichung bei Gabe von Opioiden/Ketamin (beim akuten Koronarsyndrom [ACS] S_pO_2-Sat abhängig).
- Kontinuierliches Monitoring mit Pulsoxymetrie, Blutdruck, Puls.
- Bei abdominal/thorakalen Schmerzen und bei allen Patienten ab NACA 4 (National Advisory Committee for Aeronautics Score) zusätzlich Standard-EKG, ggf. 12-Kanal-EKG.
- Monitorüberwachung und Sauerstoffgabe müssen bis zur Patientenübergabe fortgesetzt werden.
- Überprüfung der Vigilanz (GCS).
- Lückenlose Dokumentation auf dem Einsatzprotokoll.

Die Verabreichung eines Antiemetikums als 5-HT_3-Antagonist erfolgt nicht routinemäßig (Luxen et al. 2015). Unsere mehrjährige Erfahrung zeigt zudem, dass der Opiatantagonist Naloxon, der zusammen mit der erweiterten Notfallausrüstung jederzeit bereitsteht, unter Einhaltung der korrekten Dosierung und der Qualitätskriterien nie eingesetzt werden musste.

Eine schonende Lagerung mit den entsprechenden Hilfsmitteln sowie ein professioneller Umgang mit dem Patienten, verbal und nonverbal, sind unerlässliche und unterstützende Maßnahmen bei der Schmerztherapie. Bei Frakturen gilt es zu bedenken, dass die Reposition die beste „Analgesietherapie" darstellt. Bei kleineren Traumata kann auch die Anwendung eines Einwegkältebeutels von Nutzen sein.

19.5 Qualitätssicherung

Damit das Schmerzkonzept der *rettung chur* im Alltag auch eingehalten und umgesetzt wird, werden folgende qualitätssichernde und qualitätsfördernde Maßnahmen getroffen:
- Bei der Einführung neuer Mitarbeitenden wird das Schmerzkonzept persönlich durch den Qualitätsverantwortlichen Rettungsdienst (RD) vorgestellt.
- Beim monatlichen ärztlichen Review der Einsatzprotokolle erfolgt bei Nichteinhaltung der Qualitätskriterien eine direkte Rückmeldung an die Mitarbeitenden.
- Alle 2 Jahre wird die Kompetenz der Mitarbeitenden für die Medikamentenverabreichung im Rahmen der ärztlichen Kontrolle überprüft und erneuert.
- Alle 2 Jahre wird das schriftliche Schmerzkonzept überprüft und, wo nötig, angepasst.
- Alle 4 Jahre erfolgt eine systematische Qualitätsüberprüfung gemäß den Kriterien (▶ Abschn. 19.6). Dabei wird ein Erfüllungsgrad von mindestens 90%

angestrebt. Die Überprüfung erfolgt ohne Vorankündigung. Die Ergebnisse werden im Rettungsteam besprochen. Bei einer Unterschreitung des Zielwerts erfolgt eine Nachmessung.
- Alle 4–5 Jahre erfolgt eine Patientenzufriedenheitsmessung mit einem validierten Instrument, welches auch den Bereich der Schmerzbehandlung überprüft. Die Ergebnisse werden mit den Benchmarkdaten anderer Rettungsdienste beurteilt.

19.6 Kriterien der Qualitätsüberprüfung

Die Überprüfung erfolgt jeweils über den Zeitraum eines Monats. Dabei werden alle Rettungsprotokolle der Primäreinsätze mit Hinweis auf potenzielle Schmerzen (gemäß Anamnese und Verdachtsdiagnose) separiert und nach folgenden Kriterien ausgewertet:
- Wurde der Schmerz (nach VRS – Verbal Rating Skala) an der dafür vorgesehenen Stelle im Einsatzprotokoll eingetragen?
- Falls der Schmerz nicht erfassbar ist, wurde das Zeichen ⊗ an der dafür vorgesehenen Stelle im Einsatzprotokoll eingetragen?
- Wurde bei einem VRS >4 eine Schmerztherapie eingeleitet?
- Falls bei einem VRS >4 keine Schmerztherapie eingeleitet wurde, ist eine Erklärung dazu im Einsatzprotokoll ersichtlich?
- Wurde bei einer Schmerztherapie mindestens zweimal der VRS an der dafür vorgesehenen Stelle im Einsatzprotokoll eingetragen?
- Wurde bei der Schmerztherapie Sauerstoff (bei Opioid/Ketamin obligat) eingesetzt? Bei ACS und einer S_pO_2-Sat >94% = erfüllt.
- Erfolgte bei der Schmerztherapie eine weitere Überwachung von Blutdruck, Puls, O_2-Sättigung mit Eintrag im Einsatzprotokoll?
- Wurde bei der Schmerztherapie von Patienten ab NACA 4 oder bei abdominalem/thorakalem Schmerz eine EKG-Überwachung vorgenommen?
- War die Schmerztherapie erfolgreich? Kriterium *rettung chur* = VRS ≤3 oder Reduktion des Ausgangswerts um 50% (z. B. Reduktion VRS 10 auf VRS 5).

Die Resultate der internen Qualitätsüberprüfung werden durch die Verantwortlichen visualisiert und anschließend im Rettungsteam gemeinsam besprochen. Dies hat den wertvollen Effekt, die Mitarbeitenden periodisch auf das Schwerpunktthema „Sichere Analgesie" zu sensibilisieren. Wird bei einem Qualitätskriterium der Erfüllungsgrad von 90% nicht erreicht, werden mögliche Gründe analysiert. Bei einer Unterschreitung des Zielwerts werden entsprechende Maßnahmen eingeleitet, und es erfolgt eine Nachmessung (◘ Abb. 19.1).

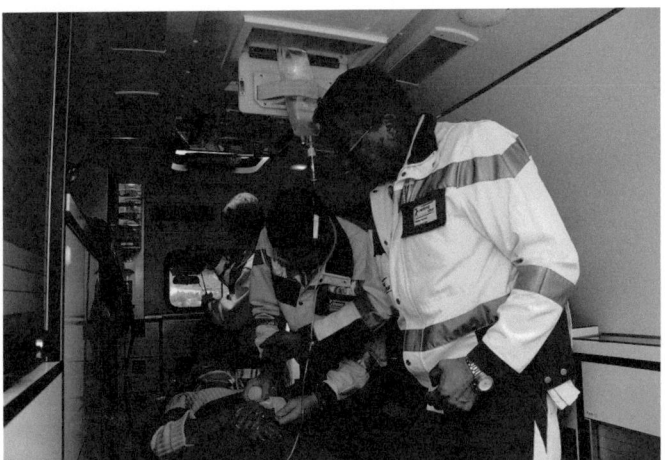

◘ Abb. 19.1 Patientenversorgung im Rettungstransportwagen

19.7 Patientenbefragung

Ziel der Patientenbefragung ist es, eine repräsentative Beurteilung der Stärken und Verbesserungspotenziale des eigenen Rettungsdienstes aus Sicht der Patienten zu erhalten. Damit ein aussagekräftiges Benchmarking ermöglicht wird, sollte die Befragung extern und mit einem validierten Instrument erfolgen. Dabei sollten alle für die Patienten wichtigen Bereiche ausgeleuchtet werden. Im Jahr 2015 hat die *rettung chur* 250 Patienten nach Primäreinsatz befragen lassen. Ausschlusskriterien waren

- ein GCS unter 14,
- NACA-Index 6 und 7,
- Patienten unter 15 Jahren sowie
- Patienten nach Intoxikationen.

Sieben Tage nach dem Rettungseinsatz wurde den Patientinnen und Patienten der Befragungsbogen zugesendet. Mittels eines beigelegten Rückantwortkuverts wurden die Antworten direkt an ein externes Unternehmen zugestellt. Die Rücklaufquote hat mit 152 Antworten 60,8% betragen. Das von der *rettung chur* verwendete Befragungsinstrument beinhaltet 14 Fragen zu den 5 Hauptbereichen:

- Information,
- Umgang/Menschlichkeit,
- Fachwissen,
- Arbeitsweise und
- Schmerzbehandlung (Abb. 19.2).

Die Potenzialanalyse ergibt eine sehr gute Übersicht der Patientenantworten zum Unzufriedenheitsindex im Vergleich mit 20 weiteren Rettungsdiensten. Die Nulllinie entspricht dem Mittelwert aller Rettungsdienste. Säulen nach oben zeigen auf, dass die Patienten unzufriedener sind als die Antwortenden der Vergleichsinstitutionen. Säulen nach unten zeigen hingegen auf, dass die Patienten zufriedener sind als im Durchschnitt der teilgenommenen Rettungsdienste.

Zum Thema Schmerzbehandlung haben sich die Patienten der *rettung chur* sehr positiv geäußert, was sich in einem tiefen Unzufriedenheitsindex widerspiegelt. Zum Thema Schmerzbehandlung wurden die Patienten befragt:

- Wie ernst wurden ihre Schmerzen genommen?
- Wie schnell erfolgte die Schmerzbehandlung?
- Wie erfolgreich war die Schmerzlinderung?

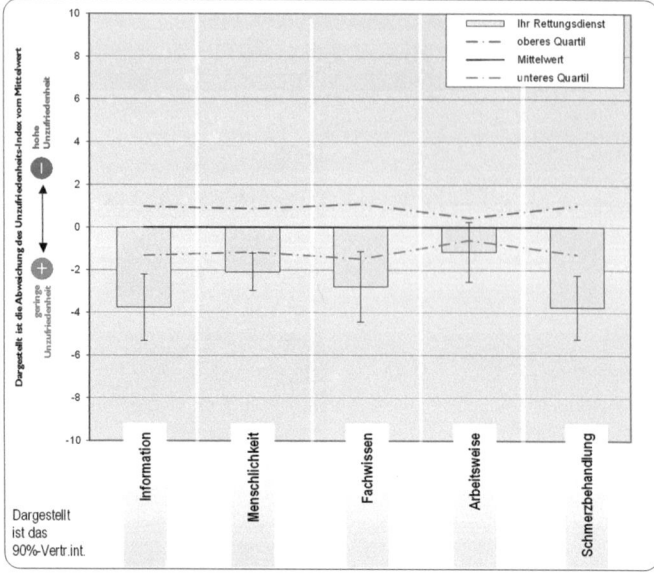

Abb. 19.2 Potenzialanalyse

Dieses Resultat zeigt uns auf, dass wir uns im Bereich der Schmerzbehandlung auf dem richtigen Weg befinden und dass das bisherige Schmerzkonzept weiter gepflegt und umgesetzt werden soll.

Fazit

Im Zeitraum 2010–2016 wurden bei der *rettung chur* über 5.600 Analgesien durch Dipl. Rettungssanitäter HF ohne Anwesenheit des Notarztes durchgeführt. Relevante Zwischenfälle sind dank den flankierenden Sicherheitsmaßnahmen sowie der Einbettung in ein angemessenes Qualitätssicherungskonzept nicht aufgetreten. Die Patienten der *rettung chur* zeigen sich im Vergleich zu 20 weiteren Rettungsdiensten mit der Schmerztherapie überdurchschnittlich zufrieden. Wir können damit aufzeigen, dass die Opioidtherapie in den Händen des nichtärztlichen Rettungsdienstpersonals als sicher und wirkungsvoll angesehen werden kann. Ein flankierendes Qualitätssicherungskonzept erachten wir als obligat (Lott et al. 2012).

Literatur

Anselmi L, Baartmans P, Bildstein G, Hugentobler B, Keller H, Ummenhofer W (2010) Interverband für Rettungswesen: Richtlinien zur Anerkennung von Rettungsdiensten, pp 1–23
Baubin M, Neumayr A, Schinnerl A (2011) Patientenzufriedenheit in der präklinischen Notfallmedizin. Springer, Berlin Heidelberg New York
Classen I, Kretz FJ (2009) Analgesie beim Kind. Notfall Rettungsmed 12: 303–312
Maier BC (2013) Analgesie, Sedierung, Narkose. In: Dirks B (Hrsg) Die Notfallmedizin, 2. Aufl. Springer, Berlin Heidelberg New York, pp 115–123
Frey M, Lobsiger M (2017) Rettungsdienste in der Schweiz. Schweizerisches Gesundheitsobservatorium (Obsan) Bull 1: 1–8
Kanowitz A, Dunn TM, Kanowitz EM, Dunn WW, Van Buskirk K (2006) Safety and effectiveness of fentanyl administration for prehospital pain management. Prehosp Emerg Care 10: 1–7
Hoffmann F, Deanovic D (2011) Präklinische Schmerztherapie bei Kindern und Jugendlichen. Notfall Rettungsmed 14: 549–553
Hofmann-Kiefer K, Praeger K, Fiedermutz M, Buchfelder A, Schwender D, Peter K (1998) Qualität schmerztherapeutischer Massnahmen bei der präklinischen Versorgung akut kranker Patienten. Anaesthesist 47 (2): 93–101
Lott C, Braun J, Göbig WD, Dirks B (2012) Medikamentenabgabe durch nichtärztliches Rettungsfachpersonal. Notfall Rettungsmed 15 (1): 35–41
Luxen J, Trentzsch H, Urban B, Prückner St (2015) Antiemetische Therapie in der präklinischen Notfallmedizin. Aktuelle Studienlage. Anästhesiol Intensivmed Notfallmed Schmerzther 50: 238–243
Regener H (2013) Analgesie in einem Schweizer Rettungsdienst. Rettungsdienst 36: 329
Stork B, Hofmann-Kiefer K (2008) Analgesie in der Notfallmedizin: Notfall Rettungsmed 11: 427–438
Weiss S (2016) Gesundheitsamt Graubünden: Kenndaten Rettungsdienste Graubünden

Intubationsassistenz mit Geräteunterlage IN-GE

Armin Laiminger

20.1 Atemwegsmanagement in der Notfallmedizin – 218

20.2 Häufigkeit der endotrachealen Intubation (ETI) im Rettungsdienst Tirol – 219

20.3 Probleme und Risiken bei der Assistenz zur endotrachealen Intubation – 219

20.4 Intubations-Geräteunterlage IN-GE – 220
20.4.1 Produktentwicklung – 220
20.4.2 Projektzeitplan – 221
20.4.3 Rollout – 221

20.5 Evaluation zur Anwendung der Intubations-Geräteunterlage – 222
20.5.1 Versuchsanordnung und Ablauf – 222
20.5.2 Untersuchungsergebnisse – 222
20.5.3 Auswertung Fragebögen – 223
20.5.4 Schlussfolgerungen aus der Evaluation – 223

20.6 Diskussion – 224

20.7 Preis für Qualität im Rettungsdienst für Deutschland, Österreich und Schweiz – 225

Literatur – 225

© Springer-Verlag GmbH Deutschland, ein Teil von Springer Nature 2018
A. Neumayr, M. Baubin, A. Schinnerl (Hrsg.), *Zukunftswerkstatt Rettungsdienst*,
https://doi.org/10.1007/978-3-662-56634-3_20

Im Rettungsdienst Tirol (Österreich) wurde ein Critical Incident Reporting System (CIRS-Tirol) im Rahmen einer Risikomanagement-Strategie eingeführt. In einem CIRS-Bericht wird über mangelnde Vorbereitung einer Arztassistenz zur endotrachealen Intubation während eines Notfalleinsatzes berichtet. Fehlende oder falsch vorbereitete Geräte können im Rahmen der Atemwegssicherung zu Komplikationen und kritischen Zwischenfällen beim Notfallpatienten führen. Als qualitätsverbessernde Maßnahme wurde eine Geräteunterlage zur Intubationsassistenz entwickelt. Diese dient als Hilfestellung bei der Gerätevorbereitung und liefert Hinweise zur Assistenz der endotrachealen Intubation von Notfallpatientinnen und -patienten.

Die Effizienz der Geräteunterlage konnte anhand einer Evaluation belegt werden. Sämtliche Rettungsdienstfahrzeuge in Tirol wurden mit diesem Hilfsmittel ausgestattet (◘ Abb. 20.1).

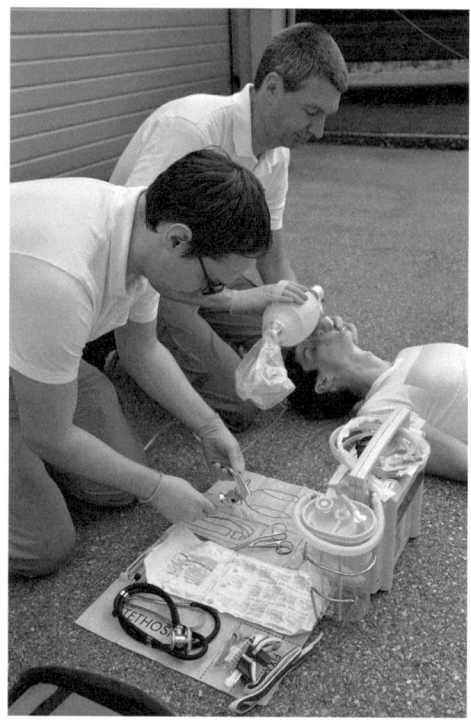

◘ **Abb. 20.1** Rettungsdienstmitarbeiter bei der Verwendung der Geräteunterlage. (© Armin Laiminger, Österreichisches Rotes Kreuz, Rotkreuz-Akademie Tirol, mit freundlicher Genehmigung)

20.1 Atemwegsmanagement in der Notfallmedizin

Zur Atemwegssicherung und Beatmung eines Notfallpatienten stehen in den Rettungsdienstsystemen mittlerweile etliche Devices zur Verfügung. In letzter Zeit haben supraglottische Atemwegshilfen (SGA), vor allem beim wenig geübten Anwender, an Stellenwert gewonnen. Der chirurgische Atemweg (Notfallkoniotomie bzw. Krikothyreotomie) stellt meist die letzte Wahl zur Atemwegssicherung in Notsituationen (Cannot-ventilate-cannot-intubate-Situation) dar. Nach wie vor gilt aber die Atemwegssicherung mittels Endotrachealtubus, die sogenannte endotracheale Intubation (ETI), als Goldstandard.

Allerdings erfordert die endotracheale Intubation vom Anwender ein hohes Maß an manuellen Fertigkeiten, Erfahrung und Routine. Die Maßnahme wird meist im Team durchgeführt, wobei ein Helfer die Gerätschaften vorbereitet, dem Durchführenden zureicht und ihn gegebenenfalls bei der Maßnahme unterstützt. Die Vorbereitung erfordert sorgfältiges Bereitstellen von bis zu 14 Geräten, welche zur Anwendung kommen oder kommen können. Diese sind in den gängigen Fachbüchern (Redelsteiner et al. 2011, Hansak et al. 2010, Flake u. Runggaldier 2012) hinlänglich beschrieben.

> Das Gelingen einer endotrachealen Atemwegssicherung ist Teamwork! Richtig und vollständig vorbereitete Geräte tragen ebenso wie das Beherrschen der Assistenzmaßnahmen wesentlich zum Erfolg bei.

20.2 Häufigkeit der endotrachealen Intubation (ETI) im Rettungsdienst Tirol

Das Bundesland Tirol hat eine Fläche von 12.640 km² und ca. 746.000 Einwohner. Zudem besuchen jährlich ca. 11,5 Mio. Touristen das drittgrößte Bundesland Österreichs. Es wird rettungsdienstlich vom Österreichischen Roten Kreuz Tirol, der Johanniter-Unfall-Hilfe, dem Malteser Hospitaldienst, dem Arbeiter-Samariter-Bund und dem Österreichischen Rettungsdienst bzw. von der Dachgesellschaft der Rotes Kreuz Tirol gemeinnützige Rettungsdienst GmbH betreut. Die bodengebundene notärztliche Versorgung wird von 13 Stützpunkten aus, mittels Notarzteinsatzfahrzeugen (NEF) durchgeführt. Diese sind jeweils mit einem Notarzt und einem Notfallsanitäter besetzt.

Im Zeitraum zwischen Juli 2016 und Juni 2017 wurden ca. 300 endotracheale Intubationen im Rahmen von Notfalleinsätzen in Tirol durchgeführt. Die Gegenüberstellung der Intubationen mit den Einsatzzahlen im Vergleichszeitraum ergibt eine rechnerische Wahrscheinlichkeit einer endotrachealen Intubation alle 58 Ausfahrten. Ein beruflicher Rettungsdienstmitarbeiter mit einem Anstellungsverhältnis in Vollzeit (40 Stunden/Woche) am Notarzteinsatzfahrzeug hat einen Stundenanteil von 1,5% am gesamten Vorhaltevolumen des bodengebundenen Notarztsystems in Tirol. Somit ergibt sich eine Wahrscheinlichkeit von 4,5 endotrachealen Intubationen oder Assistenzen pro Jahr.

Ein angehender österreichischer Notfallsanitäter hat ein Praktikum von mindestens 280 Stunden an Notarztsystemen zu absolvieren. Die Wahrscheinlichkeit, während dieses Praktikums eine endotracheale Intubation in Tirol zu assistieren, liegt bei 0,8.

20.3 Probleme und Risiken bei der Assistenz zur endotrachealen Intubation

Das Equipment muss möglicherweise unter schwierigsten Einsatzbedingungen aus unterschiedlichen Rucksäcken/Koffern und Innentaschen in richtiger Reihenfolge am richtigen Platz bereitgestellt werden. Jedem noch so erfahrenen Rettungsdienstmitarbeiter können, unter außergewöhnlichen Rahmenbedingungen wie Stress, Lärm und Angst, Fehler in der Vorbereitung unterlaufen. Gerade Einsatzpersonal mit geringer Einsatzroutine und Einsatzfrequenz läuft Gefahr, Fehler zu begehen und Instrumente zu vergessen.

Fehler bei der Atemwegssicherung haben möglicherweise schwerwiegende gesundheitliche Folgen für den Notfallpatienten (Hohenstein et al. 2011). Dies bestätigen Fallbeispiele aus Critical Incident Reporting Systemen (CIRS). So berichtet Hohenstein et al. in einer Auswertung einer großen europäischen Datenbank für kritische Zwischenfälle in der präklinischen Patientenversorgung (http://www.cirs-notfallmedizin.de) über den hohen Anteil an Zwischenfällen im Rahmen von Atemwegssicherungen (144 von 845 Fällen). 28 d er 144 berichteten Fälle beziehen sich auf defekte Gerätschaften. 31 Eintragungen beziehen sich auf fehlendes Equipment. „Fehlerhaftes allgemeines Handling unmittelbar vor oder nach der Intubation" war die Ursache in 27 kritischen Ereignisberichten. In 14 dieser 27 Fälle hätte die Verwendung einer Kapnometrie zur Entdeckung einer Fehlintubation führen können (Hohenstein et al. 2013).

Auch im Rettungsdienst Tirol wird ein CIR-System verwendet. Darin ist folgender Fallbericht zu finden:

Fallbeispiel
RTW- und NEF-Team werden zu einer eingetrübten Patientin alarmiert. Nach Eintreffen erfolgt die Anamneseerhebung, Untersuchung und Diagnosestellung mit Verdacht einer Gehirnblutung. Die Patientin trübt zunehmend ein und zeigt erste Anzeichen einer Krampfsymptomatik. Die Notärztin entschließt sich zur sofortigen Narkoseeinleitung und endotrachealen Intubation. Die Intubation gelingt zwar erfolgreich, jedoch war keine Absaugbereitschaft vorbereitet, die Magill-Zange nicht griffbereit und der CO_2-Sensoreinsatz (Kapnometrie) wurde erst auf Rückfrage der Notärztin einige Minuten nach der Intubation angebracht.

Solche Zwischenfälle müssen im Sinne der Minimierung gesundheitlicher Risiken vermieden werden! Für den Rettungsdienst Tirol bedeutete dies: Möglichkeiten mussten gesucht werden, um dem Rettungsdienstmitarbeiter die fehlerfreie und komplette Vorbereitung durch ein einfaches Hilfsmittel zu ermöglichen.

> Die Assistenz der endotrachealen Intubation ist für Rettungsdienstmitarbeiter eine eher seltene Maßnahme. Die Geräte müssen oft unter schwierigen Einsatzbedingungen und Zeitdruck vorbereitet werden. Schwerwiegende Komplikationen durch fehlendes oder falsch vorbereitetes Material sind wahrscheinlich!

20.4 Intubations-Geräteunterlage IN-GE

Die Intubations-Geräteunterlage IN-GE, mit aufgedruckten und markierten Gerätezonen, soll dem Assistenten die Vorbereitung der Geräte zur endotrachealen Intubation erleichtern (◘ Abb. 20.2). Komplikationen durch fehlendes Equipment können dadurch minimiert, bei richtiger Anwendung sogar ausgeschlossen werden. Aufgedruckte Zusatzinformationen bieten dem assistierenden Personal Hilfestellung bei der Assistenz.

20.4.1 Produktentwicklung

Eine Unterlage aus Papier mit skizzierten Gerätezonen wurde im Herbst 2016 erstellt und im Schulungsbetrieb getestet. Vor der Weiterentwicklung wurden die Anforderungen an die Geräteunterlage definiert:
- Einmalprodukt. Keine hygienische Aufbereitung notwendig.
- Wartungsfreiheit.
- Wasserundurchlässig. Abhalten von Flüssigkeiten (z. B. Blut) vom Untergrund.
- Gefaltet im Kleinformat DIN-A6 in einer Einmalverpackung.
- Leicht erkennbar (helle Farbe).
- Ohne Einschulung. Bestenfalls selbsterklärend.

Die unsterile Geräteunterlage wurde schlussendlich in dreilagigem Beschichtungsvlies zum Einmalgebrauch ausgeführt. Die hellblaue Unterlage beinhaltet nach der grafischen Umsetzung zehn Gerätezonen, im Abhandlungsverlauf von links nach rechts angeordnet. Neben den definierten Anforderungen wurde noch die Möglichkeit erkannt, unbedruckte Flächen für Zusatzinformationen zu nutzen. So findet sich ein abgebildeter Hinweis zur räumlichen Vorbereitung (Piktogramm Unterlage an der rechten Kopfseite des Patienten platzieren). Dies ermöglicht es dem Assistenten, die Geräte zu reichen, ohne das Blickfeld des Intubierenden zu behindern.

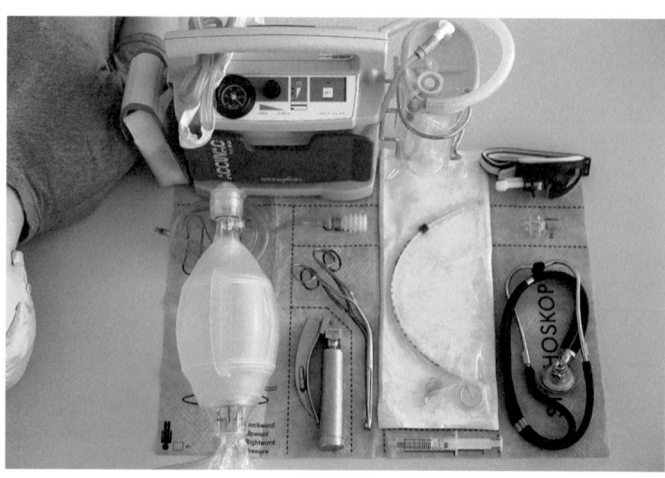

◘ Abb. 20.2 Intubations-Geräteunterlage IN-GE mit Geräten. (© Armin Laiminger, Österreichisches Rotes Kreuz, Rotkreuz-Akademie Tirol, mit freundlicher Genehmigung)

Abb. 20.3 Intubations-Geräteunterlage IN-GE. (© Armin Laiminger, Österreichisches Rotes Kreuz, Rotkreuz-Akademie Tirol, mit freundlicher Genehmigung)

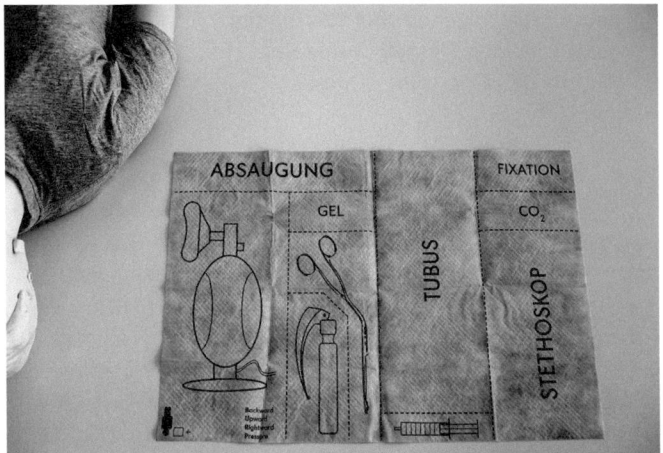

Ein weiterer aufgedruckter Hinweis zum BURP-Manöver (Backward-Upward-Right-Pressure) gibt ebenfalls Hilfestellung (Abb. 20.3).

20.4.2 Projektzeitplan

Erste Probedrucke im Format DIN-A2 mit verschiedenen Materialien wurden der „Steuerungsgruppe Risikomanagement" des Rettungsdienstes Tirol im November 2016 präsentiert. Daraus erging der Auftrag, das Produkt nach den definierten Anforderungen mit einer lokalen Druckerei weiterzuentwickeln und möglichst rasch (erste Jahreshälfte 2017) alle Rettungsdienstfahrzeuge (RTW und NEF) im Wirkungsbereich auszustatten. Ebenso sollte möglichst rasch eine Evaluation der Effizienz der Geräteunterlage im Rahmen einer Versuchsreihe durchgeführt werden. Das Österreichische Rote Kreuz Tirol ließ sich die Gerätunterlage zudem im Rahmen eines Gebrauchsmusterschutzes am österreichischen Patentamt in Innsbruck schützen.

20.4.3 Rollout

Anfang Mai 2017 wurden sämtliche Fahrzeuge aller Rettungsorganisationen in Tirol, welche über Intubationsausrüstung verfügen, mit der Geräteunterlage ausgestattet. Zeitgleich erfolgte die Veröffentlichung über unterschiedliche Kanäle:

- Mitarbeiterinformation des Rettungsdienstes Tirol (Newsletter via Mail).
- Veröffentlichung eines Artikels auf der Website und der Facebookseite des Roten Kreuz Tirol.
- Veröffentlichung aller Produktinformationen auf der Website des Ärztlichen Leiters Rettungsdienst des Landes Tirol.
- Präsentation der Geräteunterlage beim Treffen der Risikomanagementbeauftragten des Rettungsdienstes Tirol.

Informationen wurden ebenso über Facebook von unzähligen Interessierten auf deren Seiten gepostet (z. B. österr. Berufsverband Rettungsdienst, Interessensgemeinschaft Notfallmedizin Innsbruck-IGNI). Der Stumpf + Kossendey Verlag Deutschland veröffentlichte eine Kurzinformation auf dessen Web- bzw. Facebookseite, ebenso einen Artikel in der Zeitschrift „Rettungsdienst" (Ausgaben Juni und November 2017).

> Die Verwendung der Unterlage ist weitgehend selbsterklärend. Trotzdem wurde für die Ausrollung ein Video zur richtigen Anwendung erstellt. Die Geräteunterlage soll auch möglichst vielen anderen Rettungsdiensten im

deutschsprachigen Raum zu Verfügung gestellt werden. Deshalb wurde eine Website gestaltet: www.in-ge.at.

20.5 Evaluation zur Anwendung der Intubations-Geräteunterlage

An der Rotkreuz-Akademie Tirol wurde die Effektivität der Unterlage anhand einer Versuchsreihe evaluiert. Dabei wurden drei Kriterien untersucht:
- Dauer der Vorbereitungszeit,
- Wahl des Vorbereitungsortes am Patienten,
- Vollständigkeit der vorbereiteten Geräte.

An der Untersuchung nahmen 60 Notfallsanitäter (n = 60) mit aktiver Tätigkeitsberechtigung teil. Dies entspricht etwa 10% der Notfallsanitäter im Roten Kreuz Tirol. Davon waren 75% mit Notfallkompetenzen (Arzneimittellehre – NKA, Venenzugang und Infusion – NKV) ausgebildet. Lehrsanitäter des Moduls II (Notfallsanitäterausbildung) gemäß österreichischer Sanitäter-Ausbildungsverordnung (San-AV) waren von der Untersuchung ausgeschlossen.

Im Anschluss wurden die Teilnehmer zu ihren Erfahrungen mit der Geräteunterlage anhand von vier Fragen befragt und die Ergebnisse ausgewertet (s. Übersicht).

> **Fragen für die beiden Teilnehmergruppen nach Beendigung der Untersuchung**
> - Die Geräteunterlage hat/hätte mir die Vorbereitung erleichtert?
> - Mit der Geräteunterlage kann/könnte ich die Vorbereitung schneller durchführen als ohne?
> - Die Geräteunterlage gab/gäbe mir mehr Sicherheit in der Vorbereitung?
> - Die Beschaffung der Geräteunterlage halte ich für sinnvoll?

20.5.1 Versuchsanordnung und Ablauf

Für die Versuchsreihe wurde das standardisierte Versorgungsmaterial gemäß Ausstattungsliste Version 3.2 | 04–2017 des Rettungsdienstes Tirol für Mehrzweckfahrzeuge (zwei Rucksäcke, Absaugeinheit Accuvac Basic) und das Monitoringgerät Corpuls 3 inklusive Kapnographie-/metrie verwendet. Die Geräte wurden auf einem Tisch in einem Meter Abstand zum Fußende vor einer am Boden liegenden Trainingspuppe bereitgestellt.

Die Hälfte der Studienteilnehmer (n = 30) wurde gebeten, eine endotracheale Atemwegssicherung (Beatmungsmaske Größe Large, Spatel Macintosh Größe 3 und Endotrachealtubus I.D. 8,0 mm) ohne Geräteunterlage vorzubereiten. Die andere Hälfte (n = 30) wurde gebeten, diese Vorbereitung mit Geräteunterlage durchzuführen, wobei dieser Probandengruppe die Geräteunterlage zuvor vorgestellt wurde. Alle Teilnehmer wurden gebeten, zügig, also einsatzreal zu arbeiten. Dabei wurden die Zeit, der Vorbereitungsort und die Vollständigkeit dokumentiert. Nach Beendigung der Studie wurde allen Teilnehmern die Geräteunterlage erklärt und dazu eine Befragung durchgeführt.

20.5.2 Untersuchungsergebnisse

Bei der Versuchsgruppe ohne Geräteunterlage benötigte man im Schnitt 124 Sekunden. Die Geräte wurden zu 47% an der rechten und zu 53% an der linken Patientenseite vorbereitet. Dabei fehlten in 90% der Versuche ein Gerät, bei 70% sogar mehrere Geräte.

Die Versuchsgruppe mit Geräteunterlage benötigte im Schnitt 142 Sekunden. Die Instrumente wurden ausnahmslos, also zu 100% an der rechten Patientenseite bereitgestellt. 83% der Probandengruppe mit Geräteunterlage bereitete alle Geräte vollständig vor (◘ Abb. 20.4, ◘ Abb. 20.5).

Kapitel 20 · Intubationsassistenz mit Geräteunterlage IN-GE

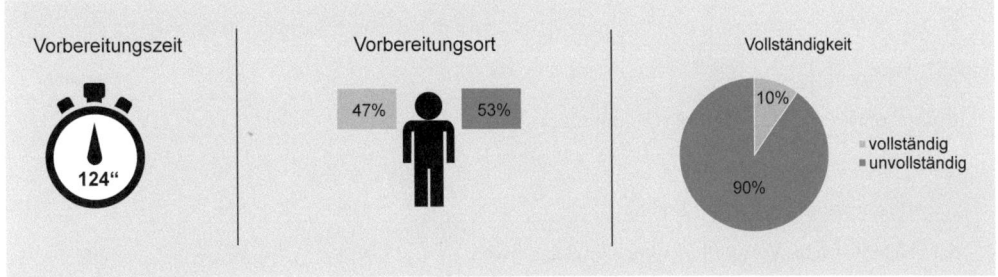

◘ Abb. 20.4 Ergebnisse: Vorbereitung ohne Intubations-Geräteunterlage. (© Armin Laiminger, Österreichisches Rotes Kreuz, Rotkreuz-Akademie Tirol, mit freundlicher Genehmigung)

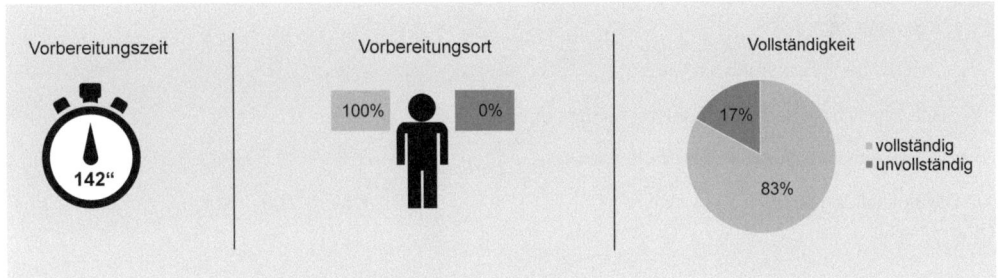

◘ Abb. 20.5 Ergebnisse: Vorbereitung mit Intubations-Geräteunterlage. (© Armin Laiminger, Österreichisches Rotes Kreuz, Rotkreuz-Akademie Tirol, mit freundlicher Genehmigung)

20.5.3 Auswertung Fragebögen

Die Ergebnisse aus der Befragung aller Studienteilnehmer nach Beendigung der Studie ist in ◘ Tab. 20.1 dargestellt.

20.5.4 Schlussfolgerungen aus der Evaluation

Die Vorbereitungszeit ist zur Fehlervermeidung wichtig 18 Sekunden brauchten jene Teilnehmer ohne Anwendung der Gerätunterlage im Schnitt weniger. Allerdings waren diese Vorbereitungen größtenteils (zu 90%) unvollständig. Vollständigkeit braucht also Zeit. Dieser minimale Zeitverlust muss im Sinne einer Risikovermeidung und Versorgungssicherheit in Kauf genommen werden (Koppenberg 2016; Rall 2016).

Eine vollständige Vorbereitung kann unter Verwendung der Geräteunterlage erreicht werden Das Verhältnis zwischen Vollständigkeit und Unvollständigkeit der vorbereiteten Materialien kehrte sich in der Versuchsreihe unter Anwendung der Geräteunterlage, verglichen mit der Anwendung ohne Geräteunterlage, beinahe um. Die Geräteunterlage kann daher durch die Sicherstellung der vollständig vorbereiteten Geräte zur Vermeidung von Komplikationen beitragen. Zum Beispiel kann das vorherige Bereitstellen eines CO_2-Sensors auf der Unterlage zu einer zeitnahen Ableitung eines Kapnometriewertes und so zu einer frühen Lagebestimmung des Tubus beitragen.

Die Geräteunterlage gewährleistet die Wahl der richtigen Seite zur Assistenz Unter Verwendung der Geräteunterlage wurde in allen Versuchsfällen an der rechten Patientenseite

Tab. 20.1 Ergebnisse aus der Befragung aller Studienteilnehmer nach Beendigung der Studie

	Ja	Nein	Vielleicht
Gruppe ohne Verwendung der Geräteunterlage			
Die Geräteunterlage …			
… hätte mir die Vorbereitung erleichtert?	77%	13%	10%
damit könnte ich die Vorbereitung schneller durchführen?	46%	17%	37%
… gäbe mir mehr Sicherheit in der Vorbereitung?	90%	7%	3%
Die Beschaffung halte ich für sinnvoll?	90%	3%	7%
Gruppe mit Verwendung der Geräteunterlage			
Die Geräteunterlage …			
… hat mir die Vorbereitung erleichtert?	87%	3%	10%
damit kann ich die Vorbereitung schneller durchführen?	60%	27%	23%
… gab mir mehr Sicherheit in der Vorbereitung?	80%	0%	20%
Die Beschaffung halte ich für sinnvoll?	87%	3%	10%

vorbereitet. Dadurch wird durch die nachfolgende Assistenz beim Zureichen der Geräte das Blickfeld des Intubierenden nicht beeinträchtigt.

Die Geräteunterlage hat eine hohe Akzeptanz bei den Sanitätern Das Befragungsergebnis bezeugt einen hohen Zuspruch zur Geräteunterlage von Seiten der Sanitäter. Die Geräteunterlage bietet den Sanitätern in mehrfacher Hinsicht Unterstützung: Neben der Hilfe bei der Bereitstellung der Instrumente empfinden 85% ein sichereres Gefühl bei der Vorbereitung. Fast 90% sprechen sich für die Beschaffung einer Geräteunterlage aus.

> Die Geräteunterlage dient dem Rettungsdienstpersonal als Hilfestellung bei der Vorbereitung der Geräte. Vor allem Personal mit wenig Einsatzfrequenz bzw. -routine erhält eine wertvolle Unterstützung. Bei richtiger Anwendung können Komplikationen durch fehlende Materialien ausgeschlossen werden.

20.6 Diskussion

Nach Veröffentlichung via sozialer Medien (u. a. Facebook) entwickelte sich eine rege Diskussion. Vor allem Sanitäter mit langjähriger Ausbildung und viel Erfahrung sehen in der Unterlage teils wenig Nutzen. Von diesen wird die Assistenz als eine der elementaren Aufgaben des Sanitäters gesehen, welche gerade vom routinierten Personal beherrscht werden muss.

- Facebookposting 1: „Wir sind doch Fachkräfte! Wenn wir so etwas verwenden müssen, um unsere Arbeit richtig zu machen, dann stimmt etwas grundlegend nicht."
- Facebookposting 2: „Man kann es auch übertreiben – ab und zu Hirn einschalten!"

In zahlreichen Postings wird jedoch auch auf standardisierte Abläufe verwiesen. Gerade bei Personal mit weniger intensiver Ausbildung und Einsatzroutine wird die Unterlage als hilfreich bezeichnet.

- Facebookposting 3: „Gerade weil wir Fachkräfte sind, ist uns bewusst, dass wir Fehler machen können, ... "
- Facebookposting 4: „Das bringt endlich Ordnung in die Stresssituation einer Notfallintubation!"

20.7 Preis für Qualität im Rettungsdienst für Deutschland, Österreich und Schweiz

Im Rahmen des Oldenburger Notfallsymposiums wird alle 2 Jahre ein internationaler Preis für innovative Ideen und Projekte zur Verbesserung der Versorgungsqualität im Rettungsdienst vergeben. Nach dem Motto „Von den Besten lernen" werden Einreichungen aus Deutschland, Österreich und der Schweiz durch eine Fachjury bewertet. Das Projekt des Österreichischen Roten Kreuz Tirol „Intubationsassistenz mit Geräteunterlage IN-GE" wurde am 11.11.2017 beim 11. Oldenburger Notfallsymposium mit dem 1. Preis als Siegerprojekt ausgezeichnet.

Fazit

Nachdem im gesamten Rettungsdienst Tirol strukturiertes Risikomanagement eingeführt wurde, waren die Verantwortlichen mit einer Meldung im Critical Incident Reporting System über ein kritisches Ereignis im Rahmen einer Assistenz zur endotrachealen Intubation konfrontiert. Dem Risikomanagementprozess folgend wurde eine Datenerhebung zur Häufigkeit einer endotrachealen Intubation (ETI) im Rettungsdienst Tirol durchgeführt. Ebenso wurde eine internationale Recherche zu kritischen Zwischenfällen getätigt. Daraus resultierend wurde die Assistenz zur ETI als seltene Maßnahme mit hohem Risikopotenzial für die betroffenen Notfallpatienten durch fehlende oder falsch vorbereitete Instrumente eingestuft. Die Intubations-Geräteunterlage IN-GE, mit aufgedruckten und markierten Gerätezonen, ermöglicht es, Komplikationen durch fehlendes Equipment zu minimieren, bei richtiger Anwendung sogar auszuschließen. Aufgedruckte Zusatzinformationen bieten dem assistierenden Personal Hilfestellung bei der Assistenz. Durch eine Evaluation konnte die Effizienz der Geräteunterlage belegt werden. Ebenso empfinden die Mitarbeiter die Unterlage als wertvolle Unterstützung und fühlen sich in der Vorbereitung sicherer. Das Hilfsmittel wurde flächendeckend im Rettungsdienst Tirol eingeführt.

Literatur

Flake F, Runggaldier K (Hrsg) (2012) Arbeitstechniken A-Z für den Rettungsdienst, 2. Aufl. Elsevier GmbH, Urban & Fischer Verlag, München

Hansak P, Bärnthaler M, Pessenbacher K, Petutschnigg B (2010) LPN Notfall-San Österreich. Stumpf und Kossendey, Edewecht

Hohenstein C, Rupp P, Fleischmann T (2011) Critical incidents during prehospital cardiopulmonary resuscitation: what are the problems nobody wants to talk about? Eur J Emerg Med 18: 38–40

Hohenstein C, Schultheis K, Winning J, Rupp P, Fleischmann T (2013) Kritische Zwischenfälle im Atemwegsmanagement der präklinischen Notfallmedizin. Eine Auswertung der Datenbank CIRS-Notfallmedizin. Zeitschriftenbeitrag. Anästhesist 62 (9): 720–4

Koppenberg J (2016) Der Faktor Mensch – Human Factors. In: Neumayr A et al. (Hrsg) Risikomanagement im prähospitalen Notfallwesen. Springer, Berlin Heidelberg New York, pp 15–20

Redelsteiner C, Kuderna H, Kühberger R, Baubin M, Feichtelbauer E, Prause G, Lütgendorf P, Schreiber W (Hrsg) (2011) Das Handbuch für Notfall- und Rettungssanitäter, 2. Aufl. Wilhelm Braumüller Universitäts-Verlagsbuchhandlung, Wien

Rall M (2016) Sicherheit trotz Fehler: Von der Schuldkultur zur proaktiven Sicherheitskultur. In: Neumayr et al. (Hrsg) Risikomanagement im prähospitalen Notfallwesen. Springer Verlag. Springer, Berlin Heidelberg New York, pp 8–14

Projekt Notfallinformationssystem (NIS): für Personen mit seltenen Erkrankungen

Bernhard Monai, Birgit Zraunig und Magdalena Pirker

21.1 Das Projekt Notfallinformationssystem (NIS) – 228
21.1.1 Seltene Erkrankungen – 228
21.1.2 Problemstellung, Ziele, Projektpartner, Zeitplan – 229
21.1.3 Zeitplan – 230
21.1.4 Produktentwicklung – 231
21.1.5 Das Notfallarmband – 231

21.2 Aussicht 2018: Schulung, Marketing und Markteinführung – 233

Literatur – 234

© Springer-Verlag GmbH Deutschland, ein Teil von Springer Nature 2018
A. Neumayr, M. Baubin, A. Schinnerl (Hrsg.), *Zukunftswerkstatt Rettungsdienst*,
https://doi.org/10.1007/978-3-662-56634-3_21

Aufgrund seiner zwei an einer seltenen Stoffwechselkrankheit leidenden Kinder wurde von Bernhard Monai, dem Leiter der Wasserwirt Healthcare GmbH, das vorliegende Projekt ins Leben gerufen. Ziel des Projekts ist die Entwicklung eines Notfallinformationssystems (NIS), das das Rettungs- und Notarztteam in den ersten 30 Minuten eines Notfalles mit wichtiger Zusatzinformation für Patientinnen und Patienten mit seltenen Erkrankungen unterstützt. Der Rettungsdienst kann über einen am Notfallarmband gespeicherten Code wichtige Informationen aufrufen und erfährt den Namen der Krankheit sowie wichtige Maßnahmen für den Notfall. Fehlbehandlungen und Folgeschäden können damit vermieden werden. Die Informationen sind in einer Datenbank gespeichert. Das Notfallarmband ist als Schmuckstück designt. Persönliche Erfahrungen in Notfallsituationen bei seinen beiden Töchtern zeigten ihm, dass Defizite in der Notfallversorgung bei seltenen Krankheiten vorhanden sind, die bereits zu lebensbedrohlichen Situationen führten.

21.1 Das Projekt Notfallinformationssystem (NIS)

Neben dem persönlichen Antrieb wurde 2014, im Auftrag des österreichischen Bundesministeriums für Gesundheit (BMG), von der Nationalen Koordinationsstelle für seltene Erkrankungen (NKSE) in Zusammenarbeit mit zwei beratenden Gremien – Beirat für seltene Erkrankungen und Strategische Plattform für seltene Erkrankungen – ein „Nationaler Aktionsplan für seltene Erkrankungen (BMB 2015, NAP.se/2014–2018)" erstellt. Dieser verfolgt das übergeordnete Ziel, die Lebenssituation aller von seltenen Erkrankungen betroffenen Menschen zu verbessern. Dazu zählt auch die Forschungsförderung im Bereich seltener Erkrankungen durch die Europäische Union (EU) sowie durch die Österreichische Forschungsförderungsgesellschaft (FFG). Die Zusage zum mehrjährigen Forschungsprojekt mit dem Titel „Entwicklung eines Notfallinformationssystems für Personen mit Seltenen Stoffwechselerkrankungen" ermöglichte die Produktentwicklung des NIS.

Ziel des Projekts ist es, den Alltag der Betroffenen und Angehörigen seltener Erkrankungen zu erleichtern, durch erhöhte Mobilität und Eigenständigkeit bei gleichzeitig hoher Sicherheit.

21.1.1 Seltene Erkrankungen

Auf der Homepage „Media Planet für Seltene Erkrankungen" werden diese wie folgt definiert:

> **Seltene Erkrankungen**
> Seltene Erkrankungen werden ob ihrer Besonderheiten gerne als „Waisenkinder der Medizin" bezeichnet: Eine begrenzte Zahl an Betroffenen, ein weit gespanntes Spektrum an unterschiedlichen Krankheitsbildern und wenige Spezialisten, die sich mit der jeweiligen Krankheit oder Krankheitsgruppe detailliert auskennen, sind einige der wesentlichen Kennzeichen. (Media Planet, Homepage für Seltene Erkrankungen 2017).

In der Bevölkerung sind seltene Krankheiten kaum bekannt, auch das notfallmedizinische Fachpersonal kann im Notfalleinsatz die Spezifika seltener Krankheiten nicht oder nur bedingt wissen bzw. abrufen.

Seltene Krankheiten werden über die Prävalenz, also die Häufigkeit ihres Auftretens in der Gesamtbevölkerung, definiert. Nach Definition der EU gilt eine Erkrankung dann als selten, wenn sie bei nicht mehr als 5 Personen pro 10.000 Einwohnern auftritt. Hinter dem Sammelbegriff seltene Erkrankungen verbergen sich geschätzte 6.000–8.000 unterschiedliche, zumeist chronisch unheilbare und nicht selten lebensbedrohende Krankheitsbilder, die in ihrer Gesamtheit 6–8% der europäischen Gesamtbevölkerung betreffen. Auf die österreichische Bevölkerungszahl umgelegt bedeutet dies, dass rund eine halbe Million Menschen an einer seltenen Krankheit wie z. B. Glykogenosespeicherkrankheiten, proximale spinale Muskelatrophie, Neurofibromatose, Osteogenesis imperfecta, Chondrodysplasie oder dem Rett-Syndrom leiden oder im Laufe ihres Lebens daran erkranken (weitere Informationen s. Selbsthilfegruppe Glykogenose Deutschland e. V. 2017).

Solange weniger als 4.200 Personen von einer bestimmten Krankheit betroffen sind, kann diese als selten eingestuft werden. Meist erkranken jedoch deutlich weniger Menschen daran, manchmal sogar nur einzelne (Orphanet Berichtsreihe; Verzeichnis der seltenen Krankheiten und Synonyme in alphabetischer Reihenfolge 07/2017).

Orphanet: Referenzdatenbank für Seltene Erkrankungen
Auf der Homepage „Orphanet – Das Portal für seltene Erkrankungen" ist Folgendes festgehalten: „Der Seltenheit der Krankheiten steht ein großes Spektrum an unterschiedlichen Krankheitsbildern gegenüber. Mangels zentraler Erfassungsmöglichkeit sind zwar keine gesicherten, epidemiologischen Daten zur Häufigkeit von seltenen Krankheiten in Österreich vorhanden, jedoch lassen sich anhand von Prävalenzdaten realistische Schätzwerte hochrechnen" (Orphanet. Das Portal für seltene Krankheiten und Orphan Drugs 2017). In der Referenzdatenbank für seltene Erkrankungen Orphanet sind knapp 6.000 verschiedene seltene Krankheitsbilder erfasst.

Für die Betroffenen bedeutet dies oft einen langen Leidensweg, denn das medizinische Wissen über eine bestimmte Stoffwechselstörung, ein Nervenleiden oder eine Hautkrankheit ist meist unzureichend. Bis zur richtigen Diagnose vergehen im Schnitt etwa 3 Jahre, in denen die Patientinnen und Patienten verschiedene Fachärzte aufsuchen, lange keine oder falsche Diagnosen bzw. Therapien erhalten und häufig auf Unverständnis stoßen (Pro Rare Austria. Allianz für seltene Erkrankungen 2017).

2011 wurde an der Gesundheit Österreich GmbH eine „Nationale Koordinationsstelle für seltene Erkrankungen (NSKE)" etabliert. Die Koordinationsstelle unterstützt Menschen mit seltenen Erkrankungen, dient als Informationsdrehscheibe für Ärzte und andere Gesundheitsberufe sowie Betroffene und Angehörige. Vorrangige Ziele der NKSE sind die Identifikation der Krankheiten, deren Beschreibung und Registrierung und in der Folge die Verbesserung von medizinischen Leistungsangeboten (Gesundheit Österreich GmbH; Nationale Koordinationsstelle für seltene Erkrankungen).

21.1.2 Problemstellung, Ziele, Projektpartner, Zeitplan

Problemstellung
Mehrere Notfälle der beiden Kinder Hanna und Maria zeigten eindrücklich, dass aufgrund der Seltenheit der Krankheit wichtige krankheitsspezifische Informationen dem ersteintreffenden Rettungsteam verständlicherweise nicht bekannt sind. Hinzu kommt, dass Angehörige die erforderlichen Informationen und ableitbaren Maßnahmen zwar häufig wissen, jedoch diese Informationen oftmals vom Rettungsdienst aufgrund der zeitkritischen Notfallsituation nicht oder zu wenig berücksichtigt werden können. Diese Situation ist für beide Seiten – Rettungsteam und Angehörige – frustrierend. Ist der Patient alleine unterwegs und tritt ein Notfall ein, fehlt dem Rettungsdienst im schlimmsten Fall die generelle Information darüber, dass der Patient an einer seltenen Erkrankung leidet. Unter Umständen kann dies für den Betroffenen kritisch sein. Das Projekt NIS zielt darauf ab, genau solche Situationen durch die Bereitstellung von zielgerichteter und verlässlicher Information am Notfallort zu entschärfen.

Ziele
Ziel der Entwicklung des NIS ist eine Optimierung der Notfallversorgung von Menschen, die an einer seltenen bzw. an einer akut behandlungsintensiven Krankheit leiden. Geplant ist der flächendeckende Einsatz des Systems in ganz Österreich.

NIS dient dabei
- als Kommunikator für Menschen, die sich nicht mehr mitteilen können,
- der Steigerung der Überlebenschancen im Notfall,
- der Erhöhung der Selbstständigkeit der Betroffenen und
- der Entlastung der Angehörigen.

> Das Notfallinformationssystems (NIS) hilft dem Notarztteam vor Ort, die Betroffenen adäquat und schnell zu behandeln. Die Betroffenen und ihre Angehörigen erhalten auf diese Weise Sicherheit, Unabhängigkeit und damit mehr Lebensqualität.

Projektpartner

Um alle erforderlichen Bereiche der Produktentwicklung abzudecken, ist das Projektleitungsteam interdisziplinär aufgestellt. Neben dem Kernteam Wasserwirt Healthcare sind folgende Projektpartner beteiligt:
- das Österreichische Rote Kreuz (IT-Techniker, Entscheidungsträger aus dem Leitstellen- und Geschäftsführungsbereich),
- die Paracelsus Privatuniversität Salzburg (medizinische Beratung),
- die Fachhochschule (FH) Kärnten (Software, Datenbankmanagement),
- die Firma Hirsch Artisanal Produktion GmbH (Hardware, Armbandentwicklung)
- sowie hinzugezogene Juristen (Datenschutz, Haftung).

Das Einbeziehen von Entscheidungsträgern aus Rettungsdiensten und Leitstellen in die Entwicklung des NIS gewährleistet die Überprüfung der Gebrauchstauglichkeit des Produkts. Die Integration der Sichtweisen der Betroffenen erhöht die Nutzerfreundlichkeit und Akzeptanz aller Anwender.

21.1.3 Zeitplan

2015 wurde die Projektidee geboren. Die Projektpartner für das Forschungsprojekt wurden im Zuge mehrerer Workshops ausgewählt.

2016 wurde bei der Österreichischen Forschungsförderungsgesellschaft (FFG) folgendes Forschungsprojekt „Entwicklung eines Notfallinformationssystems für Personen mit Seltenen Stoffwechselerkrankungen" beantragt und genehmigt. Die Laufzeit beträgt 2 Jahre (Juni 2016 bis Dezember 2018) (◘ Abb. 21.1).

- **Projektschritte und Meilensteine 2016/2017**
- Erstellung des Datenbankmodells,
- Entwicklung und Produktion des Prototyps der Armbandschließe,
- Auswahl des Materials und der Farben für die Armbandkollektion,
- Entwicklung der mobilen App für seltene Krankheiten,
- Erstellung des Web-Interface,
- erste Tests zur Dateneingabe in die Datenbank,

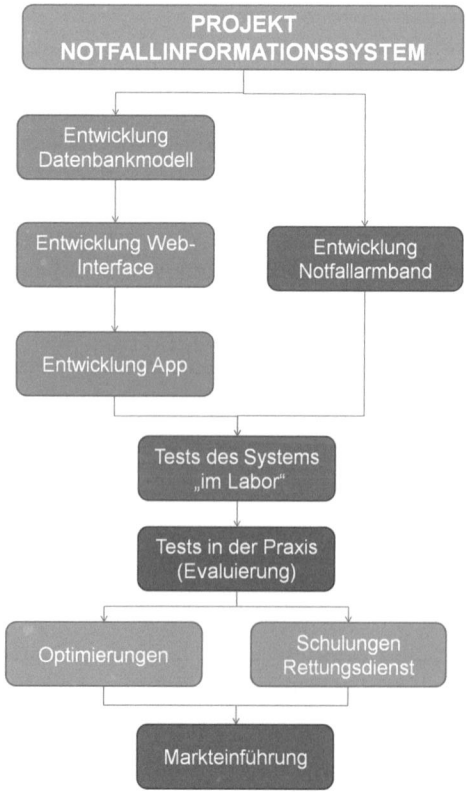

◘ Abb. 21.1 Notfallinformationssystem (NIS): Zeitplan und Projektschritte

Kapitel 21 · Projekt Notfallinformationssystem...

- erste Tests zum Auslesen der Informationen mittels App und Barcode auf der Armbandschließe.

- **Projektschritte und Meilensteine 2017/2018**
- Pilottests mit Patienten und Rettungsdienst,
- Optimierung der Nutzerfreundlichkeit durch vorangehende Testergebnisse,
- Einbindung der Informationen zum NIS in das Schulungssystem der Rettungsdienste,
- Entwicklung eines Codegenerators inkl. Prüfziffer zur Vermeidung von Fehlern, z. B. bei Zifferndreher.

Der aktuelle Zeitplan sieht vor, dass die Entwicklung des NIS im Dezember 2018 abgeschlossen ist und Anfang 2019 die Markteinführung stattfinden kann.

21.1.4 Produktentwicklung

In mehreren Workshops wurde der Ablauf eines Notfalls mit dem NIS geprobt. Die Projektpartner aus Rettungsdienst und Leitstelle lieferten wichtige Informationen über die Abläufe im Notfallgeschehen, die bei der Entwicklung des Produkts und dessen Anwendung zu berücksichtigen waren.

Da im Notfall das NIS gerade in den ersten 30 Minuten von Relevanz ist, müssen die Notfallinformationen kurz und prägnant beschrieben werden. Lange Texte können im zeitkritischen Notfall weder von Sanitätern noch Notärzten gelesen werden. Das Auslesen der Daten über den Code muss schnell und einfach funktionieren. Das System darf nicht ausfallen. Um Letzterem entgegenzuwirken, ist der Code am Notfallarmband bzw. der Schließe dreifach enthalten: Barcode, Zahlencode und auslesbarer Chip.

Die Evaluierung der Produktentwicklung wird laufend im Zuge von Workshops aller Projektpartner durchgeführt. In diesen wird der aktuelle Status jedes Projektschrittes erhoben und miteinander abgestimmt. Überprüft wird, ob es durch die Aufgaben und Ergebnisse aus den Teilbereichen zu Zielkonflikten oder Problemen in der Anwendung des Produktes kommen kann. Bei jedem Workshop werden Aufgabenprotokolle erstellt, die von jedem Partner mit festgelegten Zeitvorgaben abgearbeitet werden. Bei unerwartet auftretenden Problemen in der Produktentwicklung können von jedem Projektpartner jederzeit Zwischenbesprechungen oder Workshops einberufen werden.

Im Labor wird das Notfallarmband verschiedenen Tests unterzogen, um dessen Haltbarkeit zu überprüfen. Dabei wird die Lesbarkeit der Codes auf der Schließe nach Herstellung sowie nach Durchführung verschiedener Tests unter Kontakt mit unterschiedlichen Flüssigkeiten überprüft. Ebenso wird ein Prototyp von einem Teammitglied seit geraumer Zeit getragen. Getestet wird damit die Alltagstauglichkeit der Schließe bei Gebrauch (z. B. Sport, Duschen, Gartenarbeit, Kochen, beim Waschen in der Waschmaschine).

Die Verwendung am Notfallort wird im Zuge von Praxistests in Zusammenarbeit mit dem Roten Kreuz evaluiert. Die Abläufe werden dabei im ersten Schritt durch einen organisierten Notfall genau beobachtet und analysiert, sodass überprüft werden kann, wie das Notfallarmband von Sanitätern im Notfall tatsächlich wahrgenommen wird. Die dabei beobachteten Schwachstellen werden in einem iterativen Prozess optimiert und wieder getestet, bis die Anwendbarkeit des Systems für alle Projektpartner zufriedenstellend gelöst ist.

21.1.5 Das Notfallarmband

Armbanddesign

Das NIS Notfallarmband wurde in Kooperation mit der österreichischen Firma „Hirsch Armbänder GmbH" hergestellt. Das Armband besteht aus einem Lederband und aus einer Metallschließe. Das Armband ist sehr schlicht und einfach designt. Einerseits bringt es den Betroffenen medizinischen Nutzen, andererseits ist es ein dezentes Schmuckstück. Eine Herausforderung in der Produktentwicklung war, dass das Armband keine Stigmatisierung für den Nutzer darstellen sollte, aber für den Rettungsdienst sofort als Notfallarmband erkennbar sein muss. Als Lösung wurde die Erkennbarkeit des Armbands über eine speziell entwickelte Schließe vorgeschlagen.

Das Notfallarmband selbst ist aus Leder, es ist in verschiedenen Farben und Designs erhältlich und ähnelt einem Schmuckstück. Jeder Kunde kann selbstverständlich mehrere Armbänder erwerben und diese je nach Lust und Geschmack austauschen (◘ Abb. 21.2).

Schließe

Die Metallschließe ist ein Unikat und wird allein für das Notfallinformationssystem hergestellt. Die Schließe dient als Erkennungsmerkmal für den Rettungsdienst. Auf der Metallschließe befinden sich ein Barcode (Strichcode oder QR-Code) mit einem Nummerncode sowie in der Schließe ein Near Field Communication (NFC)-Chip. Mit den drei unterschiedlichen Lesemöglichkeiten (Barcode, Nummerncode und NFC-Chip) wird gewährleistet, dass der Rettungsdienst bei Ausfall eines Systems durch die beiden anderen Möglichkeiten sicher zu den Daten des Patienten gelangt. Die Codes sind hoch verschlüsselt, jede Patientin und jeder Patient bekommt einen individuellen Code.

App für seltene Krankheiten

Zuzüglich zum Armband wurde eine App von den Softwareentwicklern aus der Fachhochschule (FH) Kärnten entwickelt sowie die Erstellung der entsprechenden Datenbank durchgeführt. Die Struktur der Datenbank basiert auf den Vorgaben der Paracelsus Privatuniversität Salzburg, welche die Zusammenstellung der notwendigen Patientendaten „Krankheit, Maßnahmen, Gefahren/Risiken, Facharzt" vorgenommen hat.

Der Rettungsdienst nahm an den Workshops zur Demonstration des NIS, der App und der Testläufe „im Feld" teil. Die Durchführung dieser Praxistests diente dazu, Schwachstellen unmittelbar zu erkennen und die Anwendung vor Markteinführung zu optimieren. Sanitäter und Notärzte sollten das NIS einfach bedienen und die Maßnahmen schnell auslesen können (◘ Abb. 21.3).

Ein Notfall kann folgendermaßen ablaufen:
- Die Person mit der seltenen Krankheit ist alleine unterwegs, es tritt ein Notfall ein, die Person wird z. B. bewusstlos.
- Ein Ersthelfer ruft die Rettung. Das Rettungsteam trifft ein, macht sich einen ersten Eindruck von der Situation (Szene, Sicherheit, Patientenumfeld) und beginnt die Patientenbeurteilung nach dem ABC-D-E-Schema (s. Übersicht). Dieser standardisierte Ablauf beinhaltet auch die Überprüfung der Handgelenke. Trägt die Person ein Notfallarmband, liest der Sanitäter den Code über eine App aus oder gibt den Zahlencode an die Leitstelle weiter.
- Nach Auslesen des Codes erhält der Sanitäter die zum Code gehörende Information zur Person sowie die erforderlichen Notfallmaßnahmen.
- Die Person kann dadurch adäquat behandelt werden. Dies ist bei Patienten

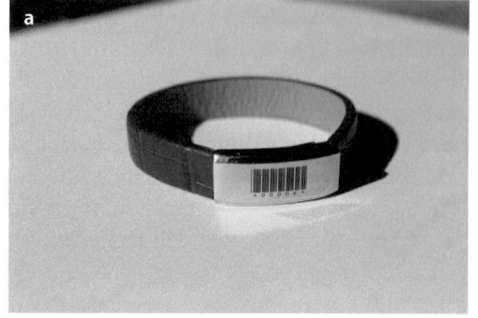
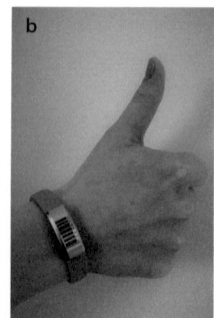

◘ Abb. 21.2a, b   Das Armband als Prototyp (a) bzw. Schmuckstück (b)

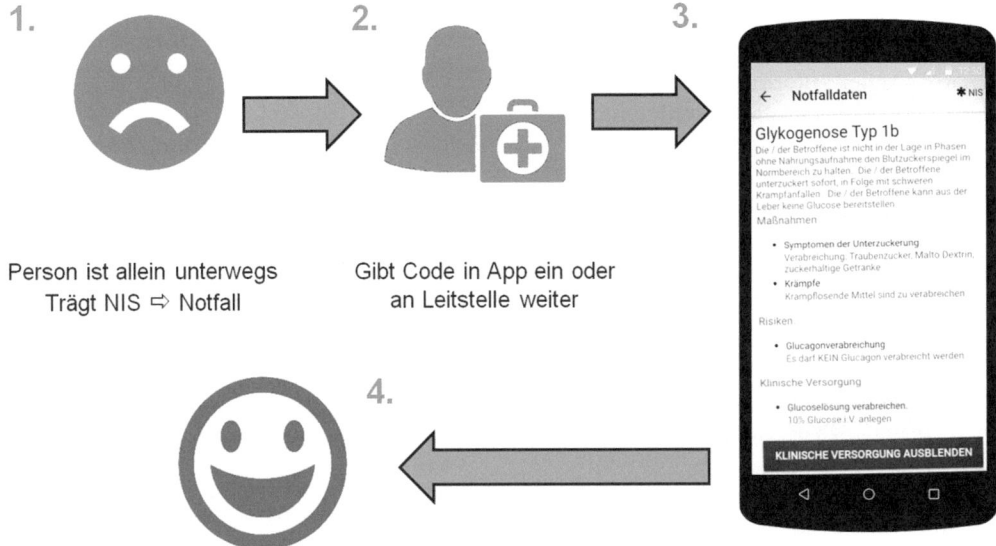

◘ Abb. 21.3 NIS-App: Vorgegebene Schritte im Notfallgeschehen

mit seltenen sowie akut behandlungsintensiven Erkrankungen aufgrund der Seltenheit der Erkrankung derzeit nicht sichergestellt.

ABC-D-E-Schema
- Airway – Atemwege frei?
- Breathing – Beurteilung der Atmung
- Circulation – Beurteilung des Pulses und der Haut
- Disabilty – Beurteilung des neurologischen Status
- Exposure – erweiterte Untersuchung

21.2 Aussicht 2018: Schulung, Marketing und Markteinführung

Die Information zur Handhabung des NIS gelangt über Anleitungsvideos und eine schriftliche Anleitung mit Screenshots an die Kunden. Für die Rettungsdienste werden gemeinsam mit den Ausbildungsreferenten Unterlagen erstellt, die österreichweit im Rahmen von internen Aus- und Fortbildungen den Mitarbeitern näher gebracht werden. Dazu zählen Präsentationen, Schulungsvideos und schriftliche Anleitungen. Die Notwendigkeit zur Prüfung, ob der Patient ein NIS-Armband trägt, wird in das ABCDE-Schema integriert, nach welchem jeder Notfall abgehandelt wird.

Die Patienten mit seltenen Erkrankungen bekommen durch ihren Vertrauensarzt eine Schulung und Beschreibung wie das NIS anzuwenden ist. Sie tragen mit ihrem jeweiligen Vertrauensarzt die wesentlichen Informationen in die Datenbank ein. Mit diesem Schritt sind die Patienten in der Datenbank gelistet. Die Daten sind ab diesem Zeitpunkt für die Rettungsdienste abrufbar. Die Vorgaben der Datenschutz-Grundverordnung werden dabei genauestens berücksichtigt.

Um das NIS allgemein in der Bevölkerung bekannt zu machen, wurde und wird es laufend bei medizinischen Veranstaltungen vorgestellt, wie z. B. den Kindernotfalltagen 2017 in Kärnten. Für 2018 ist ein gezieltes Produktmarketing über öffentliche Medien (Radio,

Homepages von Fachgesellschaften), Ärzte, Apotheken sowie Social Media Kanäle geplant. Ebenso werden Informationsfolder zum NIS erstellt und bei Ärzten und Apotheken ausgelegt.

> Für den erfolgreichen Einsatz des Notfallinformationssystems wird daran gearbeitet, dass das Notfallarmband von Sanitätern erkannt wird. Dazu wird NIS in die Schulungen von Rettungssanitätern aufgenommen. In diesen Veranstaltungen werden insbesondere die Erkennungsmerkmale des Systems und dessen Anwendungen gezeigt.

Fazit

Das Notfallinformationssystem (NIS) stellt zukünftig für das Rettungs- und Notfallteam eine wertvolle Hilfe bei der Versorgung von Patienten mit seltenen oder akut behandlungsintensiven Krankheiten dar. Die im Notfall einfache, schnelle und dreifach gesicherte Bedienung des NIS (Barcode, Nummerncode und NFC-Chip) am Armband gewährleistet innerhalb weniger Sekunden den Zugang zu potenziell lebensrettenden Informationen wie den Namen der seltenen Krankheit und die daraus ableitbaren, notwendigen Maßnahmen. Als „cooles" Schmuckstück designt, verhindert es die Stigmatisierung der Trägerinnen und Träger, setzt vielmehr einen geschmackvollen, individuellen, modischen Akzent. Menschen mit seltenen und akut behandlungsintensiven Krankheiten werden mit dem NIS gesichert versorgt. Dies gibt den Betroffenen und Angehörigen Sicherheit und erhöht beider Lebensqualität.

Literatur

BMG (2015) Nationaler Aktionsplan für seltene Erkrankungen NAP.se/2014-2018. Erstellt von der Nationalen Koordinationsstelle für Seltene Erkrankungen (NKSE). im Auftrag des Bundesministeriums für Gesundheit. Februar 2015. Wien. http://www.hauptverband.at/cdscontent/load?contentid=10008.621154&version=1436267320 (Zugegriffen: 15. 09.2017)

Mediaplanet GmbH. Seltene Krankheiten. http://www.seltenekrankheit.at/unterstuetzung/seltene-krankheiten-in-sterreich-zahlen-fakten-perspektiven?utm_source=arrow&utm_medium=previous (Zugegriffen: 29. August 2017)

Orphanet. Das Portal für seltene Krankheiten und Orphan Drugs. http://www.orpha.net/ (Zugegriffen: 29. August 2017)

Orphanet Report Series (Juli 2017). Verzeichnis der seltenen Krankheiten und Synonyme: Auflistung in alphabetischer Reihenfolge. http://www.orpha.net/orphacom/cahiers/docs/DE/Verzeichnis_der_seltenen_Krankheiten_in_alphabetischer_Reihenfolge.pdf (Zugegriffen: 29. August 2017)

ProRare Austria. Allianz für seltene Erkrankungen. http://www.prorare-austria.org/seltene-erkrankungen/definition-seltene-erkrankungen/ (Zugegriffen: 29. August 2017)

Gesundheit Österreich GmbH. Nationale Koordinationsstelle für seltene Erkrankungen. https://www.goeg.at/Nationale_Koordinationsstelle_f%C3%BCr_seltene_Erkrankungen (Zugegriffen: 29. August 2017)

Selbsthilfegruppe Glykogenose Deutschland e. V. http://www.glykogenose.de/de/Typen/Glykogenose_Typ_1_-_Morbus_von_Gierke.php (Zugegriffen: 18.10.2017)

Serviceteil

Stichwortverzeichnis – 236

© Springer-Verlag GmbH Deutschland, ein Teil von Springer Nature 2018
A. Neumayr, M. Baubin, A. Schinnerl (Hrsg.), *Zukunftswerkstatt Rettungsdienst*,
https://doi.org/10.1007/978-3-662-56634-3

Stichwortverzeichnis

10-für-10-Prinzip 8, 23, 173

A

ABCDE-Schema 80, 233
ABS-Briefing – die standardisierte Patientenübergabe 76
Acting-Supervisor-Modell 192
Akademischer Experte für präklinische Versorgung und Pflege 181
akademischer Lehrgang für präklinische Versorgung und Pflege 180
akutes Koronarsyndrom 202
Analgesie 210
Arbeits- und Gesundheitsschutz 124
Arzneimittellehre, Notkompetenz (NKA) 222
Assessment for Simulation in Healthcare (DASH) 38
Atemwegshilfe, supraglottische (SGA) 218
Atemwegssicherung 218–220
Audit, Definition 98
Auditbericht 101
Auditsystem 98
Aus-/Weiterbildung 4, 26, 55, 61, 158, 166, 173, 183, 233

B

Bachelorstudium Pflege 180
Backward-Upward-Rightward-Pressure-Manöver (BURP-Manöver) 221
Bagatelleinsatz 178
Balanced Scorecard (BSC) 144, 146
Baustellenunfall 170
Beinahefehler 54, 60
Benchmarking 214
Best Practice 16, 23, 102
betriebliche Gesundheitsförderung (BGF) 124
betriebliches Eingliederungsmanagement (BEM) 124
betriebliches Gesundheitsmanagement (BGM) 124
Beurteilungsskala, verhaltensverankerte 43
BLoK (Berichtsheft zur Stärkung der Lernort-Kooperation) 164
Bloom, Sechsstufenmodell 160
BOS-Leitstelle 6

C

Cannot-ventilate-cannot-intubate-Situation 218
Change Management 114
CIRS Siehe Critical Incident Reporting System (CIRS)
Corporate Identity 119
Crew Ressource Management (CRM) 5, 7, 11, 16
Crisis Ressource Management (CRM) 29
Critical Incident Reporting System (CIRS) 54, 59, 66, 88, 169, 218, 225
Critical Incidents 173
CRM-Leitsätze 6

D

DASH (Debriefing Assessment for Simulation in Healthcare) 43
Debriefing 6, 16–17, 27, 34, 38, 43
Debriefing-Assessment 48
Debriefingkultur 47
Debriefingprotokoll 20
Debriefingqualität 46
Dekontaminationsbereich 105
demografisches Szenario 178
Desinfektion 88, 104, 106
Desinfektionsstraße 105
Dienstführer (DF) 103
Dienstplan 140–141
Diskretes-Ereignis-Simulation 137
Dispositionsstrategie 139
Dokumentation 20

E

E-Learning-Kurs Risikomanagement 54

ehrenamtliche Mitarbeiter 106, 166, 175
Einsatzabwicklung 12
Einsatzdichte 140
Einsatzmittelstrategie 139
Einsatznachbereitung 5
Einsatzplanung 140–141
Einsatzpraktikum Notarzt 26
Einsatzprotokoll 211
Employer Branding 23
Endotrachealtubus 222
Entscheidungsfindung 7
Ergebnisqualität 202
Evaluation, onlinebasierte 22

F

Fachberatung 161
Fachkompetenz 166
Faculty Development 40
Fahrzeug 16, 149
Fahrzeughygiene 88, 103
Faktor Mensch 6, 57
Feedback 39, 161, 189
Fehlermanagement 54, 56, 190, 223
Feldsupervision 188, 191–192
First Responder 195
Fortbildungssicherheit 23
fremdzielorientiertes Lernen 158
Führungskompetenz 118
Führungskraft 112, 118, 128
Führungsstil 189

G

Geburtssimulator 33
Gesundheits- und Krankenpflege (Studiengang) 180
Gesundheitsmanagement, betriebliches (BGM) 124

H

Händehygiene 89, 95
Handlungskompetenz 166
Haushaltsunfall 171
Hilfsfrist 136, 141

Stichwortverzeichnis

Hochrisikobereich 5, 26
Hochrisikoorganisation 188
Hot Debriefing 34
Human Performance 166
Hygiene 104
Hygienebeauftragter 103, 106
Hygienekonzepte 90
HygieneWiki 98

I

Individualkompetenz 166
Infektionstransport 106
Infusion, Notkompetenz 222
Instruktorenqualifikation 18, 29
Instruktorfeedback 38
Intensivtransport 144
Intubation, endotracheale 73, 218–220
Intubations-Geräteunterlage IN-GE 218
ISO 19011:2011 98
ISO 9001:2015 98, 152

J

Jahresauditprogramm 99

K

Kapnometrie 219
Kausalitätendiagramm 148
Keimbelastung 90
Kennzahlenkatalog 146
Kleidung (Hygieneaspekte) 89
Kohlendioxid 219
koloniebildende Einheiten 89
Kommunikation 7, 76
Kommunikationsdefizite 68
Kommunikationsstrategie 173
Krankenstand, durchschnittlicher 131
Krisenintervention 194
kritische Situation 6
Kundenzufriedenheit 192

L

Leitstellendisponent 4
Leitstellenleiter 4
Leitstellenorganisation 4, 12
Leitstellensimulation 6

Lernbegleiter 159
Lernberatung 161
Lerncoaching 161
Lernen nach SMART-Plan 160
Lernen, fremdzielorientiertes 158
Lernen, proaktives 167, 170
lernendes Unternehmen 16, 20
Lernhilfen 159
Lernlandkarte 160
Lernortkooperation 161
Lernsituation 159

M

Massenanfall von verletzten Personen (MANV) 8
Medikamentenverwechslung/-dosierungsfehler 70
MegaCode Setting 20
Mitarbeiterbefragung 113
Mitarbeiterbindung 23
Mitarbeitermotivation 121
Mitarbeiterzufriedenheit 112, 114
mobile App für seltene Krankheiten 230
Modell zur Evaluation von Bildungsveranstaltungen von Kirkpatrick 48

N

Nachbesprechung 20
Nachbesprechung Siehe Debriefing
name blame shame culture 56, 73
NAsim 25-Konzept 27, 35
NKV (Notkompetenz Venenzugang und Infusion) 222
Notarzteinsatzfahrzeug 219
Notfallarmband 228, 231
Notfallinformationssystem (NIS) 228
Notfallkompetenz, besondere 179, 181
Notfallsanitäter 179, 181
Notfallsanitäterausbildung 158
Notfallszenarien 28
Notrufabfrage 8, 11
non technical skills 33

O

Objective Structured Assessment of Debriefing (OSAD) 38
Online Medical Control 189

Opioid 210, 212
Orphanet (Portal für seltene Erkrankungen) 229
OSAD (Objective Structured Assessment of Debriefing) 38

P

Paramedic 179
Patientenbefragung 214
Patientensicherheit in der Analgesie 210
Patientenzufriedenheit 210
PDCA-Zyklus (Plan – Do – Check – Act) 48, 202, 210
Peer-Feedback 40
Personalmanagement 124, 126
Pflegeperson 182
Plan-Do-Check-Act-Kreislauf Siehe PDCA-Zyklus (Plan – Do – Check – Act)
Praxisanleiter 164
Praxisbegleithefte 164
Praxiskompetenzen 164
Prinzipien der Selbstorganisation 158
Projektmarketing 152
Prozessqualität 192
psychosoziale Betreuung 194

Q

Qualitätsaudit 166–167
Qualitätsmanagement 39, 47, 88, 166, 183, 202, 210
Qualitätsmerkmale des Rettungsdienstes 191
Qualitätszirkel 152

R

Ratertraining 40, 45
Reanimation, kardiopulmonale 170, 195
Reanimationspuppe 170
Rein-Bereich 104
Rettungsdienst-Anerkennungsverfahren 202
Rettungspfleger 179
Rettungssanitäter 178
Return of Invest 131
Risikoanalyse 58, 60
Risikobewältigung 59
Risikobewertung 59

Risikobewusstsein 55
Risikoidentifikation 58
Risikomanagement 58, 66, 188, 221, 225
Risikopotenzial 58

S

SAMPLE-Schema 80
Sanitäterausbildung in Österreich 178
Sanitätergesetz 178
On Scene Coaching 190
Schmerzerfassung 210–211
Schmerzkonzept, schriftliches 212
Schmerztherapie 210, 212, 215
Schuldkultur 56
Sekundärtransport 136
Selbstkompetenz 166
Selbstreflexion des Trainers 45
Selbstreflexion 43
seltene Erkrankungen 228, 232
Sicherheitskultur 12, 19, 54, 62, 66, 74
sim911 137
Simulation 4, 16, 19, 26, 38, 137
Simulationstrainer 6
Situationsbewusstsein 7
Smiley-Analog-Skala (SAS) 211
Sonderlage, Leitstellenorganisation 8
Standard Operating Procedure (SOP) 61
Stressbewältigungsstrategie 173
Strukturqualität 202
Stützpunktoptimierung 136
Supervision 38, 40, 45
Supervisor 188–189, 194

T

Tätigkeitsnachweis 160
Teamgeist 119
Teamwork 7, 12
Telemedizin 184
Tracerdiagnosen 202, 207
Trainings-Rettungswagen (RTW) 16

U

Umkleidebereich 104
unerwünschtes Ereignis 188, 190
Unternehmenskultur 112

V

Venenzugang 173
Verbal Rating Skala (VRS) 211
Verhaltensprävention 125
Verhältnisprävention 125
Verkehrsunfall 170
Vertuschungskultur 190
Videotechnik 18–19

W

Work-Life-Balance 118

Z

Zielerreichungsgrad 150
Zusatzbezeichnung Notfallmedizin 26

If you have any concerns about our products,
you can contact us on
ProductSafety@springernature.com

In case Publisher is established outside the EU,
the EU authorized representative is:
Springer Nature Customer Service Center GmbH
Europaplatz 3, 69115 Heidelberg, Germany

Printed by Libri Plureos GmbH
in Hamburg, Germany